护 理 管 理 学

主 编 李惠玲 黄 金

苏州大学出版社

图书在版编目(CIP)数据

护理管理学/李惠玲,黄金主编. —苏州:苏州
大学出版社,2021.1(2022.7重印)
百校千课共享联盟护理学专业融媒体教材
ISBN 978-7-5672-3172-6

Ⅰ.①护… Ⅱ.①李… ②黄… Ⅲ.①护理学—管理
学—教材 Ⅳ.①R47

中国版本图书馆 CIP 数据核字(2020)第 240683 号

护理管理学

李惠玲 黄 金 主编

责任编辑 李寿春

助理编辑 牛涵波

苏州大学出版社出版发行
(地址:苏州市十梓街1号 邮编:215006)
常州市武进第三印刷有限公司印装
(地址:常州市武进区湟里镇村前街 邮编:213154)

开本 787 mm×1 092 mm 1/16 印张16 字数359 千
2021 年1 月第1 版 2022 年7 月第2 次印刷
ISBN 978-7-5672-3172-6 定价:58.00 元

若有印装错误,本社负责调换
苏州大学出版社营销部 电话:0512-67481020
苏州大学出版社网址 http://www.sudapress.com
苏州大学出版社邮箱 sdcbs@suda.edu.cn

百校千课共享联盟护理学专业融媒体教材

《护理管理学》编写人员名单

主　　审　　吴欣娟　姜小鹰　李红玉

主　　编　　李惠玲　黄　金

副　主　编　　陈长英　冯乐玲　李秀川　眭文洁

编　　者　（按姓氏笔画排序）

王小舟　王小鹏　冯乐玲　孙巧枝

李秀川　李　弢　李　娟　李惠玲

杨爱玲　吴　琼　张　芳　张　岚

张丽娜　陈长英　陈　静　邵　星

周　阳　周　雯　周惠娟　赵丽霞

姚文英　姚兴旺　徐海莉　眭文洁

黄　金　崔盼盼　蒋银芬　谭丽萍

编写组秘书　　孙　锐　朵　冉

前　言

　　《护理管理学》为"百校千课"护理学专业成人继续教育融媒体系列教材之一。根据护理专业成人继续教育的学习目标，针对在职学习的特点，本教材被设计成两部分，包括纸质版教材和融媒体教材。本课程内容贯彻"以人为管理核心"的理念，将"培养学生管理素养"的思想渗透到每一章节。采取理论与实际相结合的授课方式，突出实用性和紧扣目前的热点难点问题，深入浅出地为学生和临床护理管理者提供可参考的内容。

　　本课程的主要目标是让学习者能够掌握护理管理学的基本知识、基础理论，并能够将它们与临床实践相结合，灵活运用护理管理的方法和技术。同时使学习者能够了解目前医院护理管理系统的基本结构和运作过程，具备初步的计划、组织协调和控制能力。

　　本课程着重于学生对知识点的掌握，共分为 10 章节，每章节按知识点分为相对独立的学习小节和相应测试题。主要内容包括概述、护理文化管理、护理安全管理、护理质量管理、护理教育管理、护理科研管理、护理绩效管理、护理信息管理、全生命周期护理管理、项目管理。课程以掌握护理管理的理论知识和方法技术为基础，结合临床上的实际案例，引导学习者全面了解护理文化、安全、质量、教育、科研、信息等方面的管理内容。

　　本教材经过了多次认真的修改和审稿，但仍难免有疏漏和不足，恳请各院校师生及护理工作者提出宝贵建议，以便再版时修订完善。

李惠玲　黄　金

2020 年 12 月

序

教材是学生学习一门功课最基本，也是最权威的学习资源。过去如此，"互联网＋"时代的今天也不例外。国家教材委员会认为"课程教材是学校教育工作的核心内容，集中体现了教育思想和理念、人才培养的目标和内容"。习近平总书记在2016年全国高校思想政治工作会议上明确提出"教材建设是育人育才的重要依托"，在2018年全国教育大会上更是明确地指出："要把立德树人融入思想道德教育、文化知识教育、社会实践教育各环节，贯穿基础教育、职业教育、高等教育各领域，学科体系、教学体系、教材体系、管理体系要围绕这个目标来设计。"足见教材在回答教育"培养什么人""如何培养人""为谁培养人"这一根本问题中的重要根本价值。

教材之于高等教育（无论是全日制高等教育，还是非全日制高等教育，即高等学历继续教育）同样意义重大。2016年10月15日，陈宝生部长在武汉高等学校工作座谈会上首次提出高等教育要实现"四个回归"，分别是"回归常识、回归本分、回归初心、回归梦想"。当谈到"回归常识"时，他首先阐述的内涵就是"教育的常识就是读书"。当然，这里的"书"不仅仅是教材，还包括其他学习之"书"，甚至"社会书""国情书""基层书"，但首先是"教材"！这是毫无疑问的。

在高等学历继续教育领域，特别是师生多处于分离状态的远程高等教育领域，教材肩负着更加重要的使命——它不仅要呈现教的内容，而且要承担部分教师教的职能。也就是让学习者通过阅读教材产生"对话"，就仿佛学习者在与教师（编者）进行双向交流。这在远程教育领域叫作"有指导的教学会谈"。过去，由于教材受到表现形式的束缚，要实现这类"对话"，只能通过编写指导性文字的方式来实现。但伴随以互联网为主的现代信息技术发展，传统印刷教材可以通过二维码、配套学习卡等方式，与网络上的在线学习平台、微信小程序、多媒体资源、在线学习服务等建立链接，从而打破了传统图书内容封闭、无法更新的不足，使学习者通过教材获得相应的资源、服务更加便捷，获取知识更加高效、个性化，且更有深度。我们称这样的教材为"融媒体教材"。

显然，融媒体教材的编写不是一件简单的事情，编者既需要掌握扎实的学科专业知识，做到深入浅出；又需要丰富的媒体技术运用能力，尤其是要掌握在线学习资源的设计能力。由于融媒体教材已经不是简单的图文著述，而变成了一个相对完整的教学资源系统的开发。除了传统教材所需要的文字、图表等内容外，还需要作者配套相应的授课微视频、测试题、学习活动（如投票、讨论等）、拓展学习资料。根据课程特点，还可以有动画、音频、VR（AR、MR）等更加富有表现力的资源。因此，高质量的开发融媒体教材，需要专业化的团队合作。

2018年，为贯彻落实党的十九大提出的"办好继续教育"要求，推动我国远程与继续教育事业健康、可持续发展，由全国高校现代远程教育协作组发起，在全国范围力邀了一大批志同道合的高水平大学、出版社，与北京网梯（技术支持）共同组建了"百校千课共享联盟"。很荣幸，我任联盟理事长。成立这个联盟，我们的初心就是以开发融媒体教材为突破口，加强高校优质课程资源的共建共享，避免低水平重复建设，打破高校、出版社、企业的合作壁垒，实现优势互补，共建共享高质量课程，推动我国在线教育质量的提升。可喜的是，联盟得到了会员单位，以及各方面的大力支持，迅速发展壮大，已经有不少学科专业组建了专业编委会，成立了教材研发团队，启动了相关教材编写、资源制作工作，一本本将印刷图书与网络资源相融合的新型立体化融媒体教材相继面世。这套丛书有如下特点：

一是立德树人，育人为本。丛书注重知识、技能与价值观的综合，将学科知识与人文知识、人文精神有效融合，坚持以文化人、以文育人。丛书编写注重增进文化自信，在具体内容的取舍上，既瞄准世界前沿，又紧密结合国情实际，坚持古为今用，推陈出新。

二是语言活泼，对话风格。丛书改变传统教科书刻板、艰涩的语言风格，倡导使用轻松活泼的语言，以对话的方式，深入浅出的将要教给学生的知识点、技能点呈现出来，帮助图书使用者更好地学习。

三是既有内容，也有活动。丛书绝不是知识点的简单罗列，而是将要教的内容与教学的活动在技术的支持下有机组合，以实现印刷教材与网络资源、学习平台的有效结合，实现学习者"学—练—测—评"一体化。

四是版面活泼，模块设计。丛书版面设计活泼，在适应学习者阅读习惯基础上，注重提升读者的阅读舒适度和使用教材的便捷度（如可以方便地做笔记、扫码等）。此外，模块化的栏目设计让读者更容易区分不同内容的价值，有利于提升更有效的阅读。

五是链接资源，开放灵活。丛书通过二维码、学习卡等方式，实现了印刷教材与在线学习课程、微信学习小程序的无缝连接。通过扫描教材内页的资源码，学习者能够轻松地访问配套学习资源。

丛书是多方面共同努力的结果和集体智慧的结晶。每一本融媒体教材的诞生，都有着至少四支队伍的共同贡献。第一支队伍是由主编带领的学科专业编写团队，这支团队往往由国内同领域多个大学的同行老师组成，共同编写、共同审校；第二支队伍是协助完成图书配套视频、动画、测试等资源建设的多媒体资源开发团队和北京网梯科技发展有限公司的平台、小程序研发团队，他们是立体化资源的建设者和技术研发者；第三支队伍是负责教材设计、图文资源审校的出版社工作团队，他们从出版的专业角度，为丛书的每一个细节进行把关；第四支队伍是"百校千课联盟"的所有成员单位及专家委员会，他们参与了需求研判、丛书设计、标准拟定、制作开发、推广应用等全过程。在此，一并表示衷心的感谢！

尽管我们力图使本套丛书无论从内容上，还是技术上、体例上都站在时代前沿，都体现最新的发展，但由于编者水平有限，加之时间仓促，书中的疏漏之处在所难免。在此真诚地期盼各位专家、同行和广大读者朋友不吝赐教，多提宝贵意见，对此我们不胜感激，并将即时更正。

是以为序。

严继昌

2018 年 12 月于清华园

目 录
Contents

第一章　概述 / 1

第一节　管理概述 / 2

第二节　管理的基本原理和原则 / 4

第三节　护理管理概述 / 6

第四节　护理管理面临的挑战及发展趋势 / 9

第二章　护理文化管理 / 13

第一节　护理文化概述 / 14

第二节　跨文化护理理论 / 16

第三节　护理文化建设 / 19

第四节　护理文化建设的内容和方法 / 22

第五节　护理在满足患者文化需求中的作用 / 24

第六节　磁性医院管理 / 25

第七节　护士的职业生涯规划 / 29

第三章　护理安全管理 / 33

第一节　护理安全管理概述 / 34

第二节　护理安全控制策略 / 37

第三节　患者安全管理目标 / 47

第四节　护理不良事件与安全隐患管理 / 67

第四章　护理质量管理 / 73

第一节　质量管理概述 / 73

第二节　护理质量管理 / 78

第三节　护理质量管理方法 / 82

第四节　护理质量评价与持续改进 / 96

第五章　护理教育管理 / 110

　第一节　护理教育管理概述 / 111
　第二节　临床护理教学管理 / 115
　第三节　实习护生教育管理 / 119
　第四节　护士分层级培训管理 / 132
　第五节　专科护士培训管理 / 136
　第六节　继续护理学教育管理 / 141

第六章　护理科研管理 / 147

　第一节　概　述 / 147
　第二节　护理科研的组织管理 / 150
　第三节　护理科研的培训管理 / 152
　第四节　护理科研的业务管理 / 154

第七章　绩效管理 / 170

　第一节　概　述 / 170
　第二节　绩效管理流程 / 173
　第三节　绩效管理常用工具 / 177
　第四节　护理绩效评估指标体系构建 / 179

第八章　护理信息管理 / 187

　第一节　信息概述 / 187
　第二节　医院信息管理 / 189
　第三节　护理信息管理 / 192

第九章　全生命周期护理管理 / 200

　第一节　儿童期患者的护理管理 / 200
　第二节　青春期患者的护理管理 / 210
　第三节　成年期患者的护理管理 / 213
　第四节　老年患者的护理管理 / 217
　第五节　临终期患者的护理管理 / 221

第十章　项目管理 / 225

　第一节　项目管理 / 225
　第二节　压力调节 / 239

概　述

学习目标

识记：（1）管理的相关概念。
　　　（2）护理管理的相关概念。
　　　（3）护理管理的任务。

理解：（1）管理的主要职能。
　　　（2）系统原理、人本原理的主要内容。
　　　（3）护理管理的研究内容。

运用：（1）能根据管理职能，结合临床实际，对护理管理工作进行分析。
　　　（2）能够结合护理管理实践，分析人本原理的主要观点。
　　　（3）能结合临床护理工作，对护理管理者的素质进行评价。

护理管理学是将管理学的基本理论、方法和技术应用于护理实践，结合护理管理的特点加以研究和探索，使护理管理更趋科学化、专业化、效益化的一门应用学科。

第一节 管理概述

管理实践活动历史悠久。管理作为一种社会活动，普遍存在于各个领域的各项工作中。近年来，随着人们对管理的规律性认识加深，已经逐渐形成了较为完整的管理学及其各分支学科。

一、管理的相关概念

管理包括许多相关的概念，了解管理中的基本概念是管理者需要具备的基本素质。

1. 管理的概念

管理（management）是管理者通过计划、组织、人力资源管理、领导、控制等各项职能工作，合理分配、协调组织内部一切可调用资源，与被管理者共同实现组织目标，并取得最大组织效益的动态过程。

要准确理解管理的概念，需要明确以下几点：① 管理是一个有意识、有目的的行为过程；② 管理的宗旨是实现组织目标；③ 管理的核心是执行计划、组织、人力资源管理、领导和控制五大职能；④ 管理的对象是组织内部一切可调用资源，包括人、财、物、信息、空间和时间等；⑤ 管理的作用是提高任务完成的效率及效果，以同样的投入获得最大的社会效益和经济效益。

2. 管理学的概念

管理学（management science）是由社会科学、自然科学和其他学科相互渗透、融合、交叉产生的一门综合性应用学科，主要研究管理活动的基本规律和方法，具有实践性、综合性、社会性的特点。

3. 管理者的概念

管理者（manager）是指在组织中行使管理职能，承担管理责任，指挥协调他人活动，与他人一起或者通过他人实现组织目标的人，其工作绩效直接关系组织的兴衰成败。需要注意的是，管理者不仅需要通过协调和监管其他人的活动来达到组织目标，在必要的时候也需要承担与监管他人工作无关的其他任务，如病房护士长或护理组长不仅要协调、监管护士的日常工作，同时也会参与一定的护理操作。

二、管理的内容

管理的内容主要包括三个方面：管理职能、管理对象及管理方法。

1. 管理职能

管理职能（management functions）是对管理基本功能和活动内容的理论概括，是管理或管理人员所应发挥的作用或承担的任务。本书将从计划、组织、人力资源管理、领导、控制五个方面来论述管理职能。

（1）计划（planning）：计划职能是指为实现组织管理目标而对未来行动方案进行规划和安排的过程。具体而言就是确定做什么（what）、为什么做（why）、谁来做（who）、何时做（when）、何地做（where）和如何做（how）。计划是管理最基本的职能，也是实施其他管理职能的条件，严密统一的计划有助于组织中的各项活动有条不紊地进行。

（2）组织（organizing）：在本书中，组织主要指组织职能，即为了实现组织目标，根据计划对组织拥有的各种资源进行科学安排、设计和维持合理的组织结构。组织职能的主要内容包括组织设计、组织运作、组织变革等。组织是管理的重要职能之一，它会使得医院护理管理工作中的各种关系结构化，是完成计划的保障，也是领导、控制的前提。

（3）人力资源管理（human resources management）：人力资源管理是指管理者根据组织内部的人力资源供需所进行的人员选择、培训、使用、评价的活动过程，目的是保证组织任务的顺利完成。人力资源管理职能的核心为选人、育人、用人、评人和留人。

（4）领导（leadership）：领导职能是指管理者通过影响下属实现组织和集体目标的行为过程，其目的是使下属心甘情愿地为实现组织目标而努力。领导职能发挥的关键是通过创造和保持一个良好的工作环境，正确运用领导者的影响力来激励下属的工作自主性、积极性和创造性，从而使下属提高工作效率，保证组织目标的达成。

（5）控制（control）：控制职能是指按照既定的目标和标准，对组织活动进行衡量、监督、检查和评价，发现偏差，采取纠正措施，使工作按照原定的计划进行，或适当地调整计划，使组织目标得以实现的活动过程。

管理的五项职能之间存在着内在逻辑性，即计划是前提，组织、领导是保证，人力资源管理是关键，控制是手段，五项职能是相互联系、相互交叉的关系。

2. 管理对象

管理对象也称为管理客体，是指管理者实施管理活动的对象。在一个组织中，管理对象主要指人、财、物、信息、技术、时间、空间等一切资源，其中最重要的是对人的管理。

（1）人力资源：人是保持组织有效运作的首要资源。如何充分发挥组织中人的主动性、积极性和创造性，提高组织劳动生产率，已成为当代管理思想的重要组成部分。

（2）财力资源：财力资源管理的目标就是通过对组织财力资源的科学管理，做到财尽其力，用有限的财力资源创造更大的社会效益和经济效益。

（3）物力资源：管理者应根据组织目标和实际情况，根据事物发展的客观规律，对各种物力资源进行合理配置和最佳利用，开源节流，物尽其用。

（4）信息资源：随着信息化时代的到来，人类对各种资源的有效获取、分配和使用无一不是凭借对信息资源的开发和有效利用来实现的。管理者的重要任务是根据组织目标的要求，建立完善高效的管理信息系统，保证管理层和组织各环节互相沟通、联络组织活动所需的各种信息。

（5）技术资源：技术是自然科学知识在生产过程中的应用，是改造客观世界的方法、手段。对于一个组织来说，技术资源包括两个方面：一是与解决实际问题有关的软件方面的知识；二是为解决这些实际问题所使用的设备、工具等硬件方面的知识。

（6）时间资源：管理者对时间进行管理，就是在同样的时间消耗下，为提高时间的利用率和有效性而进行的一系列控制工作，在最短的时间内完成更多的事情。

（7）空间资源：研究和开发空间资源，是为了更好地利用空间资源弥补地球资源不足的缺陷、优化资源配置、提高资源的综合利用水平，以拓展人类的生存与发展空间。

3. 管理方法

管理方法是指在管理活动中为实现管理目标、保证管理活动能够顺利进行所采取的具体方案和措施，是管理理论、原理的具体化和实际化。近些年来，随着科学管理理念的不断深入，管理方法也逐渐趋于数据化、标准化、系统化和民主化。

管理的方法包括行政方法、经济方法、教育方法、法律方法、数量分析方法、系统方法、权变方法及人本方法等。

视频讲解　　　　随堂测试

（李惠玲）

第二节　管理的基本原理和原则

管理的基本原理是指对客观事物的实质及其运动规律的基本表述；管理原则是反映客观事物的实质和运动规律，要求人们共同遵守的行动规范。管理原理、管理原则是进行管理活动的行动指南，是实施管理职能的理论依据。

一、系统原理

系统是指由相互作用和相互依赖的若干组成部分或要素结合而成的，具有特定功能的有机整体。它在更大的系统中，与其他相关系统有输入与输出关系。明确系统的特征是认识系统的关键，系统主要有4个特征。① 目的性：每个系统都应有明确的目的，不同的系统有不同的目的；一个系统通常只有一个目的，如果一个系统有多个目的，必然会相互干扰。② 整体性：整体性是指具有独立功能的各子系统围绕共同的目标而组成不可分割的整体。任何一个系统要素不能离开系统整体而孤立地发挥作用，要素之间的联系和作用必须从整体协调的角度出发考虑。③ 层次性：层次性是系统的本质属性，是指系统内各组成要素构成多层次的递阶结构，通常呈金字塔形。④ 环境适应性：环境适应性是指系统要适应环境的变化。任何一个系统都存在于一个特定的环境中，都要与环境进行物质、能量及信息的交换。环境的变化对系统有很大的影响，只有能够经常与外部环境保持最佳适应状态的系统才是理想的系统，不能适应环境变化的系统是难以生存的。

（一）系统原理的主要内容

系统原理认为，任何管理对象都是一个整体的动态环境，而不是一个孤立分割的部分，应该从整体着眼看待部分，使部分服从整体。同时还应明确，不但管理对象是一个整体系统，而且这个系统还是更大系统的一个构成部分，应该从更大的全局考虑，摆好自身位置，使之为更大系统的全局服务。

（二）系统原理的相应原则

1. 整分合原则

整分合原则是对某项管理工作进行整体把握、科学分解、组织综合，包括：① 首先必须对完成整体工作有充分细致的了解。② 在此基础上，将整体科学地分解为一个个组成部分，明确分工，制定工作规范，建立责任制。③ 进行总体组织综合，实现系统的目标。

2. 相对封闭原则

相对封闭原则是指对于一个系统内部，管理的各个环节必须首尾相接，形成回路，使各个环节的功能作用都能充分发挥。

（三）系统原理在护理管理中的应用

系统原理在护理管理中被广泛应用，如护理系统是由不同层次的护理部门分工合作而形成的。护理系统的总目标和总效率是单个护士或单个护理部门独立活动所无法达到的，各级护理部门必须分工协作，并需要有明确的权利范围和责任制度来保证。

二、人本原理

（一）人本原理的主要内容

1. 管理的核心是人，管理的动力是人的积极性

人本原理认为，一切管理均应以调动人的积极性、做好人的工作为根本。人本原理要求每个管理者必须明确，要做好整个管理工作，管好资金、技术、时间、信息等，就必须紧紧围绕人，做好人的管理工作，这是管理工作的基础，能使全体人员明确整体目标、自身职责及相互之间的关系，从而主动地、创造性地完成自己的任务。

2. 人本原理强调把人的因素放在第一位

人本原理重视处理人与人的关系，创造条件尽可能发挥人的能动性。要强调和重视人的作用，就要善于发现人才、培养人才和使用人才，树立新的人才观念、民主观念、行为观念和服务观念，做好对人的管理。

（二）人本原理的相应原则

1. 能级原则

能级原则是指按照一定标准、规范和秩序将管理中的组织和个人进行分级。管理的能级使管理有规律地运动，是不以人的意志转移而客观存在的。有效的管理能级原则应该注意：① 管理能级必须具有分层、稳定的组织形态。任何一个系统结构都分层次，管理层次不能随便划分，分层次也不可以随便组合。稳定的管理结构应是一个正三角形。② 不同能级应该表现出不同的、相应的权利、物质利益和精神荣誉，这才符合封闭原则。有效的管理不是消除或拉平权利、利益和荣誉上的差别，而是必须根据合理的能级给予相应的待遇。③ 各类能级必须动态地对应。人有各种不同的才能，管理岗位有不同的能级，各类人才只有处于相应能级的岗位上，管理系统才能处于高效运转的稳定状态。

2. 动力原则

管理动力是管理的能源。正确运用管理动力可以激发人的劳动潜能和工作积极性。管理中有3种不同而又相互联系的动力。① 物质动力：物质动力是通过一定的物质手段，推动管理活动向特定方向运动的力量。对物质利益的追求而激发出来的力量是支配人们活动的原因之一。对管理中的人进行物质激励，是开发人力资源，促使其努力工作的最基本手段。② 精神动力：精神动力可以弥补物质动力的缺陷，在特定情况下，可成为决定性的动力。作为管理者，要激发下属的利益动机，就必须把工作绩效和物质奖励挂钩；要激发人们的精神动机，就必须把工作绩效和精神奖励挂钩。③ 信息动力：把信息作为一种动力，是现代管理的一大特征。当今社会是信息社会，信息是组织活动的神经，是关键性资源，是推动组织发展的动力。在每一个管理系统中，以上三种动力都是同时存在的，要注意综合、协调运用。

3. 行为原则

行为原则是指管理者要掌握和熟悉管理对象的行为规律，从而进行科学的分析和有效的管理。深入认识人的行为规律，加强对人的科学管理必须注意两个方面：① 激发人的合理需要和积极健康的行为动机，及时了解并满足人们的合理需要，充分调动人的积极性。② 注意不同个体的个性倾向和特征，积极创造良好的工作和生活环境，以利于人们良好个性的形成和发展，同时用人之所长，避人之所短，科学地使用人才，从而提高管理效果。

（三）人本原理在护理管理中的应用

护理管理是对人的管理，在管理活动中重视人的因素的决定性作用，把人作为管理的中心。在护理管理中应该引入激励机制，建立以人为本的、科学合理的绩效考核制度。护理管理中应该注重对护士的精神鼓励，对护士辛勤的劳动予以及时肯定，多加赞美，可以激发下属发挥自身的工作热情与潜能，变被动工作为主动工作。此外，护理管理者应该重视授权，授权的意义在于表明护理管理者对护士的鼓励与信任，知人善任，用人所长，不仅可以使护士充分发挥其聪明才智，同时可以让护士参与管理，大大提高其工作积极性和主动性，激发其工作热情。

视频讲解　　　　随堂测试

（李惠玲）

第三节　护理管理概述

护理管理是护理工作的重要内容之一，是将管理学的科学理论和方法在护理管理实践中应用的过程，其主要任务是研究护理管理的特点并找出规律，对护理管理工作中涉及的诸多要素进行综合统筹，使护理系统实现最优运转，进一步提高护理工作效率。

一、护理管理的概念

护理管理包括许多相关的概念，了解护理管理中的基本概念是护理管理者需要具备的基本素质。

1. 护理管理的概念

护理管理（nursing management）是指以提高护理质量和工作效率为主要目的的活动过程。世界卫生组织（WHO）对护理管理的定义是：护理管理是为了提高人们的健康水平，系统地利用护士的潜在能力和其他相关人员、设备、环境和社会活动的过程。

护理管理的特点是：① 广泛性。主要体现在管理范围广泛、参与管理的人员众多。② 综合性。护理管理是对管理理论和护理实践加以综合应用的过程。③ 实践性。护理管理的目的是运用科学的管理方法来解决实际的临床护理问题。④ 专业性。要适应护理工作科学性、技术性、安全性的特点。

2. 护理管理学的概念

护理管理学（nursing management science）是管理科学在护理管理工作中的具体应用，是在结合护理工作特点的基础上研究护理管理活动的普遍规律、基本原理与方法的一门科学。

3. 护理管理者的概念

护理管理者（nursing manager）是从事护理管理活动的人或人群的总称，具体是指那些为实现组织目标而负责对护理资源进行计划、组织、领导和控制的护士，其在提高护士素质、质量监控和管理、协调工作、人才培养等方面发挥着重要的作用。

护理管理者的基本要求包括：① 具有临床和管理经验，能全面承担管理者角色所固有的责任；② 掌握护理管理实践领域的知识和技能，如管理知识体系和管理程序、护理实践标准、护理工作相关法律法规等。

二、护理管理的内容

1. 护理管理的任务

我国护理管理目前主要承担的任务是借鉴国内外先进的管理理论、模式和方法，结合我国医疗改革和护理学科发展现状，建立适用于我国的护理管理体系，对护理工作中的人员、技术、设备及信息等进行科学管理，以提高护理工作的效率和效果。根据工作内容不同，护理管理任务可以分为护理行政管理、护理业务管理、护理教育管理及护理科研管理。

2. 护理管理的研究内容

护理管理研究的目的是寻找护理管理活动的基本规律和一般方法，运用科学管理的方法提高护理工作的效率和质量，进而推动整个护理学科的发展。护理管理的主要研究内容包括护理管理模式研究、护理质量管理研究、护理人力资源管理研究、护理经济管理研究、护理信息管理研究、护理文化建设研究及护理管理环境研究。

三、护理管理者的角色

管理者角色（managerial roles）是指管理者按照人们的预期在实践中展示的具体行

为或表现。

20 世纪 70 年代，亨利·明茨伯格（Henry Mintzberg）提出了著名的管理者角色理论，他将管理者在管理过程中需要履行的特定职责归纳为 10 种角色，并将这 10 种角色划分为 3 种类型，即人际关系型、信息型和决策型。

1. 人际关系型角色

（1）代言者：作为护理管理的权威，管理者必须履行法律、社会、专业和礼仪等方面的责任。

（2）领导者：作为领导者角色，护理管理者要通过自身的影响力和创造力营造一个和谐的组织环境，运用引导、选拔、培育、激励等技能，充分发挥护士的潜能并促进其不断成长。

（3）联络者：护理管理者在工作中需要不断地与护士、上级护理管理者、医师及其他医技人员、病人及家属、后勤等人员进行有效沟通，营造一个良好的工作氛围和有利于病人治疗和康复的环境。

2. 信息型角色

（1）监察者/监督者：作为监察者/监督者，管理者要持续关注组织内外环境的变化，以获取对组织发展有利的信息。作为护理管理者，应该主动收集各种信息，监督并审核各项护理活动与资料，从不同角度评估护士的工作，保证各项工作顺利进行。

（2）传播者：管理者因其获取信息的特殊地位，可以控制和发布信息。作为传播者，护理管理者往往起到上传下达的作用，因此，护理管理者要掌握熟练的公关和沟通技巧，保证信息传达的准确性、及时性和有效性。

（3）发言人：管理者可以运用信息提升组织的影响力，把信息传递给单位或组织以外的个人，向外界、公众、护理对象、同行及媒体等发布组织的相关信息，以使组织内外部人员都对组织产生积极反应。

3. 决策型角色

（1）创业者：管理者的角色功能体现在需要适应不断变化的环境，能敏锐地抓住机遇，在观念、思想、方法等方面进行创新与改革。

（2）协调者：在日常护理工作中，或多或少会发生一些非预期的问题或变化，护理管理者的任务就是及时有效地处理非预期问题，维持正常的工作秩序，创建和谐的工作氛围。

（3）资源分配者：护理管理者负责并监督护理组织资源的分配系统，结合组织的整体目标及决策，有效利用资金、时间、材料、设备、人力及信息等资源，如根据不同护理单元所承担的工作量及工作难度，评估和制定所需要的人力和其他资源，从而保证护理工作顺利进行。

（4）谈判者：护理管理者常代表组织和其他管理者与组织内外成员进行正式、非正式的协商和谈判。

四、护理管理者的基本素质

管理者的基本素质是指管理者应该具备的基本条件，是工作方法与工作艺术的基础，涉及政治思想道德、理论思维、文化、心理、生理等多种因素。护理管理者的基本素质主要包括身体素质、政治素质、知识素质、能力素质和心理素质。

（1）身体素质：身体素质是管理者最基本的素质。身体素质主要包括体质、体力、体能、体型和精力。

（2）政治素质：政治素质是指个人从事社会政治活动所必需的基本条件和基本品质。护理管理者要正确处理国家、组织和个人三者之间的利益关系，不断提高自身的政治思想修养和道德品质水平。

（3）知识素质：知识是提高管理者素质的源泉和根本。护理管理者不仅要具备医学、护理等区别于其他专业领域的理论知识和技术方法，还要掌握现代管理科学知识，与护理、管理相关的社会、人文科学知识，以适应高速发展的、日趋复杂的综合性护理工作和管理活动的需要。

（4）能力素质：能力是管理者把各种理论和业务知识应用于实践，解决实际问题的本领，是护理管理者从事管理活动必须具备的、直接影响工作效率的基本素质。护理管理者的能力素质是一个综合的概念，包括以临床护理技能、护理工作程序管理技能及风险管理技能等为主的技术能力；以处理人际关系、识人用人、调动人的积极性等为主的人际能力；以发现并解决问题、决策、应变等为主的概念能力。不同层次管理者的能力要求并不相同，一般而言，高层护理管理者重在培养概念能力，中层护理管理者主要需要人际能力，而基层护理管理者则更偏重技术能力。

（5）心理素质：心理素质是一个广泛的概念，涉及人的性格、兴趣、动机、意志、情感等多方面内容。良好的心理素质能够帮助管理者在面对繁重工作时保持稳定的情绪和工作热情。优秀的护理管理者要学会扬长避短，既要培养、增强优良的心理素质，如事业心、责任感、创新意识、心理承受能力、心理健康状况等，也要注意克服挫折心理、从众心理、偏见、急功近利等负面心理。

（李惠玲）

第四节　护理管理面临的挑战及发展趋势

一、护理管理面临的挑战

随着我国人口结构及疾病谱的变化，民众对医疗卫生服务有着更多样、更高的需求，因此我国的护理事业也面临着新的挑战。

（一）社会环境变迁的挑战

1. 人口结构和疾病谱变化的影响

随着我国老龄化进程的不断发展，目前我国的老年人口已超过 2 亿人，且失能老年人的数量不断上升，因此对老年护理、老年长期照护、临终关怀及康复护理等的需求日益突出；同时，随着我国二胎政策的开放，新出生人口也不断增加，因此对生殖健康、孕产妇及新生儿等的护理服务也面临着新的挑战。伴随着社会经济和医疗技术的发展，与生活方式、心理因素及社会因素等相关的非传染性慢性疾病的发病率逐渐升高，这些疾病已经成为目前威胁人类健康的重要因素之一，这对护理人员的工作也提出了新的要求。

2. 信息化时代的影响

大数据、AI智能及移动互联网等现代化信息技术的快速发展，推动着护理服务模式及管理模式的发展，这也要求管理者应该合理运用信息化技术手段对护理资源进行优化配置，重视对患者进行精准化、个性化的护理服务。

（二）医疗卫生体制改革的挑战

1. 护理人力资源

我国护理人才队伍总数在不断增长，整体素质也在显著提升。但相对于广大人民群众对健康服务需求的增加，以及国家对医疗卫生服务体系要求的提高，我国护理人才仍处于相对缺乏的状况，因此，培养一支符合我国大环境的专业化护理队伍是我们需要不断努力的方向。

2. 护理管理体制

随着我国医疗卫生体制改革的不断深化，卫生服务的工作也由原来相对单纯的医疗性服务扩大到对人群生活方式的保健性服务，护理工作重点也从医院延伸至社区，从病人扩展到整个健康人群。因此，护理管理的体制也要从单一的临床护理管理体制扩展为针对医院、社区、家庭的全方位管理，以满足社会对护理服务的高品质化和多元化需求。

3. 护理经营模式

护理作为不可替代的医疗服务项目，由其工作价值带来的经济效益一直未得到应有的体现。因此，护理管理者要重视护理价值的研究，将经济学的经营管理理念和知识渗透到护理管理工作中，利用现代化信息管理手段，构建适宜我国护理模式的成本核算模型，真实体现护士的工作价值。

（三）护理学学科发展的挑战

1. 护理教育改革

自2011年护理学成为一级学科后，我国进一步加大了护理教育教学改革的力度，更加注重以实践和社会需求为导向的人才培养目标，强调发展具有护理专业特色的学科和教育模式，以培养科研和专业能力并重的实用型护理人才为目标，这也对护理管理者提出了更高的要求。

2. 护理研究的发展

护理服务技术性强、内涵丰富且具有一定的风险性，需要科学的理论和研究作为基础或指导。近年来，护理研究发展十分迅速，高层次护理人才不断增加，但具有学科特色的理论研究仍相对滞后，研究问题、研究方法等在深度和广度上仍存在局限。因此，护理管理者要重视护理科研的发展，指导护士学会用科学的证据来指导临床实践。

二、护理管理的发展趋势

护理工作涉及病人就医的各个环节及各类人群的保健服务，在整个卫生事业发展中发挥着越来越重要的作用。因此，提高护理管理的效率，重视护理管理的科学性，促进护理事业的发展以适应社会经济发展和人民群众健康服务需求不断提高的要求，是护理管理未来的发展方向。

（一）护理管理队伍的专业化

护理管理队伍的专业化水平是决定管理效果的重要因素之一。各级医疗服务机构应该建立完善的责权统一、职责明确、精简高效、领导有力的护理管理体制及运行机制，按照"统一、精简、高效"的原则，不断提高护理管理的科学化、专业化和精细化水平。

（二）重视护理人员的法律意识

卫生法律法规是医疗护理工作顺利开展、医患双方拥有合法权益的重要保障，护理管理者应该进一步增强法制观念，健全护理管理制度，并重视培养护士的法律意识，使护士能够掌握基本的法规，在保障病人安全的同时也能够维护其自身的合法权益。

（三）管理手段的信息化

随着现代信息技术在医疗领域的普及，护理管理信息系统的建立及护士对大数据系统的应用也成为护理管理工作的重点。信息化手段在临床护理及护理管理工作中的应用，对优化护士工作流程、保证护理安全、提高工作效率具有重要的意义。目前信息化系统在临床护理工作中的应用越来越广泛，例如，个人数字助理（personal digital assistant，PDA）、移动护士工作站、患者身份识别系统、医嘱管理系统及近年来发展迅速的危险因素预警系统等。

（四）护理人力资源使用的科学化

按照社会主义市场经济体制的要求，要通过市场机制促进护理资源的合理配置和有效利用。管理者要进一步强化护士的分级管理模式，优化护理人力资源的合理配置，充分发挥各级护士的能力，以体现护理人才的价值，提升护理的质量。同时，健全以聘用制度和岗位管理制度为主要内容的用人机制，从而促进护理人才的发展和合理的人才流动。目前，我国在试行"网约护士"，这也是对护理人才科学化配置的新尝试。

视频讲解　　　　随堂测试

（李惠玲）

 思考题

1. 管理活动的内容有哪些？
2. 护理管理者需要具备哪些品质？
3. 未来护理管理发展的趋势是怎样的？

案例分析题

　　某医院的护理部主任王某，从事护理工作29年来，凭借专业技术及先进的管理意识，一直被视为医院护理工作的标杆人物。在临床护理管理工作中，王主任深刻体会到传统的以经验为主的管理模式已经不再适用于当今的医疗环境，她鼓励医院各个科室开展护理管理模式改革，充分调动了护士参与质量管理的积极性。此外，王主任还积极邀请各领域的管理者对本院护士进行理论授课，积极将先进的管理理念与临床实际工作进行有机结合，以提高管理的效率及效果。这也使得该医院的护理管理工作处于国内较为先进的水平。

　　王主任还非常重视护理人才的培养，如为新护士制定周密的入职培训和轮转计划，鼓励临床护士积极开展科研活动，并为临床护士提供大量的参会和培训机会，每年都会选拔优秀的护士到国外或国内较为先进的医院进修学习，全方位地调动护士的工作积极性。

　　王主任作为医院护理岗位的带头人，自身业务水平及整体素质也过硬。她积极关注国内外护理专业理论和技术发展新动态，不断开展临床工作和科学研究，成为多个科研项目的带头人，在国内外护理学术会上发言，学术能力受到业界的广泛认可。在王主任的带领下，护理部连续多年获得"优秀集体"的称号。

【问题】

　　（1）王主任作为护理管理者，具备哪些优秀的品质？

　　（2）王主任如何带领医院的护理团队应对护理工作面临的挑战？

参考文献

　　[1] 姜小鹰. 护理管理理论与实践 [M]. 北京：人民卫生出版社，2011.

　　[2] 叶文琴，徐筱萍，徐丽华. 现代医院护理管理学 [M]. 北京：人民卫生出版社，2017.

　　[3] 吴欣娟，王艳梅. 护理管理学 [M]. 北京：人民卫生出版社，2017.

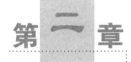

第二章

护理文化管理

学习目标

识记：（1）文化、护理文化、文化休克的概念。

　　　（2）跨文化护理理论的概念。

　　　（3）护理文化建设的含义。

　　　（4）护理文化建设的内容。

　　　（5）文化背景的概念。

　　　（6）磁性医院管理的相关概念。

　　　（7）护士职业生涯规划的相关概念。

理解：（1）文化背景对健康影响的方式。

　　　（2）行为文化、质量文化、服务文化及制度文化建设的方法。

　　　（3）国内外磁性医院的发展现状。

　　　（4）文化的含义。

　　　（5）区分莱宁格跨文化护理理论框架——"日出模式"的四级结构。

（6）护理文化建设的现状及重要性。

（7）护士职业生涯规划的重要性。

运用：（1）了解文化休克分期分型特点，能够缓解患者的文化休克现象。

（2）能够在临床、教育及科研上运用跨文化护理理论。

（3）结合临床护理工作，探讨落实护理文化建设的措施。

（4）结合临床护理工作，探讨落实医院磁性管理的措施。

（5）学会在临床中应用适宜的方式满足患者的文化需求。

（6）学会在临床中应用磁性管理。

（7）在临床上完善护理管理部门对护士职业生涯规划的培训。

第一节　护理文化概述

当今时代，每一个行业的发展都离不开文化。护理文化是社会文化在护理领域的表现形式，是社会文化的一部分，同时它有着自己特定的内容和功能。21 世纪的医学发展迅速，加强医学发展中的文化研究，已成为现代医学科学发展的必然趋势。

一、文化的基本概念

1. 文化的概念

文化（culture）是指不同个体、群体或机构通过学习、共享和传播等方式所形成的生活方式、价值观、信仰、行为标准、个体特征和实践活动的总称，它以一定的方式传承，用来指导人的思维方式、生活决策和行为活动。文化是与人类相伴相随的一种普遍社会现象，它是人类长期的创造活动的产物，同时又是一种历史现象，是人类社会与历史的积淀物。

2. 文化的含义

文化的含义众多，既包括世界观、人生观、价值观等具有意识形态性质的部分，又包括自然科学和技术、语言和文字等非意识形态的部分，即文化分为广义文化和狭义文化。广义的文化是指人类创造的一切精神和物质成果的总和，它包括政治、经济、艺术、科学、技术、教育、语言、符号、习俗、知识、规范、宗教、信仰、价值观念等。狭义的文化包括科技、宗教、哲学、文学、艺术、语言及一切形式的意识形态在内的精神存在形式。

3. 文化存在的共性

随着时间推演，文化的类型越来越具有多样性，但我们依旧可以发现各类文化存在的共性。第一，文化相对自然而言，是人为的，用于为人服务。它是人为了体现自己的意志和力量，将世界对象化的过程。第二，文化体现了人类的创造性，为人类的进步带来了无穷的可能性。第三，文化与人的心理相连，可以反映人的心理活动或心理状态。

4. 文化的功能

根据文化作用的对象，把文化功能划分成政治功能、经济功能、社会功能和生态功能等。目前提倡的文化自信体现了文化的社会功能。

视频讲解　　　　随堂测试

二、护理文化

1. 护理文化的概念

时代的发展需要先进的护理，先进的护理呼唤先进的护理文化。护理文化（nursing culture）是在一定的社会文化基础上形成的具有护理专业自身特征的一种群体文化，它是被全体护理人员接受的价值观念和行为准则，也是全体护理人员在实践中创造出来的物质成果和精神成果的集中表现，其核心是组织共同的价值观。

2. 护理文化的特点

护理文化应该具有以下特点：① 易接受性。护理文化应容易被护理人员理解、认同和接受，尤其是制度文化和精神文化的建设，要做深入的宣传、探索和研究，以增进护理管理者和护理人员的认同感。② 群众性。护理文化要求每一位护理人员积极参与。③ 针对性。护理文化建设是一项系统工程，既要考虑共性要求，又要根据自身的实际情况建设。④ 独特性。设计和培育护理文化，要体现护理专业的个性。另外，由于每个医院形成发展的条件不同、规模和技术专长不同、人员构成和素质不同等，这也就决定了医院文化和护理文化的内涵不同。

3. 护理文化的践行

随着时代的发展，新的健康观已深入人心，新的护理观已成为人们的迫切需要。我国护理人员整体文化素质在增高，本科及以上学历的护士开始占据护理队伍的主流。因此，护理高职院校校园文化与临床护理文化对接也变得越来越重要。在学校的人文环境建设中，要开展人文课程，培养学生热爱医护学科、勤奋向上、立志成才的信心和决心。在设施建设中，要结合医院环境和病区的特点，尽力营造一种职业氛围和条件，创造一种近似于医疗机构的环境体验。此外，要特别重视校园文化与医院文化、护理文化的融合，为培养德、智、体全面发展的医护人才服务。有了护生和护理人员对护理文化的认同和努力实践，护理文化就可得到升华和发展，护理事业就会有良好的人文底蕴。

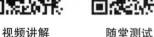

视频讲解　　　　随堂测试

三、文化休克

1. 文化休克的概念

文化休克（culture shock）又被译为"文化震荡""文化冲击"，是指由于失去了熟悉的社会交往符号而引起的焦虑。这一概念由美国人类学家奥博格（Oberg）在 1960 年提出。如今文化休克在中国的应用范围远大于当初奥博格的界定，即不仅仅局限于从某一个国别文化到另一国别文化，还包括因为生活在某一种文化环境中的人初次进入另一种不熟悉的文化环境中，因失去熟悉的社会交往符号和标志所产生的思想混乱和心理上的精神紧张综合征。

2. 文化休克的分期

文化休克是一个动态的过程，其表现随着时间的推移而变化。该过程大体可分为四个时期，即兴奋期、挫折期、过渡期和适应期。挫折期作为文化休克最为典型的阶段尤其值得重视。

3. 文化休克的分型

根据不同的表现，文化休克可以分为以下四种类型：① 情绪障碍型。表现为恐惧、焦虑、失眠、情绪低落、偏见、易激惹、敌对、哭泣等。② 躯体不适型。表现为头晕、头痛、恶心、食欲下降、便秘及植物神经功能紊乱等。③ 社交退缩型。表现为缺乏自信、孤僻、少语、自我封闭、不愿与患者和老师交流。④ 工作、学习能力下降型。表现为学习无动力、注意力不集中、记忆力减退、技能学习时间延长、健忘等。

视频讲解　　　　随堂测试

第二节　跨文化护理理论

跨文化护理理论是在 20 世纪 60 年代由美国护理理论家马德兰·莱宁格（Madeleine Leininger）提出的。随着理论的不断完善，西方国家已经开始普遍地在临床实践中应用跨文化护理理论。跨文化护理理论是以人性化的护理服务为核心的，将护理的重点放在了护理和照顾、健康和人性，以及顺应不同国家文化的特点及生活方式，它是护士为服务对象提供合乎其文化背景的护理的理论基础。

一、莱宁格跨文化护理理论

（一）跨文化护理理论相关概念

1. 跨文化护理理论的概念

跨文化护理（transcultural nursing）是指根据服务对象的社会环境和文化背景，了解服务对象的生活方式、信仰、道德、价值观和价值取向，向服务对象提供多层次、多体系、高水平和全方位的有效护理，使其处于一种良好的心理状态，以利于疾病康复。

2. 文化关怀的概念

文化关怀（cultural caring）是指为了满足自己或他人现有的或潜在的完好健康，应对伤残、死亡或其他状况的需要，用一些被接受和认可的价值观、信念和定势的表达方式，为自己和他人提供的综合性的、符合相应文化背景的帮助、支持和促进性的行为。

3. 文化关怀共性的概念

文化关怀的共性（universality in cultural caring）指人类在关怀的意义、定式、价值、标志及关怀方式等方面的共性，常从人们对待健康、环境、生活方式或面对死亡的文化中衍生而来。

4. 文化关怀多样性的概念

文化关怀的多样性（diversity in cultural caring）是指文化内部或不同文化之间、某群体内部或群体之间、个体之间在关怀的信念、含义、模式、价值观、特征表现和生活方式等方面的差异性，从而衍生不同的关怀意义、价值、形态和标志。

（二）莱宁格跨文化护理理论框架——日出模式

莱宁格用"日出模式"对跨文化护理理论进行了全面系统的解释，提示护理人员在护理实践中应用发散的思维方式，综合考虑护理对象文化的差异，了解其文化和行为对健康的影响，预测不同因素可能改变关怀的含义、类型和模式，指导护理人员对不同文化背景下的护理对象进行准确的观察、判断，提供适宜的护理文化关怀。日出模式分为4层，即世界观和文化社会结构层、文化关怀与健康层、健康系统层、护理关怀决策和行为层。其中前三个层次提供了计划实施与文化一致的关怀所需要的基础知识，第四个层次对护理对象实施了与其文化一致的护理关怀。

1. 世界观和文化社会结构层

世界观和文化社会结构层属于超系统。此系统用以指导护士评价和收集影响服务对象关怀表达方式和关怀实践的因素，包括所处文化、服务对象的世界观、文化和社会结构要素及其环境背景和种族史等。

2. 文化关怀与健康层

文化关怀与健康层为个人、家庭、群体、社区或机构的健康、疾病及死亡的社会文化结构、文化关怀表达方式等与健康密切相关的因素提供解释，说明与文化有关的关怀和健康的特定意义及表达方式。

3. 健康系统层

健康系统层包括一般关怀、专业关怀及护理在内的各种健康系统，着重于阐述一般关怀系统、护理专业关怀系统的特征及方式。

4. 护理关怀决策和行为层

护理关怀决策和行为层包括维持、调整、重建文化护理关怀。护理关怀以最大限度满足服务对象的需要，提供与文化一致的有利于完好健康、面对病残或死亡的护理关怀，这种关怀适合该文化环境。

视频讲解　　　　随堂测试

二、跨文化护理理论的应用

（一）在护理实践中的应用

1. 进行全方位的护理照顾

根据跨文化护理的理念，护理人员应及时对患者进行全方位的护理照顾，主要依据患者的个人心理特征、家庭背景、文化习俗、宗教信仰、饮食习惯等方面对患者进行全方位的护理照顾。

2. 进行针对性的护理照顾

尊重护理对象已养成的生活习惯、饮食习惯、语言习惯等。注重保护护理对象的个人隐私，营造个性化、整体性、创造性的护理模式。

3. 进行心理护理照顾

根据患者不同的心理状态给予适当的文化关怀护理，比如急诊患者疾病的突发性强，应该给予更多的关注、鼓励，帮助稳定患者情绪。

（二）在护理教育中的应用

随着当今国际多元文化护理的不断发展，跨文化护理成为护理教学模式和现代护理发展的方向。我国经济日益开放，与国际的沟通不断增进，护理服务对象不再只面对一个地区、一个国家。因此，我国护理院校应与时俱进，及时汲取当代先进教育模式，以提高护生多元文化认知。

1. 增加护理教育课程设置

除了专业课，还应增设护理人文学科，如文化学、社会学、民俗学、心理学、护理法律法规等课程，将人文知识与护理学内容有机结合，培养学生的人文情怀。同时，可以增设语言学习课程。在教学中采用双语教学，增加学生对多元文化的认同感，丰富学生的生活内涵。

2. 强化护理教育工作者的跨文化意识

护理教育工作者应积极了解各个专业的科学文化知识，提高自身学习多元化知识的意识，不断学习不同地区、不同民族、不同国家的文化差异和特点，并且将跨文化护理的概念融入教学中，培养护生的多元文化护理理念。

3. 丰富教学方式

良好的教学方法能够调动学生学习的积极性，并有助于达到良好的教学效果。在跨文化护理教育中，打破"以文化知识灌输"为主的传统教学模式，可以采用案例教学、基于问题的学习（problem based learning, PBL）教学、角色扮演等新型教学方式。

（三）在护理管理中的应用

1. 进行差异化管理

护理管理人员针对不同文化背景的护士的需求应进行差异化管理，区别对待不同文化背景的护士，更好地满足他们不同的需求，最大限度地调动护士的工作热情和积极性，提高临床护理管理效率，使护理质量管理进一步有序化。进行差异化管理，建立多元文化管理理念、护理安全管理观念，并在此基础上提出护患纠纷防范和处理的基本原则和技巧。

2. 积极学习跨文化护理理论知识

护理管理者还需要扩充相应的知识和技能，为确切落实护士的量才而用、分层管理奠定基础。对于护理工作人员来说，跨文化护理理论知识的学习，既可以运用于临床护理工作中，更好地满足患者的需求，提高整体的医疗质量，也可以更好地解决护理人员之间因文化、价值观差异造成的冲突，从而更好地处理不同患者的需求。

视频讲解　　　　　随堂测试

第三节　护理文化建设

一、护理文化建设概述

当今经济的竞争是技术与服务的竞争，但更深一层的是文化的竞争。文化对于一个民族是精神之根，对于一个行业则是发展的动力之源。护理文化是指护理组织在某种护理环境下，长期以来所形成的基本信念、共同价值观、自身形象、行为准则及相关制度的总和，它是组成医院文化的重要内容。医院护理文化建设由表层的物质文化、中层的制度文化和深层的精神文化所构成。

（一）表层物质文化

物质文化是护士的相关文化要素在社会外观形象的表露，是护理文化的外层。它包括护士的言谈举止、仪表着装、技术，以及护理工作的环境、内容和方式等。这都能反映出一个医院护理的工作作风、精神面貌及人与人交往的方式，渗透着一定的文化底蕴。物质文化建设可以通过对护理人员进行人文素质教育，加强对护理人员的综合能力培养和加强工作环境的投资等途径来实现。

（二）中层制度文化

制度文化是医院护理文化的核心，由各项规章制度和组织管理形式组成。护理管理者应以《护士管理办法》《医疗事故处理条例》等为依据，依法管理。护理管理者也应注意遵循人本原理，加强护理制度建设，确保护理质量及安全。将优质护理开展工作与护理制度建设工作并抓，可有效提高护理质量。按照等级医院评审细则要求，建立健全护理管理体系，修订完善护理规章制度、岗位职责、操作规程，制定符合实际的制度。各项护理规章制度只有符合法律和道德要求，才能调动护士的工作积极性。

（三）深层精神文化

精神文化的核心是护理哲理、护理精神和价值观。护理人员的综合素质、精神风貌是护理文化的外在体现，它决定了医院护理工作的质量高低和核心竞争力强弱。通过培养护理管理者和全体护士正确的世界观、人生观，组织爱岗敬业典型事例的学习，营造浓厚的学习氛围，有效地陶冶护理人员的情操，塑造护理人员高尚的护德，端正护理人员的价值取向；定期组织有意义的集会，加强同事之间的沟通，增强凝聚力；在护理排班上充分体现互相关心、互相理解的团队精神；培养以人为本的价值理念，营造舒适温馨的病房人文环境，实施人性化优质护理服务。

二、护理文化建设的现状

（一）护理理念

新形势下，推进护理文化建设已成为护理管理者的重要任务。在临床上，逐渐形成"以人为本"的护理理念，实施人性化优质护理服务。要求护理人员时刻履行"以患者为中心"的服务宗旨，营造温馨舒适的病房人文环境，高度关注患者的就医感受，给予患者更多人性化的关怀，为患者提供更优质的护理服务。实行集束化护理，集束化护理是当患者在难以避免的风险下进行治疗时，由医护人员提供一系列安全有效的护理干预的集合。集束化护理模式是传统护理模式向以科学研究成果为基础的护理模式的转变，是近年来护理领域发展的新趋势。

（二）护理管理模式

在护理文化建设中，不断发现适合医院发展的护理管理模式也是尤为重要的。引进竞争模式，营造"能者上，庸者下"的用人环境，以适应人事制度改革的需要，使优秀护理管理人才脱颖而出；改变心智模式，重新进行护理管理队伍观念的定位，建设学习型的护理团队。

（三）护理文化活动

良好的科室管理制度，能够为护士创造进修学习、自我提高的机会，也能调动护士工作的积极性。开展品管圈活动，对会给科室带来质量提升的建议给予奖励，让广大护士参与管理，营造良好的工作氛围。开展"6S"管理活动，对每月检查评选出的最优秀的护士给予奖励，让每位护士做到"我的岗位我负责"。

（四）护理形象

护理形象是公众对护理人员的感知印象，它是护理文化的社会表现和社会评价。任何一个组织，不仅要对自身发展负责，同时也对社会承担着不可推卸的义务。在护理实践中，每一个护理人员的言谈举止和行为规范都是十分重要的。面对广大的护理服务对象，良好的言谈举止无疑是一剂疗效甚佳的良药。一句温暖的语言，一个优雅的举动，都有可能起到药物所不能达到的效果。因此，加强护理人员自身建设在当今护理服务行业中至关重要。

三、护理文化建设的重要性

（一）提升职业认同感

没有满意的护士，就没有安全的护理质量，就没有满意的患者。护士的职业认同感是影响护理质量和护理队伍稳定性的重要因素。拥有职业认同感的人更容易去追逐工作中的奋斗目标，并以积极的心态去接近目标。有研究表明，通过科室打造"以人为本"的护理理念，塑造护士新时代的新形象，做深、做细护理文化建设，让护士在文化建设中受到熏陶，在服务病患中体现价值，形成共同的理念、情感和行为规范，展现出奋发向上的精神风貌和良好的职业追求，锤炼了护士精益求精的职业本领和科室的服务品牌，患者对护士职业形象满意度和护士自身职业认同感明显提高，实现了科室和社会双赢。所以，护理管理者及研究者应高度重视护理文化建设，充分发挥文化凝聚人、引导人、激励人、塑造人的功能，不断完善可以提高护士职业认同感的相关策略。科室文化建设被视为现代化科室的灵魂和可持续发展之本。

（二）深化优质护理服务内涵

开展护理文化建设可以统一护士对工作的价值取向及价值观，有利于护士在工作中形成良好的工作和学习氛围，出色完成护理工作；有利于满足患者需求，促进护士与患者及其家属的沟通，减少医疗纠纷，营造和谐的医院护理文化氛围。此外，还要做好出院患者的护理服务，延伸优质护理服务，为患者提供相关疾病的生活、饮食指导及常规护理，以提高他们的生活质量，让患者感受到优质的护理服务。

（三）有助于培养符合时代需求的合格护士

由于高新技术向护理学渗透，因此要求护理人员具有更加广泛的边缘学科的知识，适应和掌握高新知识、技能的应用与操作。现代护理模式需要护理人员掌握社会学、心理学、力学和护理美学等人文、科学知识，还要求护士必须掌握预防医学、科学研究的基本方法及电脑信息技术和外语等。只有具有综合素质的护士，才能满足人们不同的护理需求；只有提高患者的满意度，才能创建具有医院特色的护理品牌。

（四）对医院发展的作用

医院文化的稳定持续和健康发展离不开积极成熟、良好向上的护理服务文化，这有利于提高医院抵御风险的能力。医院要发挥医院护理文化的独特作用，不断重视和全面加强具有自身特色的医院护理文化建设，不断滋养和丰富医院内涵，创建出医院自己的护理品牌，赢得护理市场。护理文化建设是医院文化建设的重要组成部分，一个好的护理服务品牌不仅可以为医院创造丰厚的效益，还能升华医院深刻的文化内涵，更能提升医院的社会信誉度。

视频讲解　　　　随堂测试

第四节　护理文化建设的内容和方法

一、行为文化

（一）行为文化的概念

行为文化是人们在日常生产生活中表现出来的特定行为方式和行为结果的积淀，这种行为方式是人们所作所为的具体表现，体现着人们的价值观念取向，受制度的约束和导向。护士的群体行为决定了医院的整体精神风貌和管理水平。所以说，护士群体行为的塑造是医院护理文化建设的重要组成部分。

（二）行为文化建设

护士工作期间要按照规定规范好自身的着装，保证着装整洁大方，妆容不要太浓，以淡妆为宜。护士服融入人性化色彩，大部分护士服以白色为主，妇产科和儿科的护士服使用让人感觉更亲近和温馨的颜色，即粉色。重症科和急诊科的护士服是绿色，代表着生命。

强化对护士文明礼仪的培训。尤其是加强对护理实习生、新护士的文明礼仪培训力度，并进行考核。通过组织开展文明礼仪相关的讲座、观看文明礼仪相关的录像等方式强化在职护士的文明礼仪意识，指导并要求在职护士在自身言谈举止、与患者交流、进行各项操作中展现"美与雅"，指导其以实际行动践行文明礼仪。

坚持加强监督，用好微信公众号、网站等媒体，大力宣传行业行为规范，使规范深入人心。坚持心理辅导，让护士在自我暗示中约束自己。加大思想政治工作力度，对人实施一对一思想政治工作，耐心疏导，形成共识。

二、服务文化

（一）服务文化的概念

随着医疗卫生体制改革的深入，医疗行业竞争也日趋激烈。医院必须在不断追求技术创新的同时，关注服务品质提升，尤其是人性化服务。人性化服务是指以人为本，为患者提供优质服务和人文关怀，从而有效提高患者的满意度，最终达到提高医院效益的目的。

（二）服务文化建设

建设优美的医院环境，种植花草，创造舒心宜人的休息环境。通过规范的护理流程为患者提供优质的服务，比如门诊标准化的导诊服务，血液透析科的全程无陪护透析，供应室的下收下送服务，强化服务措施。

统一建设医院标识，彰显医院文化与人文关怀。设立准确、连贯、导向清晰易懂的彩色线条地标，让患者及其家属有强烈的方向感，避免迷失。设置无障碍通道，门诊楼门口两侧设计防滑斜坡，供轮椅通过。这些注重细节的就诊环境，在无形中形成了良好的理解人、尊重人、满足人的人文氛围，为患者提供了满意的服务。

加强人文培训，由传统的被动服务模式转变为主动服务模式，充分发挥人的主观能动性。在医学活动中坚持人文精神。邀请国内外名家传授全心全意为病人服务的思想，用身边的事迹感染人。设立服务文化学习周。

三、质量文化

（一）质量文化的概念

质量文化（quality culture）是指企业在生产经营活动中所形成的质量意识、质量精神、质量行为、质量价值观、质量形象及企业所提供的产品或服务质量等的总和。质量文化被广泛引入医院管理中，它包括医院医疗设备、医院感染等方面。

（二）质量文化建设

1. 医院医疗设备的质量控制

随着医疗设备在医疗事业中的地位越来越重要，医疗设备管理的重要性也凸显了出来。在医疗设备采购期间就应当严格把关，针对医院设备需求，选择合适的医疗设备进行采购。采购期间需要对医疗设备质量进行严格把控，明确医院对设备的需求类型，检验设备设计是否合理、性能是否完善，避免设备购入后出现质量问题。

2. 医院感染的质量控制

对护理工作人员进行感染质量控制，培训、实施环节质量控制管理，有效提升消毒质量，提高患者满意度。严格执行手卫生消毒，切断医院感染的媒介，接触患者前、进行无菌操作前、体液暴露后、接触患者后、接触患者周围物品后，都是进行手卫生的关键时刻。加强环境的清洁消毒，降低医院感染率。对病房空气环境进行清洁管理。加强物品消毒灭菌处理。强化医疗废物管理，严防疾病传播或环境污染事故发生。对医院感染和社会感染性疾病带来的双重威胁，做好防范工作，减少职业暴露所带来的危害。

四、制度文化

（一）制度文化的概念

制度文化是护理文化建设的支撑，它把硬性的规章制度和软性的组织文化管理有机地结合起来，进而调动护士的主观能动性，使护士养成自觉遵章守规的行为习惯。

（二）制度文化建设

1. 加强护理行政制度建设

明确院领导护理管理的职责、任务和医院护理专家组的职责、任务，以便于护理管理工作的开展和责任追查。加强医院护理职能部门各级人员的行政管理职责和制度建设，以便于职能部门的日常工作开展，如周护理行政查房制度、周护理会议制度等。明确科室护士长的管理职责、任务，建立健全科室行政查房制度、科室护理会议制度等。加强对医院护理人才的培养，定期组织护理人员进修学习，鼓励科室开展护理新业务、新技术等，使医院有一个良好的人才循环机制。

2. 加强护理业务制度建设

将医院临床常规操作技术规范落实到一日工作中，严格按照护理操作常规规范护理技术行为。建立健全医院业务查房制度。医院应为护理人员提供良好的培训环境，定期组织专家给全院护理人员进行讲课，让护理人员掌握新理论、新技术。对护理人员按不同职称、不同职务定期进行相应的考核。建立健全医院科室疑难病例、死亡病例护理讨论制度。

视频讲解　　　　随堂测试

第五节　护理在满足患者文化需求中的作用

护士在患者疾病的治疗过程中，是患者的教育咨询者、健康促进者、心理疏导者、整体协调者。病人的心理、行为活动与文化背景因素密切相关，为了达到最大限度地保持健康、预防疾病及促进康复的护理目标，护理人员应了解病人的文化背景，满足病人的文化需求。

一、文化背景对健康的影响

文化背景对护理的影响体现在多个方面，护理人员在护理过程中应尊重不同文化背景下病人的"健康-疾病"的观念、信仰和行为方式，向病人提供多层次、多体系、多方位、高水平、有意义和有效的护理服务，使整体护理观得以最有效地实现。

二、文化背景

（一）文化背景的概念

所谓文化背景，是指一个民族在自己的社会历史发展中，长期形成的独特的文化传统和风俗习惯等。其中，物质文化和精神文化环境会对人的身心发展和个性形成产生重要影响。

（二）文化背景影响疾病的发生原因

文化中的价值观念、态度或生活方式，可以直接或间接影响疾病的发生。例如，藏族人喜食肉食，所以心脑血管病的发病率高；冰岛居民终年进食熏羊肉及熏鲑鱼，其癌症死亡者大多数是胃癌患者。

（三）文化背景影响服务对象对疾病的反应

在中国文化中，要求女性贤惠宽容，而要求男性挑起家庭和社会的重担。因此，面临疾病时，女性能够承受由此产生的痛苦和压力，而男性则会产生内疚和无用感。教育程度高的人则能够积极主动寻求维持健康的相关信息，了解疾病的原因、治疗和护理效果。

（四）文化背景影响疾病的临床表现

个性长期受到压抑的人，应尽量减少节制自己的欲望和行为。这类人出现心理问题时，往往不以心理症状为主要表现，并且否认自己的心理或情绪问题。

三、满足患者文化需求的护理策略

（一）注意外在形象、学会沟通

护士应具备优良的专业和文化素养，上班时应精神饱满、情绪稳定、着装整洁、淡妆上岗、步伐轻快。在临床工作中，注意语言与非语言的沟通。消极的语言会使患者情绪波动、心情沉重、精神颓废，不利于疾病的治疗和恢复。语言对患者心态的影响是不可估量的。语言的好坏，不仅会对患者产生影响，而且会通过患者的传递影响整个社会，应予以重视。在与患者沟通时，注意倾听，以轻柔的目光注视患者，时刻保持微笑，这样能够给予患者温暖与关爱，与患者建立良好的护患关系。

（二）注意患者性别、年龄的差异

给予同龄男性病人护理时应适当注意空间位置与距离的选择，不同距离会有不同效果。对于女性患者，应设身处地为其着想，满足其孕期、哺乳期、月经期的知识宣教。护理处置时注意保护病人的隐私，不过多或过早暴露病人身体。和小儿患者交流时应蹲下来，病房布置最好注重童话色彩，当其表现好时奖励卡通贴纸。对中小学生患者，满足其看书、学习要求，病房内光源要充足，床上可支小折叠桌。和老年患者交流时，声音要响亮而温和，督促陪护晚辈"尽孝"，病房内电视可调看一些老人关心的时事频道，并鼓励其自身参与诊疗决策与护理活动。

（三）注意患者教育程度的差异

无论教育程度高低，每一位患者都有权了解自己的病情。从法律角度讲，患者在医院所接受的主要治疗必须在患者或家属了解情况，经过患者自身判断，自愿表示同意的条件下才能进行。但是对教育程度低的患者或家属，可采取比较通俗或比喻的方法来解释一些难懂的医学术语，使其能真正听懂是怎么回事。根据病人的接受能力和知识水平，有目的、有计划、有步骤地进行健康教育，可采用个别或集体指导，通过电视宣传、宣传手册、走廊宣传栏，以及进行护理活动时口头讲解等形式，满足病人的文化需求。

（四）给予家庭和社会支持

给病人进行健康教育时最好其家属也参与，护士应适当了解病人的家庭结构、社会关系、经济状况与工作环境等情况，动用家庭、社会支持系统，帮助其尽快适应就医环境，积极参与到治疗与护理活动中来。比如糖尿病患者和家属学会注射胰岛素；冠心病、哮喘病患者和家属懂得急救药的使用；传染病患者及家属掌握消毒隔离知识；等等。

视频讲解　　　　　随堂测试

第六节　磁性医院管理

一、磁性医院管理的相关概念

（一）磁性医院的概念

磁性医院是指在护士严重短缺的情况下，医院也能像磁铁一样吸引和保留高素质的护士，从而为患者提供高质量的临床护理服务，改善患者结局。

（二）磁性医院管理理念

磁性医院管理理念是在护理人员严重缺乏的背景下产生的，通过采取人性化的措施来促进护理团队的凝聚力，从而确保在护理人员数量相对短缺的情况下，护理质量依然保证始终如一，同时也可以吸引一部分外来优秀护理人员，并取得较好的临床结局。磁性医院管理的效果可通过专业护士对护理工作的满意度、职业倦怠感及离职率等变量的调查结果来衡量。

（三）磁性医院要素

经过不断发展，美国护士资格认证中心（ANCC）评审磁性医院的标准包括5个维度14个要素，其中5个维度包括：① 转换型领导；② 组织授权；③ 模范的专业实践；④ 新知识、创新和改进；⑤ 实证结果。14个要素分别是护理领导质量、组织结构、管理型态、人事政策及计划、专业护理模式、护理品质、质量促进、咨询与资源、自主、社区与健康护理组织、教学角色、护理形象、团队关系、专业发展。磁性医院需要满足5个磁性维度14个要素。

二、国内外磁性医院管理发展现状

（一）国外磁性医院管理发展现状

1983年，美国护理学院就认证了41所医院为磁性医院，以拥有更专业的护士和更好的护理照护来区别于其他医院。1990年，美国护士资格认证中心将那些在护理实践方面表现优秀，拥有高质量护理队伍的医院认证为磁性医院，寓意像磁铁一样吸引和保留高质量的护士，来对抗护士短缺的问题，并逐渐统一了磁性医院的认证标准和条件。目前已经有超过370家美国本地医院、其他国家医院和健康组织被认证为磁性医院。

磁性医院的护理管理研究主要内容包括以下几个方面。（1）工作环境和满意度。有研究调查了磁性医院、正在申请磁性医院的医院和非磁性医院的护士对于各自的工作环境、工作关系和工作满意度的看法。结果表明，磁性医院和正在申请磁性医院的医院对护士有着更积极的影响，这也将帮助医院管理者维持磁性医院的持续认证。另外有研究表明，在德国和比利时这2个国家，磁性医院对整个医疗行业的贡献是很明显的。而通过在黎巴嫩和约旦设立磁性医院发现，磁性医院可以增加护士工作的满意度，减少护士流失，为其他医院树立了榜样，缓解了中东护士短缺的现状。（2）护理教育。磁性医院实行护理管理者实习计划，可以使护士更快地转变角色，成为有担当、有能力、有丰富经验的护理领导者，在过渡时期承担管理和领导角色，对部门和整个组织产生积极的影响。知识和能力不仅是护理管理者开始成功事业的基础，也可以帮助磁性医院持续认证。（3）护理质量管理。研究表明，通过采用基于证据的管理实践程序，可以分析并解决多维度的工作问题，形成良好的管理实践，对于提高工作效率和护理质量有着至关重要的作用。

（二）国内磁性医院管理发展现状

目前，我国护士队伍建设在数量与质量方面都面临着严峻挑战，为了更好地吸引人才，我国开始引进磁性医院管理的概念。国内很多医院开始积极尝试构建有中国特色的磁性医院。

磁性医院配备有充足的护士，拥有专业的护理模式和严格的质量监测标准，保证患者接受同质化、专业化的护理。因此，磁性医院对于改善患者就医安全产生了一定的积极影响。首先，明显降低住院患者的死亡率。住院患者死亡率指住院患者死亡人数占总住院人数的比例，是衡量三级综合医院医疗服务能力的重要指标。通常在相同等级的医院中，磁性医院住院患者死亡率比非磁性医院低。其次，也可以降低住院患者跌倒发生率，住院患者跌倒发生率是评价一个医院护理质量的重要指标。住院患者跌倒不仅会造成身体的损伤，增加医疗费用，延长住院天数，还会给患者带来心理负担，导致他们因害怕再次跌倒而减少活动，最终造成功能退化甚至丧失。最后，可以降低住院患者医院感染的发生率。磁性医院拥有良好的循证护理实践氛围，护士具有专业的循证实践知识和技能，能利用最佳的实践证据提供出色的服务。基于证据的措施更容易推行和实施，因此可以有效降低患者医院感染发生率。

国内的医疗体系与国外有较大不同，国内护士在医院中的话语权尚且不足，仍有许多自上而下的改革措施难以落实。研究表明，我国三甲医院磁性水平还有待提高。三甲医院磁性水平受很多因素的影响。磁性医院理念在应用过程中，只有与医院实际状况相结合才会得到最佳效果，才能不断改善护士执业工作环境，从而降低护士的离职率，吸引更多的高素质护理人才，最终促进我国医疗事业不断地发展。

三、磁性医院管理在临床管理中的实施办法

（一）构建支持性工作环境

增加护士的薪酬和数量，减轻一线护士的工作量。中国科学技术协会对全国护理人员从业状况调查结果显示：80.1%的护理人员认为临床护理人员配比不足，41.8%的护理人员认为薪酬制度未向临床一线护理人员倾斜，50.0%的护理人员认为薪酬未能体现岗位职责和绩效的差别。说明护理管理在护理用人机制、人事管理体制、绩效考核办法、薪酬分配等方面还有待提高。充实临床一线护理人员，提高护患比例，让护理人员不再在疲于应付繁重的临床工作中身心健康受损。目前，我国大多数医院实施编制和非编制的身份管理，同工不同酬问题严重影响了护理人员工作满意度和护理队伍稳定性。因此，将薪酬与护理人员的工作量、临床风险、服务质量、技术难度结合起来，充分做到公平、公开、公正的薪酬分配制度是至关重要的。

采用意愿排班模式，根据问卷调研结果、病区特色环境及护士意愿，提供多种夜班排班模式供临床管理者选择。调整后的夜班模式应减少交接班环节，缩短每班工作时间，降低护士疲劳感，减轻职业倦怠的发生率。从护士身心健康出发，关爱职工生活、家庭、情感。开展才艺展示活动，提升护士的自我实现感。从心理、家庭及社会三个方面来关心、支持护士，维护护理团队的稳定。

（二）建立模范的专业实践模式

专业实践模式（PPM）是磁性医院评定中非常重要的评定标准，融合宗旨、愿景和价值观，是护理实践的基础，是反映护理专业化行为的框架，包含了护理专业本质

的同时，也包含工作环境特性。营造良好职业道德风尚，提高护理人员职业价值观，稳定护理队伍，确保高质量护理及患者安全的正性工作环境，对护理工作的开展有着至关重要的作用，是促进护理事业发展的有力保障。

（三）提升护理领导力

磁性医院文化强调为一线护士提供积极、合作的工作环境，并以实现患者良好预后为目标。而良好的组织工作环境包括高效的扁平化组织结构、分权式的决策模式及一线员工授权等，这些都直接反映在领导力上。因此，提升和发挥护理领导力是构建磁性医院文化的关键。

护理领导者需要具备高水平的管理艺术，护理领导力是磁性医院中最重要的组织资源和核心竞争力。有研究发现，磁性文化中领导方式、领导行为是影响护理人员工作满意度的主要因素。护理领导者应具备 4 个特征：领导魅力、感召力、智力激发、个体化关怀。这就要求护理领导者拥有坚定的信念及领导魄力，通过不断学习，提升修养内涵，展现亲和力、创造力与领导力，吸引护理人员，激发护理人员的责任心，并将其内化为自身工作动力，增强护理队伍的凝聚力。同时，护理领导者要做到知人善任、从善如流，让护理人员发挥专长，从宏观层次把握人才培养计划。护理领导者需要具备掌控全局的能力，当面临问题时，可以准确判断并找到最佳解决办法，如有冲突发生，护理管理者要勇于承担风险，能及时有效地应用冲突管理策略解决冲突，并让临床护理人员感受到关爱与支持。

在临床中，为提升护理领导力，应该鼓励护理管理者进行经验分享。实行季度优秀护理管理案例实务分享会制度，由各病区上交护理案例成果汇报书，护理部从立项依据、实施过程、效果评价及季度护理查房结果等方面选出优秀护理管理案例，在每季度质量分析会上采取 PPT 演讲、视频播放等方式进行展示。

（四）提高护理人员的工作自主性

专业的自主性和独立性是衡量一个专业是否成熟的标准。有研究发现，工作的自主程度对护理人员工作满意度会产生重要影响。磁性医院要求以患者为中心，将为患者提供高质量的护理服务和高水平的护理技术作为护理工作的第一要务，并强调多学科联合，采取共同参与式管理模式。通过赋予员工相应权利，获得更多资源、机会、支持等，激励员工更好地完成工作。不同层级的医务人员参与医院管理，不仅可以实现更加科学性、人性化的管理方式，而且能够达到行政人员和临床一线护理人员的良好互动沟通，使信息传达直接化，调动一线人员的工作积极性，同时也可以缓解领导层的压力。因此，护理管理者可以采用激励机制、授权机制等，让护理人员获得强烈的职业认同感，然后根据不同的性格特质和自我实现需要，安排不同的岗位，激发护理人员的内在动力，充分发挥每位护理人员的能力和才干，从而最大限度地调动护理人员的主观能动性。

磁性理念引导下的护理人员具有较高的组织忠诚度、主人翁意识、工作满意度、职业幸福感及较强的队伍凝聚力，保证了护理队伍的稳定。磁性医院能够有效降低患者病死率，预防并发症，提高患者安全感和改善护理质量，提高患者满意度，建立良好的工作环境。因此，磁性文化的推广为提升临床护理人员专业能力、构建安全医疗服务环境提供了开阔思路和理论依据，为临床护理管理工作开阔了视野，为深入持续开展优质护理服务提供了更多创新性方案。

视频讲解　　　　　随堂测试

第七节　护士的职业生涯规划

一、护士职业生涯规划的相关概念

（一）职业生涯的概念

职业生涯是指一个人在一生的工作经历中所包括的一系列活动和行为，主要指学习、职业和对组织的贡献，是一个关于成熟和适应的渐进的动力过程。

（二）护士职业生涯

护士职业生涯是指护理人员在从事的护理专业领域内的行为历程。护士的职业生涯过程分为职业探究阶段、职业确立阶段、职业维持阶段及职业下降阶段。医院应根据护士职业生涯不同阶段的特点为其提供针对性的支持，帮助护理人员制订职业生涯规划方案，实现职业生涯阶段的顺利过渡，稳定护理队伍。

二、护士职业生涯规划的重要性

完善护士职业生涯规划有利于促进护士的素质提高和职业发展，提高护士的职业认同感和职业自豪感，提高护理职业满意度，实现组织目标与个人发展协调一致，最终提高护理服务质量，满足人民群众日益增长的健康服务需求。同时，护士职业生涯规划能帮助护士适应多变的生活和工作环境，减低工作中的阻力与挫折，减少盲目摸索与尝试错误所浪费的时间和精力，增加职业认同感，增强对生活和工作的满意度与成就感。

三、完善护理管理部门对护士职业生涯规划的培训

（一）及时传递职业信息

当前医院的人力资源部门与护理管理部门要能够结合社会环境及医院内部的因素进行详细的探索与分析，从而给护士提供一定的信息作为参考，这些信息主要包含医院的长期与近期护理岗位、管理职位方面的变动及需求等情况，还有各个岗位与职位需要的人员能力与条件，医院未来计划提供给护士的培训机会和条件，护士工作绩效考核及考评要求等。

（二）新进护士的职业规划培训

护士职业生涯规划及管理是护理管理的重要组成部分，有利于护士实现职业目标及个人素质的提升。新进护士对于护理这个行业都处于摸索阶段，所以在职业规划这

一块，主要采取引导的办法。管理人员主要从两个方面对新进护士进行评估，一方面是护士自身的兴趣爱好，另一方面是护士在临床工作上的特长。根据护士的职业意向，医院会提供相应的学习途径。例如，部分护士对心理护理感兴趣，可以为他们提供相应的学习资料，也可以让他们到学校听课学习。

（三）实行护士和就业岗位（科室）双向选择

护理管理者不要过早地把某位护士作为某一个科室的人才去培养，应该让其通过一定时限轮科学习后，根据自身个性特点、兴趣、意愿等选择合适部门。护士在选择科室时也不能掂轻避重，一定要在护理部或相关机构的引导下选择适合自己的专业发展方向的科室。护理部可以制定职业发展辅导制度，由即将退休的护士和资深护士组成职业辅导组。他们能凭借多年的工作经验、技能、智慧和良好的社会关系，采用兼职、顾问、督导等方式继续在职业工作中发挥自己独特的作用。

护理管理部门对自己的核心员工、合同制员工、临时员工要采取不同的职业生涯规划策略，使他们成为业务素质高、工作责任心强的员工，促进医院的发展。

（四）对护士制定个人职业生涯规划的建议

让每一位护士都制定自己的职业生涯规划，护理管理部门要和护士多沟通，对其职业生涯发展计划提出指导意见，共同制定职业生涯目标和路径，使其更切合实际情况，保证职业生涯目标的可实现性。

在制定个人职业生涯规划时，首先要对自我有清醒的认识，正确评估自己的实力，要做到扬长避短，发挥自己的优势，这样才能发挥自己最大的能力。制定目标后要明确，如果要达到这些目标，在相应的阶段应具备什么样的能力、技术及其他条件，以及达到这些条件应该采取的措施等。此外，护士不能自我定位过高，要明确职务的升迁不是唯一的目标，应着重于实现自身整体素质的提高和知识结构的完善，成长为复合型的人才。

课程思政

习近平：全社会都要理解和支持护士

习近平指出，新冠肺炎疫情发生后，广大护士义无反顾、逆行出征，白衣执甲、不负重托，英勇无畏冲向国内国外疫情防控斗争第一线，为打赢中国疫情防控阻击战、保障各国人民生命安全和身体健康做出重要贡献，用实际行动践行了"敬佑生命、救死扶伤、甘于奉献、大爱无疆"的崇高精神。护理工作是卫生健康事业的重要组成部分。各级党委和政府要关心爱护广大护士，把加强护士队伍建设作为卫生健康事业发展重要的基础工作来抓，完善激励机制，宣传先进典型，支持优秀护士长期从事护理工作。全社会都要理解和支持护士。希望广大护士秉承优良传统，发扬人道主义精神，再接再厉，真情奉献，为健康中国建设、维护世界公共卫生安全不断做出新的贡献。

视频讲解　　　　随堂测试　　　　（李惠玲　朵　冉）

思 考 题

1. 简述护理文化的概念。
2. 谈谈跨文化理论在临床实践中的应用。
3. 如果你是一名护理管理者，你将如何落实护理文化建设？

案例分析题

小王是一名刚入职的急诊科护士，急诊科连续的夜班和高强度的工作使她身体抵抗力下降，精神不振。下班后，小王还要去参加科室新入职护士的培训。回到家中，她根本无法顾及家务，丈夫对此表示理解，但小王不愿看到丈夫辛苦做家务，自己却无法分担。小王感觉自己目前生活和工作的压力很大，对未来也很迷茫，这导致她对工作渐渐失去积极性，甚至有了辞职的想法。

【问题】

（1）请结合磁性医院管理，谈谈护理管理者应该如何缓解小王的工作压力。

（2）请你给小王做一个合理的未来职业规划。

参考文献

［1］胡义清. 马克思恩格斯文化的社会功能思想研究［D］. 上海：上海社会科学院，2017.

［2］张少茹，李小妹. 医学院校校园文化与医院护理文化的衔接和融合［J］. 护士进修杂志，2006，21（10）：909－910.

［3］刘玉环，周子琦，赵珊，等. 国内外护生文化休克研究进展［J］. 护理实践与研究，2013，10（10）：128－130.

［4］范明珍，陈英，刘桂瑛. 护理教育开设多元文化护理课程研究［J］. 卫生职业教育，2017，35（22），79－81.

［5］吴欣洪. 浅谈医院护理文化建设的实践与探索［J］. 中国医药指南，2010，8（8）：142－144.

［6］梁银辉，何国平，李映兰. 护理文化的内容及建设［J］. 中国护理管理，2004（3）：44－46.

［7］陈惠英，李红，林茜，等．人性化服务标识建设彰显医院独特文化内涵［J］．江苏卫生事业管理，2018，29（8）：937－939，960．

［8］李学军．护理文化及建设内容［J］．科技视界，2017（13）：120－121．

［9］王艳，吉小静，戴欢欢，等．磁性医院理念在临床护理管理中的应用［J］．齐鲁护理杂志，2018，24（23）：11－15．

［10］潘月帅，尹春岚，姜文彬，等．三级甲等综合医院磁性水平现状及影响因素分析［J］．中国护理管理，2019，19（2）：225－230．

［11］杨姣，陈芳，李龙倜，等．磁性医院的优势及其理念在国内医院的应用现状［J］．护理管理杂志，2019，19（5）：309－313．

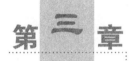

第三章

护理安全管理

学习目标

识记：（1）护理安全管理的发展。

　　　（2）护理安全管理的特点。

　　　（3）护理风险的含义。

　　　（4）护理风险管理的程序。

　　　（5）患者身份识别的含义。

　　　（6）口头医嘱处理程序。

　　　（7）护理不良事件的定义。

　　　（8）护理安全隐患的定义。

理解：（1）护理安全管理的任务。

　　　（2）根本原因分析、重大事件稽查、应用患者安全技术。

　　　（3）护理安全管理的意义。

　　　（4）护理不良事件的分类与分级。

运用：（1）在临床护理工作中，能够运用护理安全管理理论模式促进安全。

（2）能结合临床护理工作，正确运用护理风险应急预案。

（3）能结合临床护理工作，正确识别患者身份、确保用药安全，识别患者安全风险、确保安全手术。

（4）能结合临床护理工作，正确上报护理不良事件与安全隐患。

（5）能参照本节内容解决护理工作中的其他问题，提升护理安全管理水平。

第一节 护理安全管理概述

随着我国公共卫生体系不断完善、医疗技术的快速发展和人们对保健需求的日益增长，护理安全既是体现医院护理管理水平的重要指标、提升护理质量的关键环节、实现优质护理服务的基础，也是患者选择医院的重要指标。护理服务也由被动的遵医行为转变为满足患者需求的主动服务。在临床工作中由于护士和患者接触与交流最多，故护理工作在保障患者安全、促进康复和减轻痛苦方面承担着重要责任。如何保证护理行为安全、及时、准确，降低不良事件的发生率，是广受医务工作者关注和亟待完善的问题。

护理安全管理是护理管理工作的重要内容之一，其主要任务是研究护理安全管理的特点并找出规律性，对护理管理工作中涉及的诸多要素进行综合统筹，解决护理安全问题。

一、护理安全管理发展

目前，发达国家均有医疗护理安全管理机构和较完善的安全管理机制，具有科学、系统、人性化的安全管理理念及方法，以及客观全面的内容。例如，英国建立了病人安全质量管理系统，澳大利亚成立了医疗安全与质量委员会，美国建立了病人安全中心等。

20世纪80年代初，国内护理管理者也在借鉴国外先进的护理理论、管理方法的基础上，积极探索适合我国国情的临床护理工作模式及相应的护理管理模式，护理管理组织体系逐步完善，形成了初步的护理管理理论体系，该理论体系将医疗安全放在工作首位，不断探索适合我国国情的临床安全管理工作模式，护理安全管理逐渐从经验管理转向标准化管理。

20世纪90年代以后，随着现代管理学的发展与进步，护理学与现代管理学不断交叉、融合，护理管理学也得到迅速发展。护理管理者对如何有效地管理各种护理组织资源及服务群体做了大量实证研究，并发表了多篇护理管理研究学术论文，出版了多部护理管理专著，有效地促进了我国护理安全管理学科的建设与发展。护理管理学也逐渐形成了自己的学科体系，护理安全管理工作逐渐朝现代化、科学化、标准化、制度化和法制化的方向发展。建立健全的安全管理体系是护理安全管理有效实施的基础和保证，能从根本上减少差错事件的发生。

二、护理安全管理的概念与任务

1. 护理安全的概念

护理安全（nursing safety）是指患者在接受护理的全过程中，不发生法律和法定的规章制度允许范围以外的心理、机体结构或功能上的损害、障碍、缺陷或死亡。护理安全包括护理主体的安全（护士安全）和护理对象的安全（患者安全）。护理安全是护理质量的基础，是优质服务的关键，也是防范和减少医疗事故及纠纷的重要环节。随着现代医学模式转变及健康观念更新，服务对象的需求不断变化，医疗护理安全成为医院发展的重中之重，是评价医院综合实力和整体水平的核心指标之一。

2. 护理安全管理的概念

护理安全管理（nursing safety management）是指运用技术、教育、管理三大对策，从根本上采取有效的预防措施，把差错事故减少到最低限度，确保病人安全，防范意外事故，把隐患消灭在萌芽状态，创造一个安全高效的医疗护理环境。其特点是以创建安全的工作场所为目的，主动地实施一系列与安全及职业健康相关的行动措施与工作程序。护理安全管理包括病人安全管理与护士职业防护。

3. 护理安全管理的任务

（1）结合医院的实际情况，制定相应的预防与控制措施，规范护理工作流程的各个环节，建立完善统一的护理安全质量管理体系。

（2）运用科学管理系统，建立护理安全管理路径。护理安全是护理管理工作效益的体现，科学系统的管理方法有助于提高管理工作的成效。通过护理隐患或不良事件上报系统，综合分析病房存在的隐患，分析因果关联，防患于未然。通过院内、科内会议分析、整改、评价，找出预防对策。运用护理管理工具，如 PDCA 循环原理、品管圈（QCC）、根因分析（RCA）等，分析护理安全隐患，更科学地改进路径。

（3）减少护理安全事故，坚持防患于未然。建立健全的各项医疗质量安全核心制度并认真执行。

（4）加强重点环节管理。

（5）加强风险管理，建立专项小组，对发生的护理不良事件建立评估报告表，寻找共性危险因素，分析错误发生原因，从管理、流程、制度上进行针对性的持续改进。

三、护理安全管理理论模式

1. 瑞士奶酪理论（Swiss cheese model）

1984 年，查尔斯·佩罗（Charles Perrow）提出了"常态事故理论"（Normal Accidents Theory）。该理论认为，世界上不存在完美之事，越是复杂紧密的系统就越容易发生事故。因此，医疗事故一定会"常态性"地发生。只通过人员培训，并不能有效预防事故的发生，强调系统会造成事故也能用于防范事故发生。基于"常态事故理论"，英国曼彻斯特大学精神医学教授 James Reason 于 1990 年在其心理学专著 *Human*

Error 一书中提出了"瑞士奶酪模型"概念模型。该模型认为，在一个组织中事故的发生有 4 个层面的影响因素（4 片"奶酪"），即组织影响、不安全的监督、不安全行为的前兆、不安全的操作行为。每一片奶酪上面都有很多的孔洞，有安全管理者形象地把奶酪上的孔洞视为安全隐患，当每片奶酪上的孔在某一瞬间排列在一条直线上，形成"事故机会弹道"时，危险就会穿过所有防御措施上的孔导致事故发生。该理论强调事故发生的主要原因在于系统缺陷，在一个组织中如果建立多层防御体系，在各个层面对缺陷或漏洞分别拦截，就不会因为单一的不安全行为出现故障。

2. 医疗失效模式与效应分析（healthcare failure model and effects analysis，HFMEA）

医疗失效模式与效应分析是 20 世纪 90 年代发展起来的一种系统性、前瞻性、基于团队的医疗风险管理方法，具有系统分析与持续改进的特点，可规避风险，能够量化和"事前预防"整个医疗服务流程中潜在的医疗风险，有助于提升护理质量、医疗安全。HFMEA 的主要目标是"发掘"用于评估与患者安全相关的流程，其融合了失效模式和效应分析、危害分析和关键控制点、根本原因分析 3 种方法。护理人员通过评估流程中可能会发生的原因及后果，思考改变相关流程的环节，以找到失效发生的原因，进行有关的环节改进，使失效的不良结果的发生率降到最小。应用 HFMEA 可以有效主动地在不良事件发生前察觉潜在错误，并预防医疗错误，保障患者安全，降低危险发生率，HFMEA 是一种有效的风险管理应用工具，引入 HFMEA 管理方法，对降低护理风险、保障患者安全、提高护理服务质量具有积极的意义。

3. 冰山理论模型（Iceberg Model）

冰山理论于 1895 年由弗洛伊德和布洛伊尔联合提出并发表在《歇斯底里研究》上，该理论被应用到各个领域中，其中包括安全管理领域。该理论指出在生产和行为过程中，对于任何一个事故的发生，我们所看到的只是露出水面的冰山一角，更大的隐患则藏在水面下，所以仅凭表面现象不能判断事故的严重及危险程度，所谓小事件也不可忽视，即小事件牵涉大隐患。冰山理论认为，任何事故发生的背后一定存在隐患和不安全因素，反过来说，要减少事故的发生，控制和消除不安全因素是根本。

冰山理论模型随着时代的发展与进步也在不断改进，更加系统化。郑力和赵海京将"冰山安全理论"构建为一个具有量化结构与核心的模型，分为 3 个层次、9 个部分和 1 个核心。3 个层次从低到高分别为社会关系、隐患因素和事故因素，它们相辅相成、共为一体。该理论认为，仅控制已发生的事故，并不能防止新的、更多的、更严重的事故发生，必须对事故进行深层次的分析，对事故的社会根源、隐患因素、应急处置 3 个层次进行深入研究，才能最大限度地预防事故的发生。通过定性和定量研究，他们总结得出防范大事故发生的策略是：① 提升安全基础；② 加强事先管理；③ 加强事中和事后管理。

4. 事故金字塔理论

美国安全工程师 Heinrich 在 1931 年出版的著作《安全事故预防：一个科学的方法》中提出著名的"安全金字塔"法则。该法则认为，在 1 个死亡重伤害事故背后，有 29 起轻伤害事故；在 29 起轻伤害事故背后，有 300 起无伤害虚惊事件及大量的不安全行为和不安全状态存在。反之，从 Heinrich "安全金字塔" 塔底向上分析可以看出，若不对不安全行为和不安全状态进行有效控制，可能形成 300 起无伤害的虚惊事件，而这 300 起无伤害虚惊事件的控制失效，则可能导致 29 起轻伤害事故，直至最终导致死亡重伤害事故的出现。

金字塔式管理模式的战略性就是从上到下依层次管理，上下、左右、横竖形成一个交叉的管理网。利用制度加强护理管理的力度，在护理安全管理中充分发挥护士的主动性，各层次相互影响，形成一个结实而稳健的团队。

课程思政

回望我们的初心与使命

20 世纪 30 年代，亨利·诺尔曼·白求恩，一个具有世界影响力的加拿大人，一个富有传奇色彩的历史人物，在大洋彼岸的中国，被中国人民长久纪念、永远缅怀。在中国人民心中，他是国际社会支援中国抗战的先驱者，他冒着危险在前线抢救伤员，拯救了数以千计的战士的生命；他创办了野战医院和卫生学校，是新中国卫生事业的奠基者。弘扬和践行 "不畏艰苦、甘于奉献、救死扶伤、大爱无疆" 的精神，成为白求恩精神在新时期的延续与升华。2003 年 "非典" 疫情暴发和 2020 年新冠肺炎疫情期间，在祖国和人民最需要医务工作者无私奉献的关键时刻，医务人员毫不犹豫地挺身而出。健康所系，性命相托，不同的战场，相同的誓言。保证人民安全，保证医疗护理安全，践行初心，牢记全心全意为人民服务的宗旨，以坚定的理想信念坚守岗位。

视频讲解　　　随堂测试　　　　　　（冯乐玲　王小舟）

第二节　护理安全控制策略

课程思政

抗疫战场上最亮的眼睛

每个时代，都有每个时代的英雄。白衣执甲，逆行出征。2020 年，载入史册的一定是东湖之滨、长江之畔的生死争夺。"战疫天使" 是这场抗疫斗争的大功臣，是新时代最可爱的人。在湖北保卫战、武汉保卫战的一线医务工作者中，护士占比约70%。他们用生命履行职责和信仰，义无反顾；他们用身体筑起阻击病毒肆虐的人墙，不惧危险；他们从死神手中抢夺病人，拼尽全力。从"提灯女神"南丁格尔的那抹微光，到抗疫战场上最亮的眼睛，护士把关爱与温暖带给患者，用自己的负重前行，成全岁月静好。生命的寒冬里，是他们让无数人看到春天的希望和阳光。

（《湖北日报》2020年5月12日，记者：胡蔓　龙华）

一、常用护理安全控制方法

（一）安全教育和培训（safety education and training）

护理安全管理的对象是护理风险，而护理风险作为一种职业风险，意味着任何护士在工作中都可能会遇到，因此护理安全管理是一个持续不断的教育和干预过程。除了护士的学习和培训外，我们还需要针对病人及其家属开展不同形式的安全教育，鼓励他们也参与安全管理。以下四个要素（又称"4C"）是避免护理风险的常用良方。

（1）同情（compassion）：护士必须对病人、同事乃至对自己都具有同情之心。对病人持同情之心有利于建立良好的护患关系。

（2）沟通（communication）：除了与病人及其家属沟通外，护士还应与医生及其他有关人员进行充分沟通。良好的沟通机制是确保患者安全的重要因素。

（3）能力（competence）：过硬的护理业务能力和沟通交流能力能够赢得病人及其他相关人员的尊重和信赖，对风险的预知能力和应对能力能够防范风险和减少损失。

（4）表格化（charting）：护理记录是病人病案的重要组成部分，许多医疗纠纷都与缺乏适宜的护理记录有关。护理记录主要反映病人的病情和生命体征变化及护理措施落实等情况，为了记录的规范、完整和省时，应提倡记录的表格化。

（二）根本原因分析（root cause analysis，RCA）

根本原因分析为回溯性失误分析工具，是指通过对既往发生的不良事件进行回顾，科学分析根本原因，进而制定针对性改进措施，以降低不良事件出现率，避免再次发生同类事件的一种科学护理管理方法。RCA超越病人安全事故当事者个人，在事故发生的环境和来龙去脉中挖掘深层原因，识别病人安全事故发生发展过程中各种事件的先后顺序，挖掘隐匿于组织系统过程中造成病人各种损失和伤害的根本原因，为医疗机构增进病人安全提供了有力的依据。RCA的工作要点主要包括以下三个方面。

（1）问题（发生了什么）：按照时间顺序排列护理过程中的各种活动和现象，识别发生了什么事、事件发生的过程等。

（2）原因（为什么发生）：针对已发生的事件，运用科学的方法识别为什么会发生病人安全事故，分析造成问题的可能原因，直至确定根本原因。

（3）措施（什么办法能阻止再次发生）：多学科的专业人员从不同的专业角度提出意见和建议，识别用什么方法能够阻止问题的再次发生，有什么经验教训可以吸取，或者一旦发生了问题，医疗机构可以做什么。

（三）重大事件稽查（significant event audit，SEA）

重大事件稽查是指医疗团队中的人员定期对不良或优良的医疗或护理事件进行系统和详细的分析，以寻求改进和提高的过程。SEA 可以看成是一个用来识别不良事件的"小型事故报告系统"，全面系统地了解不良事件的前因后果和发生发展过程，然后在此基础上采取各种行动措施，以预防类似不安全事件的发生。

SEA 和 RCA 不是一种相互排斥的关系，SEA 的结果可能提示存在于组织水平上的安全隐患，然后决定是否进行 RCA。SEA 的结构化过程主要包括以下几点：① 考虑和确定将要稽查的重大医疗或护理事件。② 收集重大医疗或护理事件的信息。③ 举行重大医疗或护理事件讨论会：澄清事件的意义，进行案例的讨论，做出关于事件的决定。④ 系统化记录事件的前因后果和发生发展过程。⑤ 采取措施。

（四）患者安全技术（patient safety technology）

患者安全技术是指用来帮助医护人员减少临床失误和增进患者安全的各类技术的总称。目前，护理工作中应用最多的患者安全技术包括：

（1）个人数字化辅助设备：如 PDA 移动护士工作站、医师移动查房等，实现床边生命体征录入、护理评估和护理记录等。

（2）条形码系统：如二维条码腕带识别系统，口服药、输液、检验、治疗等二维码扫描系统，检验条形码管理系统等。

（3）全自动口服药品摆药机：实现口服药自动摆药、自动分装、独立包装、自动打印及二维条码识别等综合功能于一体。

（4）计算机医生工作站和护士工作站：实现医嘱的开具、转抄、打印、执行、核对、校正等功能综合电子化处理；医疗及护理病历实时电子化书写，并实现与影像、检验系统的联网操作。

（5）各类报警技术：如检验危急值，在医生、护士工作站实时报警；护理病历生命体征预警报警技术。

（6）病人监护系统：如电子监护系统的集束化管理、全智能电子监护系统的管理等，可随时接收每个病人的生理信号，如脉搏、体温、血压、心电图等，定时记录病人情况，构成病人病情日志。

（五）实施患者安全目标（implement patient safety goals）

患者安全目标是倡导和推动患者安全活动最有效的方式之一，是绝大多数国家的通行做法。我国积极响应世界卫生组织（WHO）、世界患者安全联盟工作，中国医院协会从 2006 年开始连续发布《患者安全目标》。在《患者安全目标》的编制过程中，协会参考了 WHO 的"患者安全行动"、美国医疗机构评审国际联合委员会（JCI）的"国际患者安全目标"、国家卫生计生委（原卫生部）的《医院管理评价指南》、我国台湾地区医策会的"病人安全年度目标"及我国患者安全现状等相关标准与内容，广泛征询了包括 WHO 患者安全专家、中国医院协会专家委员会委员、我国台湾地区医院管理者在内的众多医院管理者、医务工作者、卫生行政部门领导及专家的意见和建议，调研了 400 多家医院，将该标准逐一做了细化要求。2019 年版《患者安全目标》在历年《患者安全目标》的基础上，结合当前我国医院质量与安全管理工作实际，更普适性、简明化、标识化，更具操作性。十项患者安全管理目标科学化、标准化、精细化的规范，对构建患者安全保障体系具有十分重要的意义。

二、护理风险管理及应急预案

由于医疗工作的复杂性、人体生命科学领域的未知性，任何医疗活动，哪怕是极其简单的临床活动，都可能存在风险。只有正确认识护理风险，增强法治意识，提高护理风险意识，才能在医疗护理活动中发挥主观能动性，做到最大限度地控制和回避风险。有效地回避护理风险，不仅可以保障患者人身安全，还可以避免医院及当事人承担法律、经济责任和人身伤害风险。因此，护理工作人员要关注环境中的不良因素，建立组织健康安全管理体系。健康安全环境管理的核心思想是通过风险管理，进行计划、实施、监测、评审活动，使管理体系功能不断被修正、加强和完善，加强医疗风险管理是医疗卫生服务行业实现持续质量改进、预防和控制事故发生的中心工作。

（一）护理风险管理的概念

1. 风险

风险是指可能发生的危险与危害，包括经济风险、政治风险、法律风险、人身风险等。

2. 护理风险

护理风险是一种职业风险，就是从事护理服务的职业，具有一定的发生频率并由该职业者承受的危险，这种危险包括经济风险、政治风险、法律风险和人身风险。

3. 护理风险管理

护理风险管理是指对现有和潜在的护理风险的识别、评估、评价和处理，有组织、有系统地消除或减少护理风险的发生及其带给患者和医院的危害和经济损失，保障患者和所有医务人员的人身安全。

（二）护理风险管理的程序

1. 护理风险鉴别

护理风险鉴别是护理风险管理的基础，其主要任务是对护理服务过程中客观存在的及潜在的各种风险进行系统的识别和归类，并分析产生护理风险事故的原因。由于护理服务过程中患者的流动、设备的运转、疾病的护理都是一个动态的过程，因此风险的鉴别实际上也是一个动态监测的过程。全面、精确、符合临床实际的风险识别与评估成果可以协助护理管理者全面、清楚地认识医院所面临的各种风险，并依据风险的特性和严重程度采取相应的护理风险管理措施。医院护理管理者应在制定或参考已有风险管理制度的基础上，对全院的护理风险进行全面监测，可以通过医院系统工作流程图，参照已有的护理风险分类资料，确定高风险发生环节，利用调查手段分析风险发生的原因，最后利用计算机管理系统和质量监控系统收集风险评估信息，作为改进或制定风险管理制度的依据。

常用的护理风险鉴别方法包括：① 分析法。从多年积累的临床资料入手，分析和明确各类风险事件的易发部位、环节和人员等。② 调查法。设计专门调查表，调查关键人员，掌握可能发生风险事件的信息。③ 工作流程图。包括综合流程图及高风险部分的详细流程图，由此全面分析各个环节可能发生的风险事件。

2. 护理风险评估

护理风险评估是对易出现风险的护理项目进行风险损失程度（低、中、高）和风险发生频率（低、中、高）的评估，是在风险识别的基础上进行定量分析和描述，通过对这些资料和数据的处理，发现可能存在的风险因素，确认风险的性质、损失程度和发生概率，为选择处理方法和正确的风险管理决策提供依据。在对护理项目进行风险评估时，往往借助一些评估工具，如用 Morse 患者跌倒危险度评估表对患者跌倒危险度进行评估；用 Braden 压疮危险度评估表或其他压疮危险度评估表对患者发生压疮的风险进行评估。

3. 护理风险控制

护理风险控制是通过护理风险管理技术来实现的。护理风险管理技术是针对经过风险鉴别、风险评估之后的问题采取措施，是风险管理的核心内容。对于一个已经识别的风险究竟采取哪一种或哪几种治理措施，主要取决于实施风险治理的成本和医疗事故的赔偿成本。主要的风险控制措施有以下几种：

（1）风险预防（risk prevention）：是指采取积极的措施防止风险事件的发生，如增强护士的责任意识，加强医疗设备的维护和检查等。风险预防虽简单易行，却是消极的风险控制措施。

（2）风险回避（risk avoidance）：是指停止提供可能产生某种风险的医疗项目。比如没有获得外周穿刺中心静脉导管（PICC）专业技术培训合格证书的护士不得从事该项静脉输液治疗。

（3）风险转移（risk transfer）：是指将风险责任转给其他机构，如向保险公司进行意外伤害的投保，或向更高一级医院转诊疑难危重病人等。还有就是除保险以外，比如通过经济合同等方式来实现将风险转移出去的非保险转移，但需要注意的是，非保险转移受法律及合同条款的制约。

（4）风险承担（risk acceptance）：是指将风险损失的承担责任保留在医院内部，由医院自身承担风险。对发生频率不高，预计赔偿额在医院支付能力之内且无法回避或转移的风险，才采用这种方式。

（5）风险取消（risk cancel）：是指取消风险发生率太高、对医院工作影响大、购买保险费用过高或疗效不确切的项目，从而完全避免此类风险事件的发生。

（6）风险教育（risk education）：是指将已经发生的风险事件作为风险教育素材，进行风险教育，以提高风险意识，防患于未然。

除此以外，在日常工作中应注意准备必要的法律材料。如在诊断、治疗、护理中，对可能出现的危险、并发症要详细向患者或其家属说明，要求患者家属签字认可，这样一旦发生风险事件，就有法律依据可查，可以维护医院及医护人员的权益。

4. 风险管理的效果评价

风险管理的效果评价是指对风险处理手段的适用性和效益性进行分析、检查、修正和评估，包括对风险识别、风险衡量、风险管理决策等方面的监督和评价，重在从实施效果来检查和评判风险管理的各个环节是否符合风险管理目标，分析处理方案是否为最佳、其效果如何，需要有科学的方法来评价。通过对风险管理手段的效益性和适用性进行分析、检查、评估和修正，为下一循环周期的风险管理提供依据。风险管理效益的高低，主要以能否以最小的成本取得最大的安全保障来评价。护理风险管理的效果评价就是信息反馈，采用的方法有调查问卷法、护理文书抽检、不定期组织理论考试等。采集的数据全部录入计算机进行分析和总结，使护理风险管理更有效率。

（三）护理风险管理的应急预案

1. 突发公共卫生事件时的应急预案

（1）各科室进行的重大抢救活动前，应及时向医院有关部门及院领导报告，以便医院能及时掌握情况、协调各方面的工作，更好地组织力量进行及时有效的抢救和治疗。

（2）对突发公共卫生事件或涉及灾害事故发生的时间、地点、伤亡人数及分类，伤亡人员的姓名、性别、年龄，致伤、死亡的原因，伤病员的病情、预后，采取的医疗措施等，要详细报告。

（3）参加院前、急诊及住院患者抢救的医务人员须向医务处、护理部报告，夜间或节假日期间须向院值班报告。

（4）医务处、护理部、院值班接到报告后应在10分钟内向院领导报告。

（5）根据突发事件中的伤病员来院救治情况，医务处、护理部或院值班应及时组织、协调人员增援。

2. 护理职业暴露时的应急预案

（1）皮肤意外接触到血液或体液，立即用肥皂和流动水冲洗。

（2）血液或体液意外进入眼睛、口腔等，立即用大量生理盐水冲洗。

（3）被污染的针头刺伤后，应立即挤出伤口血液。用健侧手挤患侧手，从近心端向远心端伤口旁轻轻挤压，挤出损伤处的血液，然后用肥皂和清水反复冲洗伤口，再用安尔碘消毒。必要时进行伤口处理。

（4）意外暴露后应立即报告护士长或科主任、院感科，夜间或节假日期间院值班备案，进行危险性评估并上报。

（5）尽可能追寻利器源，根据利器源情况确定跟踪检查项目及观察时间。

① 若利器源为乙型肝炎患者，应查肝功能及两对半（伤后及时查，6个月时复查），注射高价免疫球蛋白，HBsAg阴性者还应接种乙肝疫苗。

② 若利器源为丙型肝炎患者，应查肝功能及抗HCV（伤后及时查，6个月、12个月时复查）。

③ 若利器源为HIV患者，应进行职业暴露评估。若确定为HIV（+）患者，应去医务科填写申请，并立即到传染病医院接受治疗。

④ 跟踪期间，特别是最初的0～12周，不应该献血和母乳喂养。

3. 病房发现传染病患者时的应急预案

（1）发现甲类或乙类传染病患者时，应在第一时间内通知上级领导及有关部门

（医务处、护理部、院感科，夜间或节假日期间应通知院值班等）。

（2）根据传染源的性质，立即采取相应的隔离措施，保护同病室的患者。

（3）患者应用的物品按消毒隔离要求处理。

（4）患者出院转出后，应按传染源性质进行严格的终末消毒。

（5）同时做好相应的保护措施。

4. 患者有自杀倾向时的应急预案

（1）发现患者有自杀倾向时，应立即向护士长、主管医生汇报。

（2）没收锐利的物品，锁好门窗，防止意外。

（3）通知患者家属，要求 24 小时陪护，不得离开。

（4）详细交班，同时多关心患者，准确掌握患者的心理状态。

（5）填写伤害事件报告记录表，上报备案。

5. 患者突发病情变化时的应急预案

（1）立即通知值班医生，必要时备班护士参与抢救。

（2）通知值班护士长负责抢救指挥协调。按需通知 ICU 值班医生、备班护士或内科医生协调抢救，必要时通知麻醉医生做好插管准备。

（3）通知科主任，汇报行政总值班。

（4）及时通知患者家属，如医护抢救工作紧张，可通知医务处、院值班，由医务处或院值班通知家属。

6. 停电时的应急预案

（1）通知停电后，立即做好停电准备，备好应急灯、手电、蜡烛等，如有抢救患者，应使用电动力机器或找替代的方法。

（2）突然停电后，立即启动抢救患者机器运转的动力方法，维持抢救工作，并开启应急灯或点燃蜡烛照明。

（3）通知后勤水电值班人员联系维修，查询停电原因，并通知护士长，夜间或节假日可通知院值班协助。

（4）加强病房巡视，安抚患者，同时注意防火、防盗。

7. 停水时的应急预案

（1）接到停水通知后，做好停水准备：

① 告诉患者停水时间。

② 给患者备好生活用水和饮用水。

③ 病房热水炉烧好热水备用，同时尽可能多备生活用水。

（2）突然停水时，白天通知后勤一站式服务中心联系维修，夜间或节假日与院值班联系，汇报停水情况，查询原因。

（3）加强病室巡视，随时解决患者饮水及用水需求。

8. 失窃时的应急预案

（1）发现失窃时，保护现场。

（2）电话通知保卫科来现场处理，报告护士长，夜间或节假日报告院值班。

（3）协助保卫科人员进行调查工作。

（4）维持病室秩序，保证患者医疗护理安全。

（5）填写治安事件报告记录表，上报护理部。

9. 火灾时的应急预案

（1）立即报告院保卫科及上级领导，夜间或节假日电话通知院值班。

（2）集中现有的灭火器材和人员积极扑救。

（3）发现火情无法扑救，马上拨打"119"报警，并告知火灾的准确方位。

（4）三关：关门、关气、关阀。关好邻近房间的门窗，关氧气阀门等，减小火势扩散的速度。

（5）将患者撤离疏散到安全地带。

（6）尽可能切断电源，撤出易燃易爆物品，并抢救贵重仪器及有价值的资料。

（7）组织患者撤离时，不要乘电梯，应走安全通道。叮嘱患者用湿毛巾捂住口鼻，尽可能以最低的姿势或匍匐快速前进。

10. 地震时的应急预案

（1）地震来临时，值班人员应冷静面对，关闭电源、水源、气源、热源，力保人员的生命及国家财产安全。

（2）发生强烈地震时，组织患者撤离病房，疏散至广场、空地。撤离过程中护理人员要注意维护秩序，安慰患者，以减轻患者的恐惧感。

（3）情况紧急不能撤离时，叮嘱在场人员及患者寻找有支撑的地方蹲下或坐下，保护头颈、眼睛，捂住口鼻。

（4）维持秩序，防止混乱发生。

案例一：表1　某院跌倒/坠床不良事件回顾

年度	发生科室	类别	年龄	合计
2015 年	爱婴一区	坠床1例	1天	2例
	儿科	坠床1例	3岁	
2016 年	内二	跌倒3例	74~85岁	3例
2017 年	内一	跌倒3例	83~86岁	4例
	爱婴一区	跌倒1例	22岁	
2018 年	内一	跌倒1例	85岁	4例
	内二	跌倒3例	66~81岁	

1. 某院跌倒不良事件分析

（1）患者自身原因：① 年龄22~86岁；② 有慢性疾病，生活不能完全自理；③ 自我能力评估过高。

（2）环境因素：① 厕所有台阶，行动不便易绊倒；② 地面湿滑；③ 防跌倒的基础设施不足。

（3）人为因素：① 医护及陪护人员安全意识不够；② 护理人员宣教不到位、主动巡视不足；③ 防滑防跌倒的温馨提示不到位。

2. 成立防跌倒管理小组

针对本院跌倒不良事件的发生，护理部成立防跌倒管理小组，主要成员由护理部、质控科、发生跌倒事件的高危科室的护士长、护理骨干组成，收集相关资料，还原事件发生经过并找出问题所在。

3. 寻找跌倒的高危人群

将年龄超过 65 岁、曾有跌倒病史、营养不良、虚弱、头晕、步态不稳、缺少照顾的住院患者，列入跌倒的高危人群管理。

4. 制定跌倒的预防措施

（1）跌倒的危险因素评估。

（2）评估的时机：① 新入或转入时；② 病人年龄 ≥65 岁；③ 病人步态不稳；④ 入院前有反复跌倒史；⑤ 病情变化时应重新评估。

（3）跌倒的预防措施：① 常规预防。保持病房地面清洁干燥；提供足够的光照；病房床旁走道障碍清除；常用物品放于病人易于取放处；指导呼叫器的使用；告知病人及家属跌倒的风险。② 选择性预防。指导病人渐进下床；提醒家属须陪伴在床旁；注意轮椅的使用及固定；悬挂防止跌倒、坠床的标志。

三、重点环节、人群、时段管理

1. 重点环节管理

（1）科室应设立突发事件应急处理领导小组，科室领导（科主任和护士长）担任总指挥，负责对科室在治疗用药、输血核对、执行治疗操作、标本采集、围手术期、护理安全等重点环节的应急情况进行管理。

（2）科室在护理工作的关键环节管理中，应该有严格的规章制度、规范的抢救流程，在突发重点环节的应急处理中，科室应该实行统一领导、指挥、责任追究。

（3）科室应急领导小组应该由科室相关负责人组成，进行责任分管，组织应急梯队。科室各部门在各自职责范围内做好应急处理的相关工作。

（4）对于护理工作中重点环节的应急管理，应当遵守预防为主、常备不懈的方针，贯彻依靠科学、统一领导、反应及时、措施果断、加强合作的原则。

（5）科室应建立重点环节日常监测制度，做好各个班次的交接班工作。应加强对护士抢救能力的训练，加强对护士安全意识的教育。做好护士的培训及演练，采取护士考核达标上岗的管理方法，做到人人知晓科室应急上报流程及应急预案。

（6）科室应根据事件的关键环节管理出现的问题，组织相关人员分析、讨论，认真总结原因，对实施中发现的问题及时修订、补充，改进工作。

2. 重点人群管理

（1）新调入人员上岗前进行岗前培训，学习相关制度，合格后方能上岗。

（2）实习、进修生由符合资质的带教老师专人带教，按计划教学，因人施教。

（3）新招聘、新调入人员由指定人员带教，定期培训考核合格后可独立工作。

（4）护士长及时了解护理人员的思想动态、工作能力，做到以老带新，加强对低年资护理人员在理论、技能、护患沟通、安全、思想等方面的培训工作，树立安全意识、质量意识、法律意识。

（5）护士长排班合理，利用现有人力资源，做到新老搭配，优化组合，合理分工。搭班做到相互提醒的义务，并创立一个宽松和谐的工作环境。

3. 重点时段管理

（1）护理部每周至少2次深入科室指导检查工作，护士长不定期督导检查夜班工作，对存在的问题及时反馈，以保证夜间护理安全。

（2）加强节假日、双休日、中午、下午、夜间等薄弱时间段的环节质量监控，弹性排班，合理搭配，保证有充足的人员并合理分工。

（3）有紧急情况下的应急预案与管理制度，有机动人员名单，以确保各种突发事件的紧急处置与救治，确保患者安全。

课程思政

中国医院协会发布《患者安全目标》（2019 版）

中国医院协会编制《患者安全目标》（2019 版）是在历年患者安全目标的基础上，结合当前我国医院质量与安全管理工作实际，以"预防为主、系统优化、持续改进"为核心，遵循"实用性、可行性、可操作性、可测量性、可实现性、国际可比性"的基本原则，结合当前我国医院质量与安全管理工作实际编制而成的。中国医院协会将继续按照十九大以来中央工作精神，在国家卫生健康委员会的领导下，积极践行"以患者为中心"的理念，持续完善和推进《患者安全目标》的实施，助推医疗质量的提升。

视频讲解

随堂测试

（李秀川　赵　龙）

第三节　患者安全管理目标

课程思政

患者安全目标的演变

我国从 2007 年开始发布患者安全目标，截至 2019 年，患者安全目标发布了 7 次，从最初的 8 条，到之后每次根据当下患者安全热点问题精选 10 条。2019 年患者安全目标变化较大，在 2017 年的基础上，删除 3 条，新增 3 条，完善 5 条，原样保留的仅有 2 条，说明我们的患者安全环境在变化，患者安全的内涵、要求也都在变化，国家对患者安全也提出了更高的要求. 患者安全管理是医院发展的基石，也需要与时俱进。2020 年 9 月 16 日，国家卫生健康委医政医管局副局长周长强在会上表示，国家卫生健康委今年将患者安全日的活动口号确定为"人人参与患者安全"，旨在动员医院各个岗位的工作人员、患者及其家属、社会各界共同关注患者安全，人人参与患者安全，由点到面、形成合力，共同编织一个紧密的安全网。

护理安全管理范畴很广泛，涉及临床工作的方方面面，其中以围绕患者安全为至高目标。为推进健康中国建设，2018 年 4 月 12 日国家卫生健康委员会（简称"卫健委"）发出《关于进一步加强患者安全管理工作的通知》，中国医院协会 2019 年又更新提出患者安全十大目标，本节主要围绕患者安全管理目标相关内容展开。

一、正确识别患者身份

1. 患者身份识别的含义

（1）可靠地识别出需要接受服务或治疗的患者；为患者提供相应的服务或治疗。

（2）至少需要采用两种方式来确认某位患者，如患者姓名，出生年月日。

（3）将两种不同的标识方法应用在医院的所有地点。

（4）在任何涉及对患者实施干预的情况下，需要使用两种不同的患者标识。

2. 患者身份识别的范围

（1）全院所有住院、门诊、急诊患者。

（2）任何病情评估、诊断、给药、输血或血制品、治疗、标本采集、检查检验操作、侵入性操作、手术、发特殊饮食、转运交接等，实施前都需要进行患者身份识别。

（3）患者在医院就医诊疗各个环节中涉及的所有医院工作人员，都要严格核对患者身份，正确识别患者，诸如医师、护理人员、医技人员、财务人员及其他后勤人员等。

3. 患者身份识别的方法

（1）全院通行的患者身份识别流程，至少同时使用两种患者身份识别的方式。

（2）应以主动问答的方式进行患者身份核对。如"你的名字叫什么？""出生年月日是什么时候？"

（3）辨识工具包括显示有患者姓名和出生日期信息的就诊卡、门诊挂号单据、腕带、各种表单或电脑信息系统等，但不包括患者的病房号或地点，不得采用条码扫描等信息识别技术作为唯一的识别方法。

（4）无法交流沟通的患者：有代理人在场时，须请代理人陈述患者的姓名，并根据操作环节核对承载有患者姓名和出生日期信息的挂号单据、腕带、各种表单或电脑信息系统等；无代理人在场时，医护人员须严格核对辨识工具上面的患者姓名和出生年月日，确保给予正确的患者正确的操作。

（5）对于身份不明的急诊患者，以"W＋就诊年月日＋编号"表示姓名，如：W160608001，表示2016年6月8日第一个无名氏患者，待患者身份确定后再进行修正。

（6）对于拒绝佩戴腕带的患者，医护人员须加强宣教，了解原因，告知腕带的作用与重要性。

二、确保用药与用血安全

（一）高警讯药品管理

药品的妥善管理对保障患者安全至关重要，而高警讯药品引起的伤害更为常见且更为严重，医院应制定书面高警讯药品清单，制定和实施相应的程序，以提升高警讯药品相关的安全性。

1. 定义

（1）高警讯药品：指那些经常导致差错和/或警讯事件、被滥用的风险较高或引起不良结果的药品。例如，试验药品、控制性药品、治疗窗窄的药品、化疗药品、精神治疗药品以及看似/听似药品。

（2）高警示药品：高危药品，指由于使用错误而可能对患者造成严重伤害或死亡的药品。例如，化疗药、降糖药、静脉途径茶碱类药物、肠外营养制剂、神经肌肉阻断剂、阿片类药物、高浓度电解质等。

（3）易混淆药品：指药品名称、规格、包装和标签或外观相似和/或发音相似的药品，或一品多规药品，如氯沙坦钾片（科素亚）50 mg与氯沙坦钾片（科素亚）100 mg等。引起混淆的因素有：对药物名称一知半解；新上市的药品；药品有相似的包装或标签；药品有相似的临床应用；处方字迹难以辨认或因口头医嘱导致的理解错误。

（4）高浓度电解质溶液：浓度过高的电解质溶液，由于使用错误或疏忽而误用可能对患者造成严重伤害。例如，2 mmol/mL或更高浓度的氯化钾、3 mmol/mL或更高浓度的磷酸钾、浓度高于0.9%的氯化钠、50%或更高浓度的硫酸镁等。

2. 高警讯药品提醒机制

对高警示药品、看似/听似药品、近效期药品等标识提醒。

3. 高警讯药品存放要求

（1）高警示药品存放要求：① 分区存放，明显区隔，统一标识；② 抢救车上的高警示药品，应有全院统一标识；③ 除抢救车药品外，药学部以外的科室不建议存放高警示药品，如确需存放，需要备案，并严格按照高警示药品管理；④ 麻醉药品、一类精神药品须存放于保险柜，并设有监控等安全设施。

（2）易混淆药品存放要求：① 药品错位摆放；② 易混淆药品应分开储存，避免易混淆的药品位置相邻。

4. 高警讯药品给药要求

（1）在给药时应严格核对患者身份，按标准作业执行。

（2）以下五类药品给药时须执行独立的双核对，双核对可以由护士、医生、药师参与，并留有记录：麻醉药品和第一类精神药品、注射用化疗药品、静脉注射用肝素、静脉注射用胰岛素、静脉用高浓度电解质。

（3）高浓度电解质的安全使用：① 经静配中心配制稀释后供临床使用；② 静配中心预配的3%氯化钾溶液50 mL，一般仅限 ICU、EICU、手术室、血透室（CRP 连续性血液净化室）、肾内科（腹透液加入）使用；③ 10% 氯化钠注射液除注射以外，仅可用于肺功能激发试验和外用，但必须有防范措施（如瓶身贴上高警示药品标识和蓝底白字"严禁注射"贴纸标识），以提示正确的给药途径。

（二）用血安全管理

为加强血液和血制品的管理，规范合理、安全、有序用血，保障医疗质量和医疗安全，根据国家和地方行政部门相关法律、规范，结合医院实际情况，建立并严格执行储血、配血、发血、输血制度和流程，落实输血前指征评估和输血后效果评价，实行输血信息系统全流程管理。

1. 输血流程

（1）输血前评估：输血前充分分析患者临床症状、实验室指标及生命体征，对患者是否需要输血、输何种血液成分、输多少量等内容进行评估，制订个体化的输血治疗方案。患者输血前，必须进行血型与不规则抗体筛查，以及肝功能、乙肝五项、丙肝抗体、艾滋病病毒抗体、梅毒抗体等传染病指标的血样采集和检测。

（2）经治医生对患者或其直系家属进行输血相关知情告知，患者签署输血知情同意书（无家属且无自主意识患者的紧急输血，报医院相关部门批准同意），医生开具临床输血申请单，护士核对后采集受血者标本送交输血科。紧急用血申请时在输血申请单"特殊情况备注"处注明紧急用血的理由，必要时提供休克指数。

（3）受血者血样采取和送检确定输血后，医护人员持贴好标签的试管，当面核对患者姓名、出生年月日、病历号、性别、床号、血型并采集血样。血液采集后，由发送人员将受血者血样送交输血科，当面签收。紧急用血时，将三管（血型管、配血管、输血前检查管）、三单［临床用血申请单、血型报告单、输血治疗同意书（首次用血）或既往配血单（再次用血）］同时送输血科。

2. 输血、输血记录及输血不良反应处理

（1）临床科室收到血液成分后半小时内开始输注，一次收到的红细胞成分应在4小时内输注完毕；一次收到的血小板或冷沉淀成分应尽快输注，确保在30分钟内输注完毕；一次收到的血浆成分应在 2 小时内输注完毕；如有专用储血冰箱，收到血浆后及时存入冰箱，24 小时内输注完毕，专用储血冰箱应有消毒和温度记录；如果一次收到多袋血液，未输的血液应该暂存在血液运输专用箱（临时储血箱）内。病房的血液运输专用箱定位放置并有明显标识，血液运输专用箱只限于存放血液。

（2）输血时（输血开始前）由两名医护人员携带病历到患者床旁核对患者姓名、性别、出生年月日、住院号、床号、血型，再次核对血液品种、数量及外观等，确认与配血单内容相符，并记录患者体温、呼吸、脉搏、血压等生命体征，再进行输血。

（3）输血前后用静脉注射生理盐水冲洗输血管道。连续输用不同供血者的红细胞时，前一袋血输完后，用静脉注射生理盐水冲洗输血器，再接下一袋血继续输注。血液制剂内不得加入其他药物，输血前将血袋内的成分先轻轻混匀，如需稀释，只能用静脉注射生理盐水。输血时遵循先慢后快的原则，前 15 分钟要慢，若无不良反应，再根据患者病情和年龄调整输注速度。每袋血输血开始 15 分钟、当次输血结束、当次输血结束后 4 小时监测患者体温、呼吸、脉搏、血压等生命体征并记录。输血 15 分钟后，每 30 分钟巡视并记录有无输血反应。

（4）患者疑为溶血性或细菌性输血反应时，应立即停止输血，用静脉注射生理盐水维持静脉通路，封存血袋并及时报告上级医师，在积极治疗抢救的同时立即联系输血科，做好以下核对检查：

① 核对临床输血申请单、血袋标签、交叉配血报告单；

② 核对受血者及供血者 ABO 血型、Rh（D）血型；

③ 立即根据医嘱抽取受血者血样；

④ 用保存于冰箱中的受血者与供血者的血样、新采集的受血者血样、血袋中血样，重测 ABO 血型、Rh（D）血型、不规则抗体筛查及交叉配血试验；

⑤ 测定受血者血清胆红素含量，分离受血者血浆，观察血浆颜色，进行直接抗人球蛋白试验，如发现特殊抗体，应做进一步鉴定；

⑥ 如怀疑患者有细菌污染性输血反应，抽取血袋中血液做细菌学检验；

⑦ 检测血常规、尿常规及尿血红蛋白；必要时，溶血反应发生后 5～7 小时检测血清胆红素含量。

（5）输血完毕 24 小时内，详细记录完整输血治疗病程，至少包括输血指征、输血方式、输注成分、血型和血量、输血开始和结束时间、输注过程情况观察、有无输血不良反应等内容。如有输血不良反应，应详细记录处理过程及患者转归。

（6）对有输血不良反应的患者，按要求网上填报"不良事件上报系统"。

三、强化围手术期安全管理

（一）术前核查程序

1. 术前核查程序的目的

（1）确认正确的患者、操作和部位。

（2）确保所有相关的病历资料、影像资料和检查结果可及，标识正确，摆放就绪。

（3）确认所需的血制品、特殊仪器设备和/或植入物已准备就绪。

2. 术前核查程序内容

术前核查内容包括：操作知情同意书与拟操作是否匹配；确认患者身份正确、拟实施的操作术式正确、部位正确；确认所有术中需要的病历资料、血制品、仪器设备和植入式医疗器械均已备妥、正确并且状态良好。

3. 术前核查程序权责

（1）病房术前主刀医生核查：患者的身份、患者的病历信息、相关检验病理及影像学等检查资料、患者的知情同意书等有关资料。

（2）病房护士与手术室交接时核查：手术患者信息和手术标记、患者影像学资料等，交接单上核实签字。

（3）手术室护士核查：患者的身份、手术标记的存在、手术知情同意书、相关的影像学资料、围手术期用药情况，并在交接单上核实签字，如有缺项，补全后方可进手术室。

（4）麻醉实施前核查：按手术安全核查表依次核对患者身份、手术方式、知情同意情况、手术部位与标识、麻醉安全检查、皮肤是否完整、术野皮肤准备、静脉通道建立情况、过敏史、抗菌药物皮试结果、术前备血情况、假体、体内植入物、影像学资料等内容。

（二）检查核对手术部位标记

规范手术部位标记识别制度与工作流程，医院应使用一目了然且含义清晰的记号来标识手术/有创操作部位，且标记方式在全院范围内一致。在患者身体上标记正确的手术位置，并且在完成手术准备和铺巾后，该标记仍应保持清晰可辨。

1. 手术部位标记权责

（1）由实施操作的人员进行手术/有创操作部位标记，该人员将实施整个手术/有创操作，并在整个操作过程中与患者在一起，即手术部位标记由手术主刀（操作）医生或其指定参加手术的医生执行。

（2）对于外科手术而言，通常由责任医生本人实施手术部位标记；非手术性有创操作，可由内科医生实施，并在手术室以外的其他场所进行。

（3）手术标记时应让患者或患者家属参与，使其了解将进行的手术和手术部位。

（4）患者进手术室前，护士核对手术标记，未做手术标记者提醒医生完成后才能进手术室。

2. 手术部位标记作业要点

（1）标记方式在全院范围内应保持一致。

（2）所有进行手术/有创操作的部位都应做好标记，包括双侧部位、多重组织结构（手指、脚趾、病灶部位）、多平面部位（脊柱）的手术/有创操作。

（3）手术部位标记的方式：在手术部位示意图上标注，在患者身体手术部位标记。

（4）手术部位示意图标注在术前病区内（急诊室）完成。

（5）在手术前，医护人员与病患主动沟通，在患者身体手术部位做好标记，写上统一记号，如用"○"来表示。

（6）一般情况下，"×"不作为身体手术部位标记符号，因为它可理解为"不在此处"或"错误的一侧"，易导致医疗服务错误的发生。

3. 特殊情况标记

（1）标记部位在技术上/解剖学角度来说是不可能或不可行的（如黏膜表面或肛门），或者婴幼儿不适合做皮肤标记，或患者拒绝做标记时，手术室内手术可在手术部位示意图上标记，手术室外手术及有创操作可以在病历里明确说明手术（操作）部位。

（2）手术部位有纱布、石膏等敷料或包扎物时，不得标识在敷料或包扎物上，应在手术部位示意图上标注。

（3）骨科脊柱手术：双期标记，术前标明手术操作水平切口位置；术中在X线透视下确定手术椎体水平。

（4）眼科手术：在手术侧眉弓上方额头部位标记。

（5）双侧、多处手术：按各自手术部位标示。

（6）齿科：在口腔全景片或口腔CT片上标示。

（7）当手术（操作）器官与切口/穿刺部位不在同一位置时，仅标记切口/穿刺部位。

（8）需经手术（含有创操作）放置植入物时，在患者身体部位标记特殊手术标识，如"○Z"。

（三）术前暂停

1. 术前暂停的定义

术前暂停（time out）即术前暂停期，当所有手术/操作成员就位，手术/操作即将开始时，应有一段短暂的作业期，由手术主刀（操作）医生发起，所有手术医务人员参与，共同确认患者、手术部位和手术方式等相关内容。小组成员应就以下内容达成一致：患者身份正确；拟实施的术式正确；手术/操作部位正确。

2. 术前暂停作业要点

（1）手术开始切皮前，主刀医生发起 time out 作业。

（2）由具有执业资质的手术医生、麻醉医生和手术室护士三方共同完成。

（3）按手术安全核查表共同核查患者身份、手术方式、手术部位与标识，并确认风险预警等内容。手术物品准备核查由手术室护士执行并向手术医师和麻醉医师报告。

（4）口头反馈，确认核对信息正确，若有疑问，则立即提出，所有人重新核对。

（5）巡回护士在手术安全核查表上完成记录，手术结束后由三方签字。

（四）离室前核查

1. 离室前核查的定义

离室前核查（sign out）即离开手术/操作区域前核查，这个过程必须在患者和手术（操作）医生离开手术室/操作间前完成，由手术（操作）医生发起，所有手术医务人员参与，共同确认手术（操作）的名称、仪器、纱布和针数量、标本的标签、任何需要解决的设备问题等相关内容。

2. 离室前核查程序内容

（1）手术/有创操作的名称已书写/记录。

（2）器械、海绵和缝针的数量清点完毕。

（3）标本已粘贴标签。

（4）任何需要处理的设备问题（如适用）。

3. 离室前核查作业要求

（1）患者离开手术室前，必须开展 sign out 作业。

（2）由手术医生发起，护士及麻醉医生参加，三方共同核查患者身份、实际手术方式，核查术中用药、输血，清点手术用物，确认手术标本，处理仪器设备，检查皮肤完整性、动静脉通路、引流管，确认患者去向等内容。

（3）在核查流程涉及标本时，须大声读出标签内容，包括患者姓名。

（4）患者未进行 sign out 作业，不能离开手术室。

（5）sign out 作业的记录方式：① 手术（除有创操作）记录在手术安全核查表中；② 有创操作记录在有创操作前后评估单中。

四、预防和减少健康保健相关感染

（一）手卫生管理

1. 手卫生范围

全院工作人员（医务人员、行政人员、后勤人员、医学生、受训医生、工人等员工）、志愿者、患者、家属、陪护者、探视者和其他人员等。

2. 手卫生遵循的原则

（1）当手部有血液或其他体液等肉眼可见污染物时，应用洗手液和流动水洗手。

（2）手部没有肉眼可见污染物时，用快速干手消毒剂消毒双手代替洗手。

3. 手卫生时机

（1）接触患者前：包括从同一患者身体的污染部位移动到清洁部位等。

（2）进行清洁无菌操作前：包括进行无菌操作前，接触清洁、无菌物品前，接触患者黏膜、破损皮肤或伤口前，穿脱隔离衣前，处理药物或配餐前。

（3）接触患者后：包括脱隔离衣后、摘手套后等。

（4）血液、体液暴露风险后：包括接触患者黏膜、破损皮肤或伤口后，接触患者血液、体液、分泌物、排泄物、伤口敷料等之后。

（5）接触患者周围环境后：包括接触患者周围环境及物品后。

4. 洗手方法和时间要求

（1）"七步洗手法"：内、外、夹、弓、大、立、腕。

（2）洗手时间：湿洗手 40～60 秒；干洗手 20～30 秒。

（二）呼吸机相关性肺炎

1. 呼吸机相关性肺炎的定义

呼吸机相关性肺炎（ventilator associated pneumonia，VAP）是指建立人工气道（气管插管或气管切开）并接受机械通气时所发生的肺炎，包括发生肺炎 48 小时内曾经使用人工气道进行机械通气者。

2. 呼吸机相关性肺炎组合式照护措施（bundle care）

（1）如无禁忌证，床头抬高 30 ～ 45 度。

（2）每天评估是否可以撤机拔管。

（3）排空呼吸器管路积水。

（4）口腔护理，建议用含有洗必泰的口腔护理液，每 4 ～ 6 小时护理 1 次。

（5）注意手卫生、无菌操作。

（三）导管相关性血流感染

1. 中心静脉导管相关血流感染的定义

中心静脉导管相关血流感染（central line-associated bloodstream infection，CLABSI）是指患者在留置中央导管期间或拔出中央导管 48 小时内发生的原发性且与其他部位存在的感染无关的血流感染。

2. 导管相关性血流感染组合式照护措施

（1）手卫生。

（2）穿刺点：首选锁骨下静脉，避免股静脉。

（3）最大无菌屏障保护。

（4）正确消毒皮肤。

（5）无菌操作，插管时戴口罩帽子、穿无菌手术衣。

（6）每天评估是否可以拔管。

（四）导尿管相关尿路感染

1. 导尿管相关尿路感染的定义

导尿管相关尿路感染（catheter-associated urinary tract infection，CAUTI）主要是指患者留置导尿管后或拔除导尿管 48 小时内发生的泌尿系统感染。

2. 导尿管相关尿路感染的组合式照护措施

（1）手卫生，无菌操作。

（2）掌握适应证，尽早拔管。

（3）维持无菌密闭引流，悬挂尿袋，低于膀胱水平。

（4）每天评估是否可以拔管。

（五）手术部位感染

1. 手术部位感染的定义

手术部位感染（surgical site infection，SSI）是指发生在外科手术部位的感染，以筋膜为界，其浅部是皮肤和皮下组织感染，深部是肌肉、腔隙的感染。

2. 外科手术部位感染的组合式照护措施

（1）根据指南预防使用抗菌药物，术前 0.5 ～ 1 小时静脉给药，对于万古霉素和氟喹诺酮类药物可于切皮前 2 小时给药。

（2）手术野皮肤清洁，不需要全部去毛，影响手术野去毛应在手术当天进行。

（3）术中保暖。

（4）控制血糖。

（5）缩短住院时间。

五、加强医务人员之间的有效沟通

医务人员团队间的沟通可以通过电子、口头或书面的形式进行。

（一）口头/电话医嘱

1. 口头/电话医嘱的定义

口头/电话医嘱：医师通过口头/电话叙述给护理人员下达的医嘱。

2. 口头医嘱适用权责

仅限危重病抢救或手术时的现场口头医嘱，开具口头医嘱的医师必须是患者的管床医师或现场急救医师。

3. 口头医嘱处理程序

紧急抢救或手术时→医师下达口头医嘱→护士先记录再复诵→医师确定→双人核对医嘱及药物→再次确认→执行医嘱→抢救结束后6小时内补记在病历上并签名。

4. 口头医嘱注意事项

（1）口头医嘱须有药名、剂量与用法等。

（2）医师下达医嘱，护士复诵一遍内容，经确认无误后方可执行，执行口头医嘱前若有疑问，必须向下达医嘱的医师询问清楚后才可以执行。

（3）护士严格遵守"三查八对"，两位护士核对并检查、确认药物，如在场仅有一位护士，可与医师一起核对、确认药物。用过的安瓿，必须经另一人核对后方可弃去。

（4）口头医嘱的剂量与药名一定要念全名并逐字念出，避免使用缩写或代号，容易弄错的数字分开说出；中文的"4"与"10"读音相近，容易弄错，应念成"1、2、3、4的4""8、9、10的10"。

（5）抢救结束立即补记口头医嘱，6小时内将抢救过程记录在病历上并签名。

（二）诊断性检验/检查结果危急值报告

1. "危急值"的定义

"危急值"是指当医技科室某种检查（测）值出现极度异常时，提示患者正处于危险状态并可能威胁到患者生命，需要临床医生紧急处理，迅速采取有效的干预措施或治疗，如不及时处理就有可能危及患者生命，失去最佳抢救机会的检查（测）结果。

2. "危急值"报告制度

（1）医院明确建立检验、影像、超声、心电图、病理等医学"危急值"报告制度，规范并落实操作流程。

（2）根据医院的实际情况，明确"危急值"报告的项目与范围，如临床检验至少包括血钙、血糖、血气、白细胞计数、血小板计数、凝血酶原时间、部分活化凝血酶原时间等涉及患者生命安全、需要即刻干预的指标。

（3）明确医务人员间危急值传达方式及信息的记录方式，促进临床、医技科室之间的有效沟通与合作，更好地为患者提供安全、及时、有效的诊疗服务。

（4）"危急值"报告与接收遵循"谁报告，谁登记；谁接收，谁记录"的原则。

各临床科室、医技科室应分别建立检查（验）"危急值"报告登记本，对"危急值"处理的过程和相关信息做详细记录。登记时间要精确到分，临床与医技科室时间应保持一致。

（5）"危急值"记录内容：检查日期、患者姓名、出生年月日、住院号、病区及床号或门诊科室名称、送检医师姓名、检查项目、检验/检查结果、联系时间（精确到分钟）、报告者（工号）及电话、接听电话者姓名（工号）及电话、备注等。

3. "危急值"报告处理程序

（1）医技科室确认危急值后 5 分钟内，应立即电话通知或直接告知临床科室医务人员。

（2）医护人员接获"危急值"通知电话，立即在临床科室危急值接收登记本或电脑上做好登记，同时复诵一遍所报结果，若有不一致，则报告者立即通知纠正，并要求医护人员从头回读一遍。在确认核对一致的 5 分钟内通知责任医生或值班医生，医生在 15 分钟内对患者进行处置并记录。

（3）由临床科室人员执行的床旁检验/检查项目（如便携式血糖、血气分析等）的危急值确认后，在危急值登记本上登记，无须填写接收者名字，5 分钟内通知科内医师，15 分钟内进行处置，并记录在医护病历中。若无法确认，则重新取样送医技科室最终确认。

4. "危急值"报告确认注意事项

（1）医技工作人员在检验/检查中发现危急值时，应立即对危急值报告进行复核。经复核不能排除样本、试剂、操作等影响因素的，重新采样检验/检查；经复核排除样本、试剂、操作等影响因素的，确认为危急值，有疑问时立即请上级医（技）师确认。

（2）医技科室人员执行的床旁检验/检查项目的危急值，其确认流程同非床旁项目一致。

（3）由临床科室人员执行的床旁检验/检查项目（如便携式血糖检测等）的危急值由执行检验/检查的临床科室人员确认。如无法确认，应立即重新取样送医技科室检验/检查，并注明是本科室自查的危急值，由医技科室最终确认。

（4）临床科室医护人员接到电话报告后，应首先考虑该结果是否与临床表现相符，如果与临床表现不符，应立即进行复核；如与临床表现相符，责任医生或值班医生于 15 分钟内必须对患者采取有效的医疗措施。

（三）患者的交接管理

任何患者治疗交接都可能出现沟通问题，并导致不良事件的发生。要建立规范化信息沟通交接程序，进行标准化交接，以确保患者重要信息的有效沟通，并建立相关的监管制度，确保交接程序的正确执行。

1. 交接方式

（1）口头交接：医疗服务人员以口头方法进行患者信息传达的方式。

（2）书面交接：医疗服务人员以书面方法进行患者信息传达的方式。

（3）床头交接：在患者床边对患者的病情进行现场评估并进行交接的方式。

（4）集体交接：医师与护士共同对患者的病情进行交接班的形式。

2. 交接种类

交接种类有晨间交接、班次间交接、临床科室间交接、临床科室（包括急诊科患者）与手术室间交接、临床科室（包括急诊科患者）与血透室间交接、临床科室与医技科室交接、转院交接。

3. 交接模式

运用 ISBAR 交班模式：

I：introduction（介绍）　先自我介绍，再介绍患者姓名等信息；

S：situation（现状）　患者发生什么事情，当前病情状况及重点病情变化；

B：background（背景）　患者病史、用药及治疗情况；

A：assessment（评估）　患者病情的评估；

R：recommendation（建议）　患者后续诊疗护理措施、诊治方向和相关注意事项。

4. 危重患者转运交接

（1）危重患者的定义：生命体征不稳定，病情变化快，两个以上的器官系统功能不稳定、减退或衰竭，病情发展可能会危及患者生命的一类患者。

（2）危重患者转运权责。

① 医生：评估患者状况、组织转运与主持抢救。

② 护士：评估患者状况，准备转运过程中用品，协助危重患者转运与抢救。

③ 护工：协助控制电梯与危重患者转运。

（3）危重患者评估确认。

① 确认患者，按照患者身份识别制度规范执行。

② 主管医师决定患者是否需院内转运，同时评估患者状况是否适合转运。若发生下列情况时，禁止转运：a. 心跳停止（器官捐献患者除外）；b. 有紧急气管插管指征，但未插管；c. 血流动力学极其不稳定，且未使用药物等情况。需立即外科手术干预的急症患者（如胸、腹主动脉瘤破裂等），视病情与条件仍可积极转运。

（4）危重患者转运准备。

① 主管医师向患者和家属交代病情，解释转运目的与必要性，并告知转运途中及交接过程中可能发生的风险，签署危重患者转运风险告知书。

② 主管医师评估疾病严重度等级，确定陪同转运人员，危重患者由执业医师和（或）具备执业资格的护士护送。

③ 主管医师处理相应症状，保证转运途中安全，如对频繁躁动者，可适当应用镇痛、镇静剂，妥善约束患者。

④ 物品准备：根据患者情况，准备转运过程中所需氧气筒（确认氧气容量及使用时间）、心电监护仪、输液泵、静脉注射泵、便携式呼吸机、简易呼吸囊等急救仪器及急救药品。

⑤ 责任护士按照患者转科的目的，选择转科患者交接记录单、手术患者交接记录单、一般患者出科检查诊疗交接记录单、血液净化治疗患者交接记录单中相应的表单，

依表单要求评估确认患者意识状况、生命体征等，检查患者身上有无压疮或伤口，确认皮肤完整性，完成记录，决定转运方式。如有异常，告知主管医生或值班医生确认是否仍需转运。

⑥ 责任护士妥善固定动、静脉留置针及各种导管，确认药物标记明显，上好护栏与输液架，清空各引流瓶及引流袋，核对标识。

⑦ 规划转运的路线，电话通知电梯等候，尽量缩短等待、转运时间。

⑧ 电话联系接收单位责任护士，预先告知患者病情和生命体征等情况及需提前准备的药品与仪器，以便对方安排接收医护人员，准备床位、监护仪、氧气、呼吸机、吸引器等相应设备。

（5）危重患者转运途中维护。

① 陪同人员站在患者头侧，电梯运送中保持患者头部向外，方便紧急救护。

② 严密监测患者意识、心率、血压、血氧饱和度等生命体征，并注意患者相关病情的变化。

③ 维持患者呼吸道通畅，注意患者的呼吸形态是否异常，如发现异常，医护配合及时处理。

④ 保持输液管路通畅、固定妥善、功能正常，做好转运路线的疏导，避免患者跌落。

⑤ 如仪器出现报警或故障，应找出原因，排除故障，保证仪器的正常使用。

⑥ 当患者病情改变出现异常症状或体征时，随同转运医生先行处理。若危及生命，则立即施予基本急救处理，并依医院急救医疗作业标准规范，启动院内急救系统，寻求支援，且就近单元协同处理。

⑦ 记录转运途中发生的异常情况。

（6）危重患者交接：到达接收科室后，转运人员与接收科室负责接收的医务人员进行交接以保障治疗的连续性，交接后书面签字确认。如患者未移交（如行 CT 检查等），转运人员需要一直陪护患者直至返回病房。

视频讲解

六、防范与减少意外伤害

住院患者和门诊患者在医院受到的许多伤害都是跌倒、坠床、压力性损伤、走失等意外造成的。医院应加强高风险意外伤害人群管理，落实风险评估，识别具有自我攻击风险的患者，评估自我伤害、拒绝饮食、自杀倾向等，制定相应防范措施和应急处置预案，完善意外伤害的报告及处置流程，有效降低伤害程度，改进相关风险防范能力，确保患者安全。

（一）跌倒/坠床防范管理

1. 跌倒/坠床的定义

非预期情况下，患者身体的某部分接触到地面或其他低处。与患者有关的风险可能包括患者既往跌倒史、用药、饮酒、步态或平衡障碍、视觉损伤、精神状态改变等。

2. 跌倒/坠床防范权责

（1）全体员工：协助保持医院环境安全，防止跌倒/坠床的发生；对跌倒/坠床患者进行正确处置和汇报。

（2）护士：准确及时评估患者跌倒/坠床风险，并落实预防措施。

（3）医生：负责门诊患者跌倒/坠床高危险因子评估，对高风险患者及家属进行告知和宣教。

（4）保洁员工：保持地面干燥，拖地或地面潮湿时及时放置警示标识。

（5）护理部、医院质量与安全管理委员会：对患者跌倒/坠床事件进行监控、分析并反馈。

3. 跌倒/坠床风险评估

（1）住院患者跌倒/坠床风险评估。

① 初次评估：对新入院/转科患者进行首次风险评估，评估是否为高风险患者。

② 持续评估：对高风险患者每日评估并记录。

③ 再次评估：初次评估非高风险患者，每周评估并记录，在患者发生跌倒、病情变化、手术后（含有创操作）、特殊用药（包括镇静安眠药、利尿剂、降压药、麻醉止痛剂、泻剂、散瞳剂、镇挛抗癫剂）、出院时重新评估并记录。

（2）门诊患者跌倒/坠床风险评估。

① 门诊医师根据门诊患者跌倒/坠床危险因子评估表、门诊儿童患者跌倒/坠床危险因子评估表对门诊患者在门诊有创操作前后进行风险评估，对有风险者，在患者手背上粘贴"小心跌倒"标识，并发放预防患者跌倒告知书，记录患者防范措施。

② 门诊导医护士加强巡视，发现以下情形即确定为跌倒高风险患者：1 ～ 4 周岁、步态不稳、使用助行器（非独立行走）、双盲/双眼包扎、眼科散瞳/低视力、接受特殊诊疗（手术、血透等）等。在患者手背上粘贴"小心跌倒"标识，并发放预防患者跌倒告知书。

5. 患者跌倒/坠床预防措施

（1）环境安全：保持医疗区域、公共区域光线充足，地面平整、干净、不潮湿，通道无障碍物；拖地或地面潮湿时及时放置警示标识并及时处理。

（2）患者着装：指导患者穿大小合适的鞋和衣服。

（3）工具及康复器械的使用：根据患者需求提供合适的助行器；使用中的床、平车、轮椅轮子要固定，转运中要用安全带固定，在推行至斜坡时要保持患者头在高处。

（4）诊疗期间患者在改变姿势时，或者患者有意识障碍、烦躁不安、病情危重等不能配合诊疗操作的情况时，需要工作人员/家属陪伴或有防护措施。

（5）特殊人群管理：对使用增加跌倒风险药物的患者及头晕、虚弱、步态不稳、躁动不安者及儿童等，做好陪同人员宣教；对于儿童患者，禁止其在病床上站立或跳跃，禁止其在走廊上奔跑嬉戏，使用娃娃车时为儿童系好安全带。

（6）门诊导医人员要将无家属陪伴者安置在目光所及范围区域管理，以防跌倒的发生。

（7）在住院患者腕带上粘贴"小心跌倒"标识并在其床尾挂"高危坠床跌倒"标识，或在床头牌上挂"高危坠床跌倒"标识；对患者及家属做好预防跌倒/坠床的宣教，并签署预防住院患者跌倒/坠床告知书。

（8）明确易致跌倒的药物的名称均以斜体字显示。使用易增加跌倒/坠床风险的药物时，医护人员须对患者及家属进行告知和宣教。

（9）指导患者改变体位时渐进坐起和下床，遵循"三部曲"，即平躺 30 秒，坐起 30 秒，站立 30 秒，再行走。

（10）当患者头晕时，确保患者卧床休息；患者卧床时要加用护栏，活动时要有人陪伴，并做好陪伴人员的宣教；对躁动不安者安排专人陪护，采取必要的措施以防止患者坠床。

6. 患者发生跌倒/坠床处理流程

（1）门急诊患者：发生跌倒/坠床→妥善安置，通知就近医护人员→医护人员评估患者的神志、瞳孔、生命体征及受伤情况→陪同患者急诊就医、检查。

（2）住院/急诊留观患者：发生跌倒/坠床→立即评估患者的神志、瞳孔、生命体征及受伤情况并妥善安置→通知主管医生，执行医嘱，密切观察病情变化。夜班时通知值班医生。

（3）准确、及时记录跌倒/坠床的经过、处理等全过程，并向所在科室负责人（主任/护士长）汇报情况。门诊患者发生跌倒/坠床时，需汇报门诊办公室。

（4）由发现者在"不良事件上报系统"中上报，由护理部、医疗质量与安全管理委员会对事件进行监控，定期分析并反馈。

（二）识别患者安全风险

医院应界定医院高风险患者和医院提供的高风险服务范围，制定重大医疗风险应急预案，制定统一、规范的服务规程，识别医院患者群体中的特有风险，加强对高风险人群的管理，尤其是识别最有可能企图自杀的患者，落实相应防范工作，以期降低或科学避免患者安全风险。

1. 高风险患者

（1）高风险患者的定义：高风险患者是指情况或体质特殊，接受任何诊疗操作都具有较高风险的患者。

（2）医院常见高风险患者：体弱的 65 岁以上老人；年龄 <14 岁的少年儿童；行动不便的残疾患者；病情危急的急诊患者；受虐待的患者，包括各种事件的受害者；意识障碍患者；自杀/其他行为紊乱患者；需要生命支持的患者（如使用机械通气）；传染性疾病患者；使用免疫抑制剂的患者。

2. 高风险服务

（1）高风险服务的定义：高风险服务是指患者接受的诊疗服务本身具有较高的风险。高风险服务适用于高风险患者。

（2）医院常见高风险服务：急诊服务、镇静和麻醉、手术、血液透析、输血、约束具的使用、化疗药物配制和使用，以及创伤性诊疗技术，如经导管外周血管介入治疗、经导管脑血管介入治疗、经导管心血管介入治疗、内镜下治疗（包括消化内镜下治疗、气管镜下治疗）等。

3. 早期预警评分系统

（1）早期预警评分系统的定义：早期预警评分系统是一个判断患者病情的评分工具，将病情危重程度分值化，用来动态监测患者病情变化，快速、简捷、科学地对病死危险性进行预测，早期发现潜在问题。

（2）早期预警评分内容。

① 成人早期预警评分（modified early warning score，MEWS）：根据收缩压、心率、体温、意识状态、呼吸频率、血氧饱和度计算得分。

② 儿童早期预警评分（pediatric early warning score，PEWS）：根据行为、循环、呼吸、意识计算得分。

（3）预警评分处置。

① 0分，按原有监测频率监测。

② 1～3分，按原有监测频率监测，必要时通知医生。

③ 任何单一变量达到3分，ISBAR模式通知医生，监测频率至少每小时一次。

④ 4或5分，ISBAR模式通知医生立即评估患者全身情况，按需进一步处理，监测频率提高到至少30分钟一次。

⑤ ≥6分，立即ISBAR模式通知部门内有经验的医生做出评估，抢救患者，在有需要的情况下请求会诊，监测频率提高到至少15分钟一次。

4. 企图自杀患者

自杀是现代社会日益严重的公共卫生问题之一，也是常见的精神卫生问题。医院应建立自杀/其他行为紊乱患者服务规程，有效识别和防范患者自杀。

（1）企图自杀患者的定义：企图自杀患者是指正在进行或有动机要进行有意识、自愿结束自己生命的行为或危害自身安全的行为的一类患者。

（2）存在或有潜在自杀意图患者的处理。

① 医务人员按照规程向患者提供规范优质的医疗、护理服务，确保各项医疗措施的落实和医疗安全。

② 告知主管医生/值班医生，报告护士长/护理总值班，报医务科备案。

③ 要求患者家属陪伴患者，在护理记录单上记录所有从患者身上取下的物品并交给患者家属。

④ 安抚患者，给予安全范围内的镇静剂，必要时予软约束具，并邀请精神科医生会诊。

（3）对精神科会诊确定有自杀倾向的患者应进行如下处理：如果患者病情允许，应尽可能快地把患者转送至精神病专科医院/病房治疗；如果患者病情不稳定，应把患者转送至重症监护病房或在病房中隔离，并尽早转送至精神病医院/病房。

（4）对于有社区家庭医生的患者，须通知社区家庭医生。对于有自杀倾向或伤害他人倾向的患者，须及时告知社区或公安机关。

（5）已实施自杀患者的处理。

① 医护人员应立即评估患者生命体征，与值班医生/主管医生联系，并配合进行抢救，必要时启动快速反应小组、全院急救及处理作业；通知患者家属、护士长/护理总值班、保卫科；做好详细的记录。

② 如发生现场为非病区区域，应就地施行抢救，待患者病情初步稳定后及时将伤者护送至医院。

③ 安保人员在医护人员的指导下负责伤者的搬动并封锁保护现场。

七、提升管路安全

临床护理工作中，应快速识别各种管道，为患者提供高效、安全的护理措施，有效预防管道滑脱等意外发生，确保患者各类管道管理安全。

（一）管路安全管理策略

（1）建立管路安全的管理制度和风险评估流程。

（2）建立管路事件的监测流程，及时处置管路事件，减少对患者的伤害。

（3）建立管路事件的报告流程并鼓励主动上报，对管路事件的发生原因及时进行分析和改进，有效减少管路事件的发生。

（4）落实非计划拔管风险防范措施，建立相应防范和处置预案，并进行有效演练。

（5）加强对医务人员管路安全的培训，鼓励和教育患者及其家属主动参与管路安全管理。

（二）管路安全护理实施要点

1. 管路风险等级

（1）高危风险管道：（口/鼻）气管插管、气管切开套管、T 管、PTCD（经皮肝穿刺胆道引流）管、脑室引流管、胸腔引流管、动脉置管、吻合口以下的胃管（如鼻胆管、鼻肠管等）、胰管、腰大池引流管、透析管、漂浮导管、心包引流管、前列腺及尿道术后的导尿管、各类支撑管、三腔二囊管及其他与上述风险相当的管道。

（2）中危风险管道：各类造瘘管、伤口引流管、穿刺引流管、腹腔引流管、中心静脉置管、PICC（经外周静脉穿刺的中心静脉导管）、盆腔引流管、宫腔引流管及其他与上述风险相当的管道。

（3）低危风险管道：导尿管、普通胃管、普通氧气管、外周静脉导管及其他相当于上述风险的管道。

2. 管路风险标识

（1）高、中、低危管道采取不同标示识别。

（2）管路标识内容。

①"日期"栏：写置管日期，日期具体到月/日/时。

②"名称"栏：写管道的具体名称。

③"备注"栏：有刻度标注的管道记录管道深度，无刻度的管道记录外露长度。

3. 管路评估要求

（1）评估内容：置管时间、部位、深度、固定、畅通、局部情况、护理措施落实等。

（2）评估时间：各类管道根据实际要求进行评估，有情况随时评估。

（3）记录要求：评估结果正常，以打"√"表示，如发现异常，按照护理病历书写规范执行记录。

4. 管路意外滑脱的处理方法

（1）护士按护理分级巡视查看管道，落实方法措施，做好交接班。

（2）当患者发生管道滑脱时，迅速采取有效措施，使危害程度降到最低。

（3）发生管道滑脱时，按护理不良事件管理制度上报及讨论。

八、鼓励患者及其家属参与患者安全管理

鼓励患者及其家属主动参与医疗安全活动，使他们通过和医务人员之间的交流，能够正确理解信息并达到顶期的参与，具体内容如下。

1. 鼓励患者及其家属参与患者安全管理策略

（1）提高医务人员对患者参与医疗照护过程重要性的认识，及时有效地与患者及其家属进行信息沟通。

（2）针对患者的疾病诊疗信息，患者有权利和义务知晓病情，医务人员应为患者（家属）提供相关健康知识的教育，协助患方进行对诊疗方案的理解与选择。

（3）主动邀请患者及家属参与医疗安全管理。

（4）教育患者在就诊时应提供真实病情和真实信息，并告知其对诊疗服务质量与安全的重要性。

（5）公开本院接待患者投诉的主管部门、投诉的方式及途径。

（6）鼓励患者及家属主动参与患者身份识别、手术操作部位确认、输液输血、药物使用、患者转运等诊疗过程。

2. 鼓励患者及其家属参与患者安全管理实施要点

（1）建立环境安全与温馨提示标识，护理人员主动向患者介绍环境。

（2）适时、适宜向病员和（或）家属做好健康教育与指导，包括入院、用药、饮食、检查、手术、健康训练、出院等。

（3）主动向患者说明提供真实病情和有关信息的重要性，注重保护患者隐私。

（4）鼓励患者主动获取安全用药知识。

（5）为患者及其家属提供参与护理安全活动的知识，如防范跌倒、压疮、导管滑脱等措施与注意事项。

（6）鼓励患者及其家属参与病房管理工作，促进病房管理质量的提高。对患者及家属提出的相关意见或问题逐一落实并处理。

（7）护理部、护士长定期发放调查表，向患者了解对护理工作的满意度，对存在的问题及时分析，并加以整改。

（8）护士长每月召开一次工休座谈会，征求患者及其家属的意见、建议，详细记录并及时妥善处理。

九、加强医学装备安全与警报管理

加强监护仪、呼吸机、微泵等医疗设备的管理，建立医学装备安全使用与管理制度，确保急救和生命支持类设备的及时性、可用性和安全性。

（一）设备警报设置

1. 监护仪警报范围设置

根据警报的紧急程度，心电监测参数警报分为高优先级（高优）、中优先级（中优）、低优先级（低优）三个级别。

高优先级警报显示一个紧急的情况，这个紧急的情况可能会立刻导致患者出现严重问题，需要医务人员立即应答；中优先级警报显示一个危险的情况，需要医务人员快速地应答；低优先级警报则显示一个需要注意的警告。

根据患者病情和医嘱设置心电监测参数警报阈值及优先级别，各专科病房可根据患者病情及医嘱增加设置必要的监测参数。

2. 设备警报设定原则

（1）患者的安全。

（2）尽量减少噪音干扰。

（3）报警范围的设定不是正常范围，而应是安全范围。

（4）报警音量的设置必须保证护士在工作范围之内能够听到。

（5）警报范围应根据情况随时调整，至少每班检查一次设置是否合理。

（二）设备警报种类

1. 一级报警（红色）

如病情变化，须立即处理。

2. 二级报警（黄色）

相对可暂缓处理。

3. 技术报警

检查各参数设置是否合理。

（三）设备警报原因

1. 设备警报常见原因类别

参数异常、设备故障、停电停气。

2. 监护仪常见警报原因

血压袖带松解、漏气、管道折叠，氧饱和度探头脱落、接触不良、指端血运不良、心电导联电极片脱落等。

3. 呼吸机警报原因

（1）气道压过高报警：阻力增加（如呼吸管道折叠，气道内分泌物阻塞或气道痉挛）；肺顺应性降低（突发气胸等）；人机对抗；叹息通气；呼吸机报警设置不合理（报警的上限设置过低）。

（2）气管压过低报警：通气回路脱开；气管导管气囊破裂或充气不足；呼吸机报警设置不合理（报警的下限设置过高）。

（3）潮气量或每分通气量过低报警：气管或管路漏气；机械辅助通气不足；自主呼吸减弱；气管阻塞。

（4）潮气量或每分通气量过高报警：自主呼吸增强；机体需求增加，呼吸频率快（存在疼痛、高热、烦躁等）；报警设置不合理（报警上限设置过低）。

（5）窒息通气报警：患者病情变化，需更改模式；触发灵敏度设置过高。

（四）设备警报处理

（1）立即评估患者，查看现场，分析设备警报原因。

（2）针对设备警报原因进行相应处理。

（3）对患者疾病原因引起的参数异常，通知医生给予处理。

（4）处理呼吸机报警时，要保证患者安全，在未能排除一级报警时，应脱开呼吸机，使用呼吸球囊按压。

（5）将有故障的设备挂上"故障"牌，并报修设备科，维修过程及结果应及时登记备案。

（五）预防设备警报疲劳

医护人员长期处于警报多发的环境（如 ICU、急诊、手术室）中，容易引起警报疲劳（alarm fatigue），对警报不关注或未处理，甚至关闭报警。合理使用报警，预防警报疲劳包括以下几点：

（1）患者使用医疗设备时须设置报警阈值。报警阈值的设置参照相应医疗设备的规范，如《心电监护操作规范》《呼吸机操作规范》等。

（2）警报响起，第一时间赶到现场，查明报警原因并处理。现场评审时更需要关注报警。

（3）定期组织学习培训监护仪、呼吸机等的警报设置，尤其是急诊、手术室、ICU等科室。

（4）科室管理者合理安排员工工作时间，注意员工对警报的反应，发现员工未及时处理报警，应了解原因，进行针对性的干预。

（5）对因未及时处理医疗设备报警导致的不良事件，及时进行分析、改进。

十、加强电子病历系统安全管理

1. 加强医院电子病历系统的安全等级管理

（1）病历是指医务人员在医疗活动过程中形成的文字、符号、图表、影像、切片等资料的总和，包括门（急）诊病历和住院病历。为加强医疗机构病历管理，保障医疗质量与安全，维护医患双方的合法权益，应切实加强医院电子病历系统的安全等级管理。

（2）信息安全等级保护是对信息和信息载体按照重要性等级分别进行保护的一种

工作，实施过程中遵循自主保护、重点保护、同步建设、动态调整四条基本原则，对HIS 系统、电子病历系统、PACS 系统、LIS 系统等医院重点信息系统采取自主保护原则实行保护。按照卫生系统信息安全等级保护划分定级要求，对信息系统做好等级测评、系统备案，完善等级保护安全建设。

（3）对医院的每个患者建立个人信息数据库（包括姓名、性别、出生年月日、民族、婚姻状况、职业、工作单位、住址、身份证号、联系电话），使用患者的姓名、身份证号码均能对病历进行检索。

2. 电子病历系统安全和权限管理

（1）加强电子病历系统的登录和使用者权限管理，强化患者隐私保护。

（2）建立电子病历用药医嘱的闭环管理，建立电子病历用药医嘱知识库。有效应用电子病历信息进行医嘱合理用药规范化审核。

3. 电子病历系统质量管理

（1）对患者临床记录医疗文书的具体内容、格式和位置进行标准化，并决定具体条目内容、格式和位置。

（2）加强对电子病历系统的培训，有效避免电子病历系统的使用错误。确保录入内容的标准、完整及准确，避免复制、粘贴所导致的错误。

（3）病历书写应当客观、真实、准确、及时、完整、规范。应按照规定的格式和内容在规定的时限内由符合资质的相应医务人员书写完成。

（4）定期组织护士学习法律、法规，护理电子病历应书写规范，动态观察患者病情并记录。加强护理文书质控环节管理，及时修正不足，提高电子护理病历质量。

课程思政

守好医疗的"安全阀"

多年来国家卫健委出台了多项政策文件，建立并完善了医疗质量管理的长效机制，不断完善临床诊疗相关规范标准体系，明确了在诊疗活动中医疗机构及其医务人员应当严格遵守的一系列制度，对保障医疗质量和患者安全发挥着重要的基础性作用。同时，国家卫健委将患者安全管理融入医疗管理的各个环节，通过完善顶层设计更好地保障患者安全。2018 年，国家卫健委印发《关于进一步加强患者安全管理工作的通知》，专门就患者安全工作做出部署，明确提出主要任务和工作举措。患者安全目标是在历年患者安全目标的基础上，结合当前我国医院质量与安全管理工作实际，使之普适性、简明化、标识化，更具操作性，医护人员必须严格按照安全管理目标的相关内容行事，守好医疗的"安全阀"。

视频讲解　　　随堂测试　　　（杨爱玲）

第四节　护理不良事件与安全隐患管理

医疗安全直接关系人民健康

医疗质量和医疗安全直接关系到人民群众健康。5年来，中国的医疗技术能力和医疗质量水平显著提升，持续构建优质高效医疗卫生服务体系，更好地满足了群众的健康需求，为实施健康中国战略奠定了坚实的基础。国家卫健委日前发布的《2019年国家医疗服务和医疗质量安全报告》显示，中国的医疗服务可及性和安全性持续提升。医疗技术是医疗服务的重要载体，对于医疗技术的管理直接关系到医疗质量和医疗安全，新医疗技术的临床应用以及适宜技术的推广，不仅仅对提高医疗技术水平具有重要意义，而且对医疗质量和安全也产生了积极的推动作用。但医疗技术是一把双刃剑，在给患者带来福祉的同时，如果不规范应用或超范围使用，就会直接影响患者的健康，也会对医疗质量和安全带来威胁。

医院安全文化是个人和团体价值观、态度、观念、能力和行为模式的反映，确定了医院的健康和安全管理方式、水平及承诺。构建医院安全文化可以在很大程度上影响医务人员对待患者安全的态度。营造安全无威胁、无惩罚的氛围，是不良事件管理的关键。从20世纪90年代开始，国内外就有关于患者不安全因素的报告。医疗安全（medical safety，MS）是医疗管理的核心，直接关系患者和医护人员的生命和健康，贯穿于整个医疗服务过程，是评价医院整体水平的核心指标。在医疗工作中，护理风险和护理中不安全因素客观存在，各类不良事件时有发生，不仅给病人造成了伤害，也给护理人员造成了严重困扰。

一、护理不良事件与安全隐患的概述

（一）定义

1. 医疗不良事件

医疗不良事件是指临床诊疗活动中及医院运行过程中，任何可能影响病人的诊疗结果，增加病人的痛苦和负担，并可能引发医疗纠纷或医疗事故，以及影响医疗工作的正常运行和医务人员人身安全的因素和事件。在美国医疗机构国际评审委员会（Joint Commission International，JCI）标准中，医疗不良事件指的是在医疗机构中发生的不是正常医疗行为所预期的、超过正常目标的，以及具有潜在危险因素的事件。

2. 护理不良事件

由于各学者观点不一，目前各国对护理不良事件尚无统一定义。WHO 指出，护理不良事件是与护理照护有关、给患者带来不必要伤害的事件。美国医学研究所（Institute of Medicine，IOM）将护理不良事件定义为在医疗过程中由护理活动导致的伤害，而非疾病本身所致的医疗异常事件。在我国，护理不良事件一般是指在护理过程中发生的、不在计划中的、未预计到或通常不希望发生的，并且可能影响患者的诊疗结果，增加患者的痛苦和负担，还可能引发护理纠纷或事故的事件。

3. 护理安全隐患

护理安全隐患是指在医院范围内发现任何可能引发不安全的事件。在临床护理工作中，主要存在的安全隐患包括护士操作不规范、法制观念淡薄、经验欠缺，患者自身存在安全隐患，护理管理方面存在隐患等，如果处理不当，不仅会对疾病治疗产生影响，还可能给患者造成意外伤害。

（二）护理不良事件分类与分级

1. 护理不良事件分类

做好护理不良事件的分类，就是落实事件的归口处置管理。护理不良事件有多种划分法，Kagan 和 Barnoy 将护理不良事件分为过程、知识、技能三大类，其中过程包括管理、观察、实施、交流等方面的错误；知识指缺乏临床基本知识和技能，或者掌握的是非标准的理论；技能指护理工作中诊断和实施决策的错误等。Cohen 等将护理不良事件分为两类：一类是不可预防的不良事件，是指正确的护理行为造成的不可预防的损失；另一类是可预防的不良事件，是指护理过程中由未能防范的差错或设备故障造成的损伤。Crespin 等将护理不良事件的内容划分为 6 类：患者、药物、剂量、管理、追踪和其他，其中患者方面的错误包括患者信息或者个人行为导致的差错；药物方面则是产品混淆，药物疗效、成分、使用期等错误；剂量方面包括剂量遗漏、缺少或过量等；管理方面包括护理路径、护理时间、管理频率及过期医嘱这几大错误；追踪方面包括监控、化验和文书方面的错误。

2011 年国家卫生和计划生育委员会下发的《三级综合医院评审标准实施细则（2011 年版）》中指出，护理不良事件有跌倒/坠床、压力性损伤、管路滑脱、用药错误等类别。2014 年 7 月北京市卫生和计划生育委员会通知要求上报的护理不良事件主要包括压力性损伤、管路滑脱、跌倒、坠床、用药缺陷和意外事件等类别。广东省某医院参照广东省关于临床护理文书的规范文件，根据日常护理工作内容将护理不良事件分为不良治疗、意外事件、医患沟通事件、饮食及皮肤护理不良事件、不良辅助诊查及病人转运事件、管道护理不良事件、职业暴露、公共设施事件、医疗设备器械事件、供应室不良事件 10 类。

2. 护理不良事件分级

国内外对护理不良事件的分级虽有区别，但理念大致相同，均根据不良事件的严重程度分级。Chen 等根据不良事件的严重程度和特征将护理不良事件分为 5 级，即轻度、中度、重度、威胁生命和死亡。我国多家医院依据中国医院协会不良事件报告系统的分类方法将护理不良事件分为以下 4 个等级。Ⅰ级事件（严重伤害事件）：非预期的死亡或非疾病自然进展过程中永久性的功能丧失；Ⅱ级事件（不良后果事件）：在疾病诊治过程中因诊疗活动而非疾病本身造成的患者机体与功能损害；Ⅲ级事件（未造成后果事件）：虽然错误事实已经发生，但未给患者机体与功能造成任何损害，或有轻微后果而无须任何处理便可康复；Ⅳ级事件（隐患事件）：由于及时察觉错误，未形成事实。部分医院采用我国香港医院管理局关于《不良事件管理办法》分级标准制定的《护理不良事件分级标准》。我国香港医院管理局将不良事件分为以下 7 个等级。0 级：事件在执行，被制止；Ⅰ级：事件发生并已执行，但未造成伤害；Ⅱ级：轻微伤害，生命体征无改变，需进行临床观察及轻微处理；Ⅲ级：中度伤害，部分生命体征有改变，需进一步临床观察及简单处理；Ⅳ级：重度伤害，生命体征明显改变，需提升护理级别及紧急处理；Ⅴ级：永久性功能丧失；Ⅵ级：死亡。

二、非惩罚性护理不良事件与安全隐患上报系统

不良事件与安全隐患报告系统作为提高医疗安全的重要措施，国内外学者对此均开展了较长时间的研究。自愿报告系统是强制性报告系统的补充，旨在形成健全的报告体系，重视患者安全的医疗环境，提高医疗安全水平，避免意外伤害。

非惩罚性护理不良事件与安全隐患报告系统是指在不公开、不惩罚的前提下，对出现的不良事件与安全隐患进行分析与整改，并最终达到提高护理服务水平的目的。通过报告不良事件及安全隐患能及时发现潜在的不安全因素，可以使相关人员信息共享，护理工作者们能从他人的过失中吸取经验教训，以免重蹈覆辙，可以有效避免医疗差错与纠纷，保障病人安全。同时，对不良事件及安全隐患的全面报告，有利于发现医院安全系统存在的不足，促进医院及时发现事故隐患，不断提高对风险的识别能力。

非惩罚性护理不良事件与安全隐患报告系统坚持"自愿、主动报告"的原则，报告不良事件及安全隐患的对象包括个人或本科室、他人或其他科室，可实名或匿名报告。报告内容不作为对报告人及其科室或他人违章处罚的依据，也不作为对所涉及人员和部门处罚的依据，不涉及人员的晋升、评比、奖罚。该系统具有以下特点。① 非惩罚性：报告者不用担心因为报告而受惩罚；② 保密性：不将有关信息提供给第三方；③ 独立性：系统应独立于任何有权处理报告者和组织的权力部门；④ 时效性：报告应得到及时的分析，从而迅速地突出改进建议并及时反馈；⑤ 有效性：报告应交由临床专家对事件发生的原因、影响因素及管理等各个环节认真分析，确定根本原因；⑥ 系统性：报告针对系统或管理流程，而不是个人，提出改进措施或建议并督导落实。同时，完善流程，修订护理管理制度及规程，并组织全院护理人员认真学习，严格实施，以避免护理不良事件及隐患再次发生。

在临床护理工作中，不良事件与安全隐患的发生原因多种多样。发生不良事件及安全隐患后，要根据不良事件及安全隐患的类别及级别做好报告工作。对于严重或情况紧急的不良事件及安全隐患，立即口头报告相关人员或部门（事后再根据有关规定补填报告表），及时采取措施，必要时组织进行全院多科室的抢救、会诊等，务必将损害降至最

低。2002年国务院颁布《医疗事故处理条例》，明确规定发生不良事件时必须在规定时间内逐步向上级领导汇报，并向患者通报、解释。2006年起，中国医院协会在《患者安全目标》中指出，应实施非处罚性不良事件与隐患上报系统。为此，我国各医院为了鼓励护理人员及时、主动、方便地报告影响患者安全的事故隐患或潜在风险，在内部建立护理不良事件与安全隐患自愿报告系统及非惩罚制度，并对系统的整体运行模式、上报不良事件与安全隐患的收集方法、上报内容设计、上报的分析反馈及鼓励推进系统实施的方法等进行积极探索和实践，效果显著。但目前护理不良事件与隐患报告尚无权威的鉴定部门，信息系统未标准化，加之不良事件的反馈效果不明显，这些都极大地影响了我国护理不良事件与隐患的管理。因此，建立统一标准的护理不良事件与安全隐患上报平台，增强医护人员上报积极性，提高反馈率是目前我国护理专家一起努力的方向。

随着医疗卫生事业及信息化技术的蓬勃发展，人们对医疗服务质量的需求及自我保护意识的不断提高，病人安全问题越来越受到社会的广泛关注。据报道，不良事件发生率高、后果严重，全球每年21万至44万患者死于可预防的不良事件；医疗不良事件中约40%为护理不良事件。在临床工作中，护理人员与患者接触的机会最多，时间最长，护理工作繁重、琐碎，较易发生护理差错。大量研究证实，创建一个轻松的、信任度较高的安全文化环境，逐渐明确"奖惩"与"报告"的关系，能从根源上消除护理人员及护理管理层的担忧和顾虑，促进其重视潜在的护理安全隐患，以最大限度地避免类似事件发生；同时，对上报的不良事件与安全隐患认真分析和有效改进、预防，会让不良事件发生率显著下降。因此，护理管理者要注重护理安全管理，预防和控制不良事件发生，应充分认识构建非惩罚性护理不良事件与隐患报告系统的重要意义，加强对护理人员理论和技能的培训学习，加强对患者和家属的健康指导，提高主动上报不良事件与安全隐患的意识，形成以"安全护理"为目标的护理质量文化，使患者得到全程、全面、专业、人性化的优质护理服务。

课程思政

去除医疗隐患就是"排雷"现场

2020年，为做好疫情防控工作，阻断病毒传播渠道，各地积极行动、出台政策，规范疫情期间废弃物品收运处理方案。新冠肺炎疫情发生期间，武汉的医疗垃圾数量快速增长，高峰时一天医疗废物产生量达240多吨。春节期间，当得知武汉当地处置医疗废弃物的人力、运力不足时，襄阳某公司主动向湖北省环保厅请缨驰援。1月29日，第一批突击队共12人，驾驶5辆清运车从襄阳赶往武汉。接下来的一个月里，他们每天的工作时间都在12个小时左右。2月4日，接收了火神山医院投入使用第一天所产生的医疗垃圾。截至3月25日，团队81人已收集转运了1933车次共918.1吨医疗废物，无一人感染。去除医疗隐患就是"排雷"现场，他们齐心协力，克服困难，为人民保驾护航。

视频讲解   随堂测试

思考题

1. 如何对患者进行有效的身份识别？
2. 如何识别患者安全风险？
3. 护理安全隐患的定义是什么？有哪些常见的进食安全隐患呢？

案例分析题

某护士后夜班 6：30 为患者吴某发放口服药时，患者正在睡觉未清醒，护士仅叫了患者的名字，未核对腕带信息，便将口服药放在患者床头柜上离开了病房，之后患者未服药。责班护士 7：40 巡视病房时，发现患者床头药物未服，询问原因并核对，发现药物标签的信息与患者信息不符，立即取回此药，向患者做好相关解释工作，核对无误后发放正确口服药。

【问题】

（1）认真分析导致该错发药物风险事件的主要原因。

（2）结合该案例，护理人员应该吸取什么经验？

（3）从管理者角度出发，你对该病区发药操作的护理安全有何建议？

（冯乐玲　王小舟）

参考文献

[1] 潘绍山，孙方敏，黄始振，等. 现代护理管理学［M］. 北京：科学技术文献出版社，2001：349.

[2] 玉田，陈客宏，蔺武军，等. 新型医护一体化与医疗安全［J］. 中华医院管理杂志，2014，30（9）：659 – 661.

[3] 李洋，杜蕾，张立超，等. FMEA 法在医疗风险管理中的应用现状与展望［J］. 中国医院管理，2014，34（9）：36 – 37.

[4] DENNY D S，ALLEN D K，WORTHINGTON N，et al. The use of failure mode and effect analysis in a radiation oncology setting：the cancer treatment centers of America experience·［J］. Journal for Healthcare Quality，2014，36（1）：18 – 28.

[5] 郑力，赵海京. 冰山安全理论的创新与实践［J］. 现代职业安全，2014

（10）：90 – 92.

［6］万文洁，孙晓，施雁. 护理不良事件原因分析方法的研究现状［J］. 中华护理杂志，2012，47（6）：565 – 567.

［7］KAGAN I，BARNOY S. Organizational safety culture and medical error reporting by Israeli nurses［J］. J Nurs Scholarsh，2013，45（3）：273 – 280.

［8］COHEN M R. Why error reporting systems should be voluntary［J］. BMJ，2000，320（7237）：728 – 729.

［9］CRESPIN D J，MODI A D，WILLIAMS C E，et al. Repeat medication errors in nursing homes：contributing factors and their association with patient harm［J］. American Journal of Geriatric Pharmacotherapy，2010，8（3）：258 – 270.

［10］CHEN A P，SETSER A，ANADKAT M J，et al. Grading dermatologic adverse events of cancer treatments：the common terminology criteria for adverse events version 4.0［J］. J Am Acad Dermatol，2012，67（5）：1025 – 1039.

［11］王伟民. 落实患者安全目标构建护理安全文化［J］. 齐鲁护理杂志，2007，13（19）：68.

［12］蒋李，郝建玲，曹洁，等. 护理不良事件上报管理的研究进展［J］. 护理管理杂志，2011，11（10）：703 – 705.

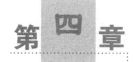

识记：（1）质量管理的概念和基本内容。

　　　（2）质量观的演变。

　　　（3）护理质量管理的概念和基本内容。

　　　（4）护理质量管理方法的相关概念。

　　　（5）基本的护理质量管理方法。

　　　（6）质量持续改进的概念。

　　　（7）护理质量评价结果分析方法。

理解：（1）质量管理的原则。

　　　（2）护理质量管理的任务。

　　　（3）护理质量管理的基本原则。

　　　（4）护理质量管理方法的研究内容。

　　　（5）护理质量指标的内涵。

运用：（1）质量控制的过程。

　　　（2）掌握护理质量标准的概念和体系结构，并能熟练运用。

　　　（3）能结合临床护理工作，运用护理质量管理方法对临床出现的护理问题进行管理和持续改进。

　　　（4）能结合临床护理工作，对护理质量持续改进实践进行评价。

第一节　质量管理概述

在市场经济竞争中，随着科学技术的进步和人类需求的变化，质量管理理念和方法也在不断变化发展。美国质量管理大师朱兰（Joseph M. Juran）把质量比喻为保护人们健康、安全以至社会安宁的"堤坝"，用"生活在堤坝后面"来说明质量对人类社会生活的重要性。他认为，21世纪是质量的世纪。医疗质量不仅关系到人民健康需求的满足，也关系到医疗机构的兴衰存亡。学习护理管理有必要了解质量管理的相关理论和质量管理最新进展。随着质量意识的不断强化，护理管理者越来越注重用现代管理理论指导实际工作，并在护理管理实践中应用。

一、质量管理的相关概念

1. 质量（quality）

质量是产品或服务满足于规定要求的优劣程度。质量一般包含3层含义：规定质量、要求质量和魅力质量。规定质量是指产品或服务达到预定标准；要求质量是指产品或服务的特性满足了顾客的要求；魅力质量是指产品或服务的特性超出顾客的期望。国际标准化组织（international standard organization，ISO）在 ISO 9000：2000 中将质量定义为"一组固有特性满足要求的程度"。这个概念认为，好的质量不仅要符合技术标准的要求（符合性），同时还必须满足顾客的要求（适用性），满足社会（环境、卫生）、员工的要求。质量评价的对象从产品扩展到过程、体系等所有方面。

2. 顾客（client）

顾客是收到组织提供的产品的任何一个人，分为外部顾客和内部顾客。内部顾客是在组织内工作并收到其他员工产品的人。在医院管理中，病人是当然的"顾客"，即医院的外部顾客；医院专业技术人员、医院雇员和管理者也是"顾客"，即医院的内部顾客；企事业单位、政府、医疗保险机构因支付服务费用，也成为医疗服务的外部"顾客"。

3. 质量意识（quality awareness）

质量意识是指一个组织及其员工对待质量的态度和信念，是一种自觉地去保证工作质量和服务质量的意志力。质量意识体现在每一位员工的岗位工作中，也集中体现在组织最高决策层的岗位工作中，它对质量行为起引导和规范的作用。

4. 质量管理（quality management）

质量管理是组织为使产品或服务质量能满足质量要求，达到顾客满意而开展的策划、组织、实施、控制、检查、审核及改进等有关活动的总和。质量管理通常包括制定质量方针、质量目标、质量策划、质量控制、质量保证和质量改进。质量管理是各级管理者的职责，应由组织的最高管理者领导来推动，同时要求组织的全体人员参与和承担义务。

5. 质量方针（quality policy）

质量方针是由组织最高管理者正式发布的该组织总的质量宗旨和方向。质量方针应与组织的总方针相一致，是组织在一定时期内质量方面的行动纲领，为组织制定质量目标提供框架和指南。质量方针具有相对稳定性，组织可以根据内外环境的变化及时进行修订。为了使全体员工能够理解并实施质量方针，质量方针由组织最高管理者制定后，必须通过适当、有效的方式在组织内各层次进行沟通。

6. 质量目标（quality objective）

质量目标指组织在质量方面所追求的目的。一般依据质量方针制定，通常对组织的相关职能和层次分别规定质量目标。质量目标应切实可行、可测量、富有挑战性。

7. 质量策划（quality planning）

质量策划是质量管理的一部分，致力于制定质量目标并规定必要的运行过程和相关资源以实现质量目标。质量策划包括过程、产品实现、资源提供和测量分析改进等诸多环节的策划。

8. 质量控制（quality control）

质量控制是指在产品质量形成的各环节中对其影响因素"5M1E"进行控制["5M1E"即人（man）、机器（machine）、材料（material）、方法（method）、检测（measurement）、环境（environment）]，制订相应的监控计划和程序，对发现的问题和不合格情况进行及时处理，并采取有效的纠正措施的过程。质量控制的目的是监测作业过程并排除过程中导致不满意的原因，预防不满意的发生，使服务体系保持在既定的质量水平。

9. 质量保证（quality assurance）

质量保证是指为了向服务对象提供足够的信任，表明组织能够满足质量要求，而在质量体系中实施并根据需要进行证实信任度的全部有计划和有系统的活动。质量保证分为内部质量保证和外部质量保证。内部质量保证是对组织的管理者提供信任，使其确信组织的质量体系有效运行；外部质量保证主要是向顾客提供信任，展示组织具备持续满足其要求的能力。质量保证的方法包括组织的自我合格声明、提供体系或产品的合格证据、外部的审核合格结论、国家质量认证机构提供的认证证书等。

10. 质量改进（quality improvement）与持续质量改进（continuous quality improvement）

质量改进是指为了向本组织及其顾客提供增值效益，在组织范围内采取措施提高质量效果和效率的活动过程。质量改进的根本目的和动力是使组织和顾客双方都能得到更多的收益。持续质量改进是指为了增强组织满足服务对象需求的能力所开展的质量改进的循环活动。

二、质量观的演变

质量观（quality concept）是人们对质量的认识与看法。按照解决质量问题的手段和方式，它的发展过程经历了四个不同的阶段。

（一）"符合性质量"阶段

符合性质量理念始于20世纪40年代，其基本观点是，质量以符合现行标准的程度作为衡量依据。"符合标准"就是合格的产品，符合的程度反映了产品质量的水平。只有被定义出来产品的规格标准可以被有效地检查，才能确定其产品的符合度。由此，使用"符合性质量"概念更适合于描述产品的标准化程度，这个阶段仅限于产品本身的规格标准。

（二）"适用性质量"阶段

适用性质量理念始于20世纪60年代，其基本观点是，质量应该以适合顾客需要的程度作为衡量的依据，就是从使用产品的角度来定义产品质量。从"符合性"到"适用性"，反映了人们在对质量的认识过程中，已经开始把顾客需求放在首要位置。两者根本的区别是：前者是以明确的规格作为生产过程中检查的标准，而后者则认为衡量产品最终的质量标准不能仅仅是产品的规格，还应该包括客户"隐含"的期望。

（三）"满意性质量"阶段

满意性质量理念产生于 20 世纪 80 年代。这一时期提出的"全面顾客满意"概念将质量管理带入一个新的阶段，即全面质量管理（total quality management）阶段。全面质量管理的理念是组织应该以"全面顾客满意"为核心，它涉及组织运行的全部过程，组织的全体员工都应承担质量责任。全面质量满意体现在产品整个生命周期中所有用户的满意。全面质量满意还应包括组织本身的满意，以及与自然、社会环境相适应。

开展全面质量管理的四个基本要素是：全员参加、顾客至上、树立标杆、不断改进。全员参加是指全面质量管理要求全体员工都加入到质量管理工作中来。所有的员工都要树立顾客至上的思想，努力发现顾客想要什么，并且努力满足顾客的需要和期望。树立标杆是指找出其他单位比自己做得更好的方面，然后加以学习和改进。不断改进则要求组织的所有方面都不断地实施小的、逐步改进的措施。

（四）"卓越性质量"阶段

"卓越性质量"理念产生于 20 世纪 90 年代，摩托罗拉、通用电气等世界顶级企业相继推行六西格玛（Six Sigma）管理，逐步确立了全新的卓越质量观念。六西格玛的质量标准称为卓越质量，六西格玛管理法是菲利浦·克劳士比"零缺陷"质量管理的思想在实践中的应用。"零缺陷"管理认为，产品质量是设计与制造出来的，而不是检查出来的。强调第一次就把事情做对，而不是事后去纠正，其核心是追求零缺陷生产，防范产品责任风险，降低成本，提高生产率和市场占有率，提高顾客满意度和忠诚度。

如果说"符合性质量"和"适用性质量"都是为了防止顾客不满意，那么"满意性质量"和"卓越性质量"则是创造了顾客的满意和忠诚。

三、质量管理的原则

质量管理原则是质量文化的一个重要组成部分，是组织在质量管理方面的总体原则，目前较为认可的八项质量管理原则由 ISO/TC176/SC2/WG15 结合 ISO9000 标准 2000 年版制定，该原则总结了各国管理实践经验，用高度概括的语言表述最基本、最通用的一般规律，可以指导组织在长期内关注顾客的需求和期望而改进其整体业绩。八项质量管理原则包括以下几个方面的内容。

1. 以顾客为关注焦点

组织生存的基础来自顾客。因此，组织应当理解顾客当前和未来的需求，对顾客的需求尽量满足并争取超越顾客的期望。组织与顾客的关系如"舟"与"水"的关系，"舟行水上，水载舟，舟水同行""水能载舟，亦能覆舟"。因此，医院应"以病人为中心"，把满足病人需求甚至超越病人期望作为质量管理的出发点，并以病人的满意度作为行动的准则。

2. 领导艺术

在组织内部，领导者应建立统一的宗旨和方向，提供资源，建立以质量为中心的企业环境，创造并鼓励员工充分参与实现组织目标的内部环境。

3. 全员参与

各级人员是组织之本。员工充分参与并且团结协作，通过培训使他们能够参与决策和对过程的改进，让员工以实现组织的目标为己任，发挥员工的才干，为组织带来收益。

4. 过程方法

将质量相关过程和人员、设备、方法及材料作为过程进行管理，可以更高效地达到期望的结果。

5. 管理的系统方法

将相互联系的过程作为系统加以识别、理解和管理，有助于组织提高实现目标的有效性和效率。

6. 基于事实的决策方法

建立在数据和信息分析基础上的有效决策对组织发展更有益。

7. 与供方/合作者互利

组织与供方/合作者相互依存，互信、互重、互利的关系可增进组织之间创造价值的能力。

8. 持续改进

持续改进总体业绩应当成为组织的永恒目标和不懈追求。

总之，八项质量管理原则是管理者在组织内部充分发挥员工的积极性，协调好相关方的关系，运用过程方法、系统方法、基于事实的决策方法，最终达到满足顾客要求，使组织持续改进的目标。

四、质量控制的过程

（1）选择控制对象。

（2）选择需要监测的质量标准。

（3）确定规格标准并加以说明。

（4）选定能准确测量该质量标准的测试手段。

（5）进行实际测试并做好数据记录。

（6）分析实际与标准之间存在差异的原因。

（7）采取相应的纠偏措施。

（8）及时测量纠偏效果。

视频讲解

随堂测试

（眭文洁）

第二节 护理质量管理

力争打造高质量"中国制造"助力全球抗疫

随着新冠肺炎在全球范围快速蔓延，中国积极为世界抗疫提供物质支持。2020 年 3 月 31 日，商务部会同海关总署、国家药监局发布了《关于有序开展医疗物资出口的公告》，要求出口的检测试剂、医用口罩、医用防护服、呼吸机、红外体温计等五类产品，必须取得我国医疗器械产品注册证书，符合进口国（地区）的质量标准要求，海关凭药监部门批准的医疗器械产品注册证书验放。这一公告确立了规范化的出口标准，保证了产品质量。中国政府在疫情防控的特殊时期，加强质量管理，规范经营秩序，严控出口质量，切实打造"中国制造"的高质量形象，在世界格局中展现中国力量。

护理质量是医院质量的重要组成部分，护理质量管理是护理管理的核心，也是护理管理的重要职能。护理质量管理致力于提高病人的生命质量和生活质量，反映了护理工作的职业特色和工作内涵，与护理人员的业务素质和技术水平密不可分。科学有效的质量管理是提高护理质量的主要措施，建立以符合服务对象的需求为导向，为病人提供全面、整体、高质量的服务，满足他们明确和隐含的服务需求，已成为护理质量管理者研究的主要任务。

一、护理质量管理的概念

护理质量管理（management of nursing quality）是指按照护理质量形成的过程和规律，对构成护理质量的各要素进行计划、组织、协调和控制，以保证护理工作达到规定的标准和满足服务对象需要的活动过程。开展护理质量管理，首先必须建立护理质量管理体系并有效运行，护理质量才有保证；其次，要制定切实可行的护理质量标准，标准是管理的依据；最后，要对护理过程中构成护理质量的各要素，按标准进行质量控制，才能达到满足服务对象需要的目的。在护理质量管理过程中，各个环节形成相互制约、相互促进、不断循环、周而复始的良性循环，建立一套质量管理体系和技术方法，以安全、经济、高效达到最优质的护理服务效果。

二、护理质量管理的任务

护理质量管理基本任务包括以下 5 个方面。

1. 建立质量管理体系

护理质量是在护理服务活动过程中逐步形成的。要使护理服务过程中影响质量的因素都处于受控状态，必须建立完善的护理质量管理体系，明确规定每一个护理人员在质量工作中的具体任务、职责和权限。只有这样，才能有效地实施护理管理活动，实现质量方针和目标。

2. 进行质量教育

质量教育是质量管理中一项重要的基础工作。一个人的意识和观念将直接影响其行为活动及结果。因此，护理质量管理的关键在于提高人的质量意识。护理管理者应加强质量教育，不断增强全体护理人员的质量意识，使护理人员认识到自己在提高质量中的责任，明确提高质量对医院和整个社会的重要作用。护理人员不仅要在思想上对质量的重要性有相当的共识，而且要能自觉地掌握和运用质量管理的方法和技术，更好地参与质量管理。

3. 制定和更新护理质量标准

护理质量标准是质量管理的基础，也是规范护士行为和评价护理质量的依据。护理管理者的一个重要任务就是建立护理质量标准，并结合实际情况不断更新护理质量标准。建立系统的、科学的和先进的护理质量标准，是护理质量管理的基本任务和基础工作。

4. 进行全面质量控制

对影响护理质量的各要素和各个过程进行全面的质量控制；建立质量可追溯机制，利用标签、标识、记录等对服务进行唯一标识，以防物质误用，并在出现问题时能追查原因。

5. 评价与持续改进护理质量

护理质量评价是护理质量管理中的控制工作之一。评价一般指衡量所定标准或目标是否实现或实现的程度如何，即对一项工作成效大小、工作好坏、进度快慢、对策正确与否等方面做出判断的过程。评价贯穿工作的全过程，不应仅在工作结束之后。评价是不断改进护理质量管理，增强管理效果的重要途径。质量持续改进是质量管理的灵魂，是护理质量管理的一个永恒目标，树立第一次就把工作做好，不安于现状，追求卓越的意识，力争对护理质量进行持续改进。

三、护理质量管理的基本原则

1. 以病人为中心的原则

病人是医院医疗护理服务的中心，对护理质量进行管理，最主要的就是保证护理工作人员以最佳的状态为病人服务。以病人为中心的整体护理模式的应用使护士从思维方式到工作方法都有了科学的、主动的和创造性的变化，护理质量管理要指导和不断促进这种变化。护理管理者在质量管理中，必须坚持病人第一的原则，建立以尊重病人人格，满足病人需求，提供专业化服务，保障病人安全为原则的文化与制度。

2. 预防为主的原则

对护理质量产生、形成和实施全过程的每一个环节，都应充分重视预防为主的原则，对护理质量的要素、过程和结果的风险进行识别，建立应急预案，采取预防措施，防患于未然，把影响护理质量的问题消灭在萌芽状态。要理解质量是做出来的而不是检验出来的，检验是事后把关，不能产生质量。在护理质量管理中树立"第一次就把事情做对（Do things right for the first time）"的观念。

3. 质量标准化的原则

质量标准化是护理质量管理工作的基础，建立健全质量管理制度和规范，使护理人员在服务过程中有章可循、有据可依。护理管理者能按照标准去检查、督促，做到标准、评价有依据。护理质量标准化包括建立各项规章制度、各级人员岗位职责、各种操作常规、各类工作质量标准和质量评价标准等。只有在质量管理过程中遵循各项标准，才能使管理科学化、规范化。

4. 全员参与原则

护理服务的各环节和每个过程都是护理人员劳动的结果，每个护理管理者和临床一线护理人员的态度和行为都与全院的护理质量密切相关。因此，护理管理者必须重视人的作用，对护理人员进行培训和引导，增强护理人员的质量意识。倡导人人参与是实施护理质量管理的根本，要增强护理人员的质量意识及参与质量管理的意识，充分发挥全体护理人员的主观能动性和创造性，使质量管理成为全体人员自觉自愿的行为。

5. 基于事实的决策方法原则

用客观事实和数据说话是质量管理科学性的体现，有效的决策必须以充足的数据和真实的信息为基础，这是避免决策失误的重要原则。护理管理者要运用统计技术，对护理质量要素、过程及结果进行测量和监控，分析各种数据和信息之间的逻辑关系，寻找内在规律，然而，在护理活动中有许多现象是不能用数据表达的，只能进行定性描述。因此，护理质量管理在强调数据化的同时，不能忽略非定量因素，要把定量与定性结合起来，做出质量管理决策并采取行动。

6. 持续改进原则

质量改进是质量管理的灵魂。持续改进是指在现有服务水平上不断提高服务质量及管理体系有效性和效率的循环活动。护理质量的管理过程是一个动态的、发展变化的过程，要强化各层次护理人员，特别是管理层人员追求卓越的质量意识，应对影响质量的因素具有敏锐的洞察能力、分析能力和反省能力，不断地发现问题、提出问题、解决问题以达到持续质量改进的目的。

四、护理质量管理的基本标准

（一）标准及标准化的概念

1. 标准（standard）

标准是指为在一定范围内获得最佳秩序，对活动或其结果规定共同的和重复使用的规则、导则或特性的文件。

2. 标准化（standardization）

标准化是指为在一定范围内获得最佳秩序，对实际的或潜在的问题制定共同和重复使用规则的活动。这种活动包括制定、发布、实施和改进标准的过程。

（二）护理质量标准概念及分类

1. 护理质量标准（nursing quality standards）

护理质量标准是指依据护理工作内容、特点、流程、管理要求，护理人员及服务对象特点、需求而制定的护理人员应遵守的准则、规定、程序和方法。护理质量标准由一系列具体标准组成，如在医院工作中，各种条例、制度、岗位职责、医疗护理技术操作常规均属于广义的标准。《中华人民共和国护士管理办法》《综合医院分级护理指导原则》《基础护理服务工作规范》与《常用临床护理技术服务规范》等，均是正式颁布的国家标准。

2. 护理质量标准分类

护理质量标准目前没有固定的分类方法。根据使用范围分为护理业务质量标准、护理管理质量标准；根据使用目的分为方法性标准和衡量性标准；根据管理过程结构分为要素质量标准、过程质量标准和终末质量标准，这三者是不可分割的标准体系。

（1）要素质量标准：要素质量是指构成护理工作质量的基本元素。要素质量标准既可以是护理技术操作的要素质量标准，也可以是管理的要素质量标准，每一项要素质量标准都应有具体的要求，其内容包括：人员配备，如编制数、职称、学历构成等；可开展业务项目及合格程度的技术质量、仪器设备质量、药品质量、器材配备、环境质量（设施、空间、环境管理）、规章制度等基础管理质量。

（2）过程质量标准：过程质量是各种要素通过组织管理所形成的各项工作能力、服务项目、工作程序和工序质量，它们是一环套一环的，所以又称为环节质量。包括管理工作及护理业务技术活动过程，如执行医嘱、观察病情、安全管理、护理文件书写、技术操作、健康教育等。在过程质量中强调协调的医疗服务体系能保障提供连贯医疗服务，连贯医疗服务主要指急诊与入院的衔接、诊断与治疗的衔接、诊疗程序的衔接、科室之间的衔接、医院与社区的衔接。

（3）结果质量标准：结果质量是指病人所得到的护理效果的综合质量。它是通过某种质量评价方法形成的质量指标体系。例如，住院病人跌倒发生率、院内压疮发生率、插管病人非计划性拔管发生率、病人对医疗护理工作的满意率等。

（三）护理质量标准化管理

护理质量标准化管理，就是制定护理质量标准，执行护理质量标准，并不断进行护理标准化建设的工作过程。

1. 制定护理质量标准的原则

（1）可衡量性原则。没有数据就没有质量的概念，因此在制定护理质量标准时要用数据来表达，对一些定性标准也要尽量将其转化为可计量的指标。

（2）科学性原则。护理质量标准不仅要符合法律法规和规章制度要求，而且要能够满足病人的需要，制定护理质量标准有利于规范护士行为，提高护理质量和医院的管理水平。

（3）先进性原则。护理工作的对象是病人，任何疏忽、失误或处理不当，都会给病人造成不良影响或严重后果。因此，要总结国内外护理工作正反两方面的经验和教训，以科学证据为准绳，在循证的基础上按照质量标准形成的规律，结合护理工作特点制定标准。

（4）实用性原则。从客观实际出发，掌握医院目前护理质量水平与国内外护理质量水平的差距，根据现有护理人员、技术、设备、物资、时间、任务等条件，定出护理质量标准和具体指标，制定标准值时应基于事实，略高于事实，即标准应是经过努力才能达到的。

（5）严肃性和相对稳定性原则。在制定各项护理质量标准时要有科学的依据及群众基础，一经审定，必须严肃认真地执行。凡是强制性、指令性标准均应真正成为质量管理的法规，其他规范性标准也应发挥其规范指导作用。因此，需要保持各项标准的相对稳定性，不可朝令夕改。

2. 制定护理质量标准的方法和过程

制定护理标准的方法和过程可以分为四个步骤。

（1）调查研究，收集资料。调查内容包括国内外有关护理质量标准的资料、相关科研成果、实践经验、技术数据的统计资料及有关方面的意见和要求等。调查方法要实行收集资料与现场考察相结合，典型调查与普查相结合，本单位与外单位相结合。调查工作完成后，要进行认真的分析、归纳和总结。

（2）拟定标准，进行验证。在调查研究的基础上，对各种资料、数据进行统计分析和全面综合研究；然后着手编写护理质量管理标准的初稿。初稿完成后要发给有关单位、人员征求意见，组织讨论，修改形成文件。必须通过试验才能得出结论的内容，并通过试验验证，以保证标准的质量。

（3）审定、公布、实行。对拟定的护理质量标准进行审批，必须根据不同标准的类别，经各级相关卫生行政主管部门审查通过后公布，在一定范围内实行。

（4）标准的修订。随着护理质量管理实践的不断发展，原有的标准不能适应新形势的要求，此时就应该对原有质量标准进行修订或废止，制定新的标准，以保证护理质量的不断提升。

总之，护理质量标准是护理管理的重要依据，它不仅是衡量护理工作优劣的准则，也是指导护士工作的指南。建立系统的、科学的和先进的护理质量标准与评价体系，有利于提高临床护理质量，保证病人安全。

视频讲解

随堂测试

（眭文洁）

第三节　护理质量管理方法

护理质量管理方法就是我们在从事护理质量管理工作时，所运用到的业已成熟的方法、技能和经验。在现代质量管理活动中，强调"用数据说话"，需要借助科学的方法对数据进行收集、整理、分析，寻找质量问题发生的原因，针对原因采取对策。常用的护理质量管理方法有 PDCA 循环、品管圈、临床路径、追踪方法学、六西格玛管理等。

一、PDCA 循环

（一）PDCA 循环的概念

PDCA 循环是美国质量管理专家休哈特博士首先提出的，由戴明采纳、宣传，获得普及，是质量管理的基本模式和工具之一，亦称戴明循环（Deming cycle）。全面质量管理的思想基础和方法依据就是 PDCA 循环。PDCA 循环的含义是将质量管理分为四个阶段，即计划（plan）、执行（do）、检查（check）和处理（act）。在质量管理活动中，要求把各项工作按照做出计划、计划实施、检查实施效果，然后将成功的纳入标准，不成功的留待下一循环去解决的工作方法进行。这一工作方法是质量管理的基本方法，也是企业管理各项工作的一般规律。在此基础上，护理质量管理的模式和工具不断丰富，推陈出新，得到迅速发展。

（二）PDCA 循环的特点

PDCA 循环，可以使我们的思想方法和工作步骤更加条理化、系统化、图像化和科学化，它具有如下特点。

（1）PDCA 循环是综合性循环，4 个阶段是相对的，它们之间不是截然分开的，而是一个有机的整体。有了计划，不去实施，等于没有计划；有计划、有实施，但不检查，则无法了解其效果；计划、实施、检查都有了，缺乏处理，则工作成果无法巩固，管理水平无法提高。因此，只有 4 个阶段均有效运行才能形成完整的循环。

（2）大环套小环，小环保大环，推动大循环。各级部门根据自己的方针目标，都有自己的 PDCA 循环，层层循环，形成大环套小环，小环里面又套更小的环。大环是小环的母体和依据，小环是大环的分解和保证。各级部门的小环都围绕着总目标，朝着同一方向转动。通过循环把各项工作有机地联系起来，彼此协同，互相促进。在 PDCA 循环中，一般说，上一级的循环是下一级循环的依据，下一级的循环是上一级循环的落实和具体化。

（3）阶梯式上升。戴明循环不是在同一水平上循环，而是每循环一次，就解决一部分问题，取得一部分成果，工作就前进一步，水平就提高一步。到了下一次循环，又有了新的目标和内容，更上一层楼。

（4）推动 PDCA 循环的关键是"处理"阶段。因为处理阶段就是解决存在问题，总结经验和吸取教训的阶段。该阶段的重点又在于修订标准，包括技术标准和管理制度。没有标准化和制度化，就不可能使 PDCA 循环转动向前。

（三）PDCA 循环实施的步骤和主要内容

PDCA 循环的实施分为若干个步骤，可以概括为"四阶段、八步骤"。

四个阶段（图 4-1），即计划（plan）、执行（do）、检查（check）和处理（act）。

P（plan）：计划。方针和目标的确定及活动规划的制定，包括设计具体的方法、方案和计划布局。

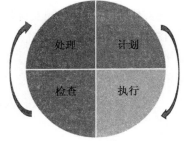

图 4-1　PDCA 循环 4 个阶段

D（do）：执行。根据设计和布局进行具体运作，实现计划中的内容。

C（check）：检查。总结执行计划的结果，分清哪些对了、哪些错了，明确效果，找出问题。

A（action）：处理。对检查的结果进行处理，对成功的经验加以肯定，并予以标准化。对于失败的教训也要总结，引起重视。对于没有解决的问题，应提交给下一个PDCA循环去解决。

PDCA循环八步骤及主要实施办法见表4-1。

表4-1　PDCA循环八步骤及主要实施办法

阶段	步骤	主要实施办法
P	1. 分析现状，找出问题	排列图、直方图、控制图
	2. 分析产生问题的各种影响因素或原因	因果图
	3. 找出主要影响因素	排列图、相关图
	4. 针对影响质量的主要因素，制订计划	回答"5W1H"： 为什么制定该措施（Why）？ 达到什么目标（What）？ 在何处执行（Where）？ 由谁负责完成（Who）？ 什么时间完成（When）？ 如何完成（How）？
D	5. 执行、实施计划	
C	6. 检查计划执行结果，判断是否达到预期的结果	排列图、直方图、控制图
A	7. 总结成功经验，制定相应标准	制定或修改工作规程，检查规程及其他相关规章制度
	8. 把未解决或新出现的问题转入下一个PDCA循环	

二、品管圈

（一）品管圈的概念

品管圈（quality control circle，QCC）是由日本石川专馨博士于1962年所创。就是由相同、相近或互补性质的工作场所的人们自动自发组成数人一圈的小圈团体（又称"QC小组"），全体合作、集思广益，按照一定的活动程序来解决工作现场、管理、文化等方面所发生的问题及课题。它是一种比较活泼的品质管理形式。其目的在于提高工作质量和工作效率。

（二）品管圈的特点

1. 小集团

人员以4～8人为宜，人员太多会影响讨论的品质，如人数超过10人，可将之分为两个小集团。

2. 大范围

全面品质管理范围很广，除了基层员工的品管圈活动外，还有中层干部的日常管理、高阶经营者的方针管理等，品管圈活动只是全面品质管理的一环。要做好全面品质管理，品管圈活动是很重要的环节。

3. 全员参与

自我与相互启发实施品管圈活动时，必须全圈的圈员参与，共同讨论，才能产生集思广益的效果。圈长的重要任务之一就是要求全体圈员都参与其中，全员发言。只有圈员之间给予自我启发、相互启发，才能提出构想、改善问题。

4. QC 手法

品管圈活动的维持和改善，必须用到一些工具，此工具就是 QC 手法。最常用的是 QC 七大手法，即查检表、层别法、柏拉图、特性要因图、推移图、散布图及直方图。

5. 长期性

工作中存在各种各样的问题，因此必须将问题逐一地、持续地解决与改善。品管圈具有常设性质，长期存在。

6. 合作性

品管圈活动所发掘及解决的问题是以圈员的工作现场为主，即以自我检讨和自助管理为重。如问题与其他部门有关联，可通过沟通、协调或建议的方式共同解决。

（三）品管圈实施的步骤和主要内容

1. 组圈

由工作目标相同、场所相同、性质相同的 3 ～ 10 人组成品管圈，通过商议选出圈长，圈长通常由班长、组长或部门主管、技术骨干担任。由圈长主持圈会，并确定一名记录员，担任圈会记录工作。通过民主方式决定圈名、圈徽。

2. 活动主题选定

制订活动计划。每期品管圈活动，必须围绕一个明确的活动主题进行，结合部门工作目标，从品质、成本、效率、交期、安全、服务、管理等方面，每人提出 2 ～ 3 个问题点，并列出问题点一览表。以民主投票方式产生活动主题，主题的选定应该慎重，要考虑其共通性，应是圈能力可以解决的，可以用数据量化的，可以收到预期效果并且符合主要目标方针的主题。

提出选取理由，讨论并定案。制订活动计划及进度表，并明确适合每一个圈员的职责和工作分工。计划表可以周为单位来拟定，在实施过程中，如发现实际与计划有出入或实际停止不前，应立即找出问题所在并及时加以改进。

3. 目标设定

明确目标值并和主题一致，目标值尽量量化，不要设定太多的目标值，最好是一个，最多不超过两个。目标值应从实际出发，不能太高也不能太低，既要有挑战性，又要有可行性。要对目标进行可行性分析。

4. 现状调查

数据收集围绕选定的主题，通过圈会，设计适合本圈现场需要的，易于数据收集、整理的查检表。决定收集数据的周期、收集时间、收集方式、记录方式及责任人。圈会结束后，各责任人员应立即依照圈会所决定的方式，开始收集数据。数据一定要真实，不得经过人为修饰和造假。

5. 数据收集整理

对收集数据过程中所发生的困难点，全员检讨，并提出解决方法。检讨上次圈会后设计的查检表，可加以补充或修改，使数据更能顺利收集，重新收集数据。然后，圈长落实责任人及时收集数据，使用 QC 手法，从各个角度去层别，制成柏拉图形式直观反映，找出影响问题点的关键项目。

6. 原因分析

在圈会上确认每一关键项目，针对选定的每一关键项目，运用脑力激荡法展开特性要因分析。找出影响的主要因素，主要因素要求具体、明确且便于制定改善对策。会后落实责任人对主要因素进行验证和确认。对于重要原因以分工方式，决定各圈员负责研究、观察和分析，提出对策构想并于下次圈会时提出报告。

7. 对策制定

根据上次圈会把握重要原因和实际观察、分析、研究的结果，按分工的方式，将所得对策一一提出讨论，除了责任人的方案构想外，以集思广益的方式，吸收好的意见。根据上述的讨论获得对策方案后，让圈员分工整理成详细具体的方案。对所制定的具体对策方案进行分析，制订实施计划，并在圈会上讨论，交换意见，定出具体的步骤、目标、日程和负责人，注明提案人。

8. 对策实施及检讨

对所实施的对策，由各圈员就自己负责的工作作出报告，对顺利者给予奖励，对有困难者加以分析并提出改进方案。对前几次圈会做整体性的自主查检，尤其对数据收集、实施对策、圈员向心力、热心度等，必须全盘分析并提出改善方案。各圈员对所提出对策的改善进度进行反馈，并收集改善后的数据。

9. 效果确认

效果确认分为总体效果及单独效果。每一个对策实施的单独效果，通过护理化建议管理程序验证，由圈长最后总结编制成合理化建议实施绩效报告书，进行效果确认。对无效的对策需开会研讨决定取消或重新提出新的对策。总体效果将根据已实施改善对策的数据，使用 QCC 工具，用统计数据来判断。

10. 标准化

为使对策效果能长期稳定地维持，标准化是品管圈改善历程的重要步骤。

11. 成果资料整理（成果比较）

计算各种有形成果，制作成果比较的图表，主要以柏拉图方式表示。列出各圈员这几次圈会以来所获得的无形成果，并做改善前、改善后的比较，以雷达图方式表示。最后，将本期活动成果资料整理编制成品管圈活动成果报告书。

12. 活动总结

任何改善都不可能是十全十美的，一次不可能解决所有的问题，总还存在不足之处，只有找出不足之处，才能更上一个台阶。老问题解决了，新问题又来了，所以问题改善没有终点。按 PDCA 循环，品质需要持续改善，所以每完成一次 PDCA 循环后，就应考虑下一步计划，制定新的目标，开始新的 PDCA 改善循环。

13. 成果发表

对本圈的成果报告书再做一次总检讨，由全体圈员提出应补充或强调部分，并最后定案。依照成果报告书，依各人专长，以分工方式分给全体圈员，制作各类图表。图表做成后，由圈长或推选发言人上台发言，并进行讨论交流。

QCC 辅导流程模式及主要输出内容见表4-2。

表4-2　QCC 辅导流程模式及主要输出内容

工作阶段	编号	工作项目	工作输出
准备阶段	1	QCC 品管圈现状诊断	诊断报告
	2	成立 QCC 品管圈推行委员会	品管圈活动章程 建议推委会名单
	3	基础培训	新旧 QC 七大手法培训 统计方法培训
实施阶段	4	品管圈选题理由	选题检查表
	5	品管圈课题选定	课题的决定
	6	品管圈注册登记	QCC 品管圈登记表
	7	拟定推行计划	活动计划表 主要作业流程图
	8	现状调查，发掘问题	现状调查表、排列图
	9	目标值设定	目标柏拉图、目标直方图
	10	要因分析	特性要因图或系统图、关联图
	11	要因验证	要因验证统计分析表
	12	拟定对策措施和工作进度	对策实施计划表
	13	对策试行，检讨对策	对策验证分析统计表
	14	实施	实施计划及过程记录
	15	效果检查	社会效益、经济效益总结分析
	16	巩固措施、标准化	制定、修订作业标准、技术规范
	17	总结及今后打算	遗留问题的提出
总结阶段	18	QCC 品管圈活动记录汇整	会议记录、培训记录、 改善措施等各项原始记录
	19	QCC 品管圈成果论文撰写	QCC 品管圈成果报告/论文
	20	成果发表交流	发表交流用投影片

视频讲解

三、临床路径

（一）临床路径的概念

临床路径（clinical pathway，CP）是针对特定病种或手术制定的临床诊断、治疗护理的规范性流程，以起到规范医疗行为、控制医疗服务差异、降低成本、提高质量的作用。临床路径最早开展于 20 世纪 80 年代的美国。

（二）临床路径的特点

1. 提高工作效率

明确规定病人检查、治疗的时间安排，避免可引起拖延、脱节的环节，有效提高工作效率，缩短病人的平均住院日。

2. 规范医疗行为

通过明确医疗职责，规范临床工作程序，减少医疗服务的随意性，减少浪费，降低医疗成本。

3. 提高工作质量

由于临床路径是医疗专家共同讨论研究制定的，它使医护人员在工作中有章可循，保证治疗项目精细化、标准化、程序化，保证了医疗服务质量的稳定，有助于提高医疗护理质量。

4. 有利于多方沟通

临床路径加强了学科之间、医护之间及部门之间的交流，可以为无相关经验人员提供教育学习机会。同时，有利于改善病人教育，提高病人及家属主动参与治疗过程的积极性。

（三）临床路径的实施步骤和主要内容

临床路径是由从事临床工作的医师、护士和管理人员组成的专家小组制定的一套标准化治疗模式，路径的设计依据住院的时间流程，结合治疗过程中的效果及规定检查治疗的项目、顺序和时限。实施临床路径，要求在实际应用中，不断遵循疾病指南、循证医学的进展，调整路径的实施细则，使之符合医学科学的发展，从而给患者提供最新的治疗手段与最优化的治疗方案。实施步骤包括以下几个阶段。

1. 准备阶段

准备阶段主要包括文献探讨、申请和授权临床路径试点、组建监督委员会、组建临床路径发展小组、设计临床路径表、选择进入临床路径的对象、编制变异表及变异号码系统、医护人员及相关协作人员的教育和培训、确定临床路径效益评价指标。需要注意的是，临床路径对象选入原则为常见病、多发病，费用多，手术或处置方式差异小，诊断明确且需住院治疗的病种。

2. 执行阶段

医、护、药、技等相关部门按临床路径表的标准化流程共同合作完成治疗护理计划。

3. 评价及持续改进阶段

根据 PDCA 循环的原理，定期收集、汇总各项数据，并做统计学分析；评价各指标是否达到预期结果；做变异分析，查找变异原因，改进方案。评估指标可分为以下 5 种：年度评估指标（平均住院天数及费用等）、质量评估指标（合并症与并发症、死亡率等）、差异度评估指标（医疗资源运用情况等）、临床成果评估指标（减少平均住院天数，降低每人次的住院费用，提高资源利用率等）及病人满意度评估指标（医生护士的诊疗技术、等待时间、诊疗环境等）。

（四）临床路径的变异处理

变异是指假设的标准临床路径与实际过程出现了偏离，与任何预期的决定相比有所变化。

1. 变异的分类

实施临床路径时有时会产生变异，即任何不同于临床路径的偏差。变异可分为病人/家庭的变异、医院/系统的变异、临床工作者/服务提供者的变异。变异有正负之分，正变异是指计划好的活动或结果提前进行或完成，如提前出院、CT 检查提前等。负变异是指计划好的活动没有进行（或结果没有产生）或推迟完成，如延迟出院、CT检查延迟等。

2. 应对变异的措施

应对变异的措施包括收集、记录和分析变异，在临床路径变异记录单上记录与病人有关的变异，将其他变异记录在科室的变异记录本上；分析变异，确定是不是变异，引起变异的原因是什么，同一变异的发生率是多少，是否应该修改临床路径等。

3. 变异的后果

变异的后果即为当前变异对后续医疗行为产生的后果。

临床路径是一种新的医院管理模式，它可以提高医院的运行效率，改善医护质量，降低医疗费用，因此许多发达国家已广泛采用。随着我国医疗保险制度的推行，临床路径也被认识和推广。

四、追踪方法学

（一）追踪方法学的概念

追踪方法学（tracer methodology，TM）是一种关于过程管理的方法学，通过跟踪真实患者就医过程或跟踪医院某一系统运行轨迹来分析评价医疗服务系统的质量水平。其核心是"以病人为中心"，强调患者安全及医疗质量的持续改进。

追踪方法学是 2004 年美国医疗机构联合认证委员会（Joint Commission on Accreditation of Healthcare Organizations，JCAHO）引入的一种新的评审方式。从 2006 年起，该方法被广泛应用于美国医疗机构评审国际联合委员会（Joint Commission

International，JCI）医院评审过程中，并取得了很好的效果。2011年9月我国原卫生部发布了《医院评审暂行办法》，陆续出台了《等级医院评审标准》，并在评审工作中尝试引入追踪方法学作为评价方法之一。

追踪方法学的基本步骤包括三个方面：一是评审员以面谈与查阅文件的方式了解医院是否开展及如何进行系统性的风险管理；二是以患者个案追踪方式，实地访查一线工作人员及医院各部门之间的执行情况，了解各个计划的落实程度；三是各个评价委员会以会议形式讨论和交换评价结果，再深入追查有疑问部分。

追踪方法学强调现场评估，即在医院评价现场调查过程中，评审员通过收集各种来源数据优先聚焦流程（priority focus process，PFP）来聚焦医院的重要区域，以开展评价，追踪患者的治疗、护理及服务经历。追踪活动允许评审员评估医院的各个系统与流程。评审员根据PFP报告的信息决定选择个案追踪患者的类别。追踪方法学检查可以让调查者从患者的角度"看"医疗服务，全面分析提供治疗、护理、服务的医院情况，提出医疗过程中存在的问题及改进方法。

（二）追踪方法学的特点

追踪方法学是以"患者"的视角来评价医院，而不是以医院组织功能的结构面或以管理者和评价者为中心，它是评价医院服务质量最为直接和真实的有效方法。评价者仅花少量时间来检查书面形式的制度与流程，把50%～60%的时间用来现场追踪选定的患者个案，评估医院为患者提供安全、高质量医疗服务的协作与交流情况。

"灵活性"是追踪方法学的关键。它使评审者的追踪流程或服务的范围更广泛，进而使评审过程可以深入到一线工作员工的决策环节。

注重利用信息系统数据。在医院评审现场调查过程中，评价者通过动态现场调查收集各种来源的数据聚焦于医院的重要区域，全面描述医院的组织服务流程。

（三）追踪方法学的实施步骤和主要内容

医院评审追踪法分为个案追踪和系统追踪两种类型，评审专家在个案追踪过程中，一旦在某环节发现了问题，就会转入系统追踪，分析出现的问题是个人问题还是系统和组织问题。

1. 个案追踪

在个案追踪案例中，评审员将跟随单个患者的就医经历，观察患者就医全过程，评价所涉及的各个部门、科室的工作流程及衔接是否能为患者提供高效、优质、安全的医疗技术与服务，评价核心制度的落实情况，识别相关流程的潜在问题。评审员以评审标准为准则来评价医院表现。

个案追踪的实施步骤：（1）确定具体追踪项目。（2）确定追踪目标患者：采取随机抽样和有意选择相结合的方法获取追踪目标患者。（3）追踪主要内容：① 审阅患者相关记录；② 直接观察对患者的治疗护理过程；③ 观察用药过程；④ 观察感染预防和控制问题；⑤ 观察治疗计划的制订过程；⑥ 查看质量持续改进活动；⑦ 观察环境对安全的影响及医务人员在降低风险方面的作用；⑧ 观察医疗护理设备的维护；⑨ 与患者及其家属交谈；⑩ 观察急诊管理和流程以及其他辅助科室的流程问题。抽查在院病历进行检查，与医务人员面谈，发现的问题可能会在系统追踪时进一步探索，为其他追踪检查提供了重点方向。

2. 系统追踪

系统追踪方法隐含的理念是对医院的工作流程进行审查，强调与医疗安全、优质服务、标准执行相关的不同组织和部门之间的协作情况，避免整个系统内潜在的漏洞。在2011年1月生效的《JCI医院评审标准（第4版）》中，系统追踪被重新分为以下四类：药品管理、感染控制、改进患者安全与医疗质量、设施管理和安全系统。

系统追踪方法：（1）收集资料。通常的做法就是访谈。（2）系统追踪可基于个案追踪的基础上，也可单独进行。在评审过程中，评审员会根据需要，个案追踪和系统追踪同时进行，互为补充。（3）无论是哪一种调查方法得到的结果，必须以会议的形式当面指出，允许解释，就有疑义的问题进一步深入调查，以保证评价的客观性和准确性。

系统追踪评价重点：（1）侧重考察落实与执行情况。所谓的系统追踪，实际上是检查同一个标准在不同部门、不同人员实施过程中的执行情况。（2）侧重考察质量管理体系的建立与实施，包括规章制度、职责、流程。（3）侧重考察质量持续改进，是否能够使用数据资料进行决策来维护病人安全和改善医疗护理质量。

五、根本原因分析

根本原因分析法（root cause analysis，RCA）源于20世纪70年代末美国海军核部门。目前已广泛应用在石油、化工、煤矿、电力、制造等各种行业，被证明是非常实用有效的事故分析方法。RCA分析法在医疗界的应用起步较晚，直到20世纪90年代末期才由国际医疗卫生机构认证联合委员会（JCAHO）将此法引入医疗领域，随后逐渐得到国际医疗界的认同，成为提升病人安全的重要方法之一。

（一）根本原因分析的概念

根本原因分析是一项结构化、系统化的问题处理法，用以逐步找出问题的根本原因并加以解决，而不是仅仅关注问题的表征。其目的不只着眼于引发事故的直接原因，而是通过分析调查，逐步探寻可能再次引发类似事故的潜在原因，采取有效的纠正和预防手段，从而达到彻底解决问题的目的，变"处理事故＋处罚责任人"为"主动维护和预防"。它提倡建立"持续改进"的组织文化，有效促进了组织内部对话与团队协作，无论对于突发的重大事故还是潜在的异常状态，都具有较好的处理效果。

（二）根本原因分析的实施步骤和主要内容

根本原因分析是一个系统化的问题处理过程，包括确定和分析问题原因，找出问题解决办法，并制定问题预防措施。在组织管理领域内，根本原因分析能够帮助利益相关者发现组织问题的症结，并找出根本性的解决方案。引起问题的原因通常有很多，如物理条件、人为因素、系统行为或者流程因素等，通过科学分析，有可能发现不止一个根源性原因。

根本原因分析法的目标是找出问题（发生了什么）、原因（为什么发生）、措施（什么办法能够阻止问题再次发生）。一般按照以下步骤实施：

1. 定义问题

提问为什么会发生当前情况，并对可能的答案进行记录。

2. 分析和找出根本原因

进行假设，逐一对每个答案问一个为什么，收集资料，建立因果关系图。根本原因分析法的目的就是要努力找出问题的作用因素，并对所有的原因进行分析。这种方法通过反复问一个为什么，能够把问题逐渐引向深入，直到发现根本原因。

3. 发现和选择解决方案

评估改变根本原因的最佳方法，从根本上解决问题。当我们在寻找根本原因的时候，必须对每一个已找出的原因也要进行评估，给出改正的办法，这样有助于整体改善和提高。

4. 实施解决方案

注意评价解决方案是否有效，并及时进行持续改进。

六、失效模式与效果分析

（一）失效模式与效果分析的概念

失效模式与效果分析（FMEA）是一种用来确定潜在失效模式及其原因的分析方法。具体来说，通过实行 FMEA，可在产品设计或生产工艺真正实现之前发现产品的弱点，可在原形样机阶段或在大批量生产之前确定产品缺陷。FMEA 最早是由美国国家宇航局（NASA）形成的一套分析模式，是一种实用的解决问题的方法，可适用于许多工程领域，目前世界上许多汽车生产商和电子制造服务商（EMS）都已经采用这种模式进行设计和生产过程的管理和监控。

FMEA 是一种前瞻性的管理模式，是在行动之前就认清问题并预防问题发生的分析，由失效模式（failure mode，FM）及效果分析（effects analysis，EA）两部分组成。其中，失效模式是指能被观察到的错误或缺陷（俗称"安全隐患"），应用于护理质量管理中就是指任何可能发生的护理不良事件；效果分析是指通过分析该失效模式对系统的安全和功能的影响程度，提出可以或可能采取的预防改造措施，以减少缺陷，提高质量。

（二）失效模式与效果分析的实施步骤与主要内容

FMEA 的目的是发现、评价流程中潜在的失效及其后果，找到能够避免或减少这些潜在失效发生的措施，并将上述过程文件化。FMEA 的主要目标是分析现有系统（流程）或即将要建立的系统（流程），列出所有可能的失效模式、效果和原因，以及每一项控制手段。

FMEA 的执行时机：新设计的流程、修改现行的流程以及旧的流程用于新的情境中。一般分为以下几个步骤。

1. 确认问题

选择那些高风险或非常薄弱的程序进行研究。

2. 组建团队

建立一个综合 FMEA 团队，团队中至少应该有一个领导者、一个所研究流程方面的专家、一个 FMEA 咨询师、一个对所研究流程不太熟悉的人（可以从不同的角度和方面提出有价值的建议）。一般建议团队成员在 6～10 人，以便于管理，所有成员必须接受过 FMEA 培训。

3. 建立作业流程

把程序的实施步骤和子程序用图表形式展示出来，用数字和字母标记每一步骤的子程序，这样可以为后面的分析提供便利，但是要注意编号应尽量简单。

4. 失效模式分析

列出所有可能的失效模式、效果和原因，以及对每一项操作的控制手段。

5. 对事件发生的频率、严重程度和检测等级进行排序

严重程度是评估可能的失效模式对于产品的影响，10 为最严重，1 为没有影响。

七、六西格玛管理

六西格玛管理（Six-Sigma management）是 20 世纪 80 年代由当时在摩托罗拉任职的工程师比尔·史密斯（Bill Smith）提出，并在美国摩托罗拉公司发展起来的一种新型管理方式。从 20 世纪 90 年代中期开始，它被通用电气从一种全面质量管理方法演变成为一个高度有效的企业流程设计、改善和优化的技术，并提供了一系列同等地适用于设计、生产和服务的新产品开发工具，能针对项目中的缺陷，找出系统的不足，减少缺陷，使项目尽量完美。

（一）六西格玛管理的概念

六西格玛管理法是一种管理策略，其核心理念是以"最高的质量、最快的速度、最低的价格"向顾客提供产品和服务。六西格玛管理既着眼于产品、服务质量，又关注过程的改进。六西格玛管理包含三层意思：其一，它是一种质量尺度和追求的目标，定义方向和界限；其二，它是一套科学的工具和管理方法，运用 DMAIC（改善）或 DFSS（设计）的过程进行流程的设计和改善；其三，它是一种经营管理策略。

一个企业要想达到六西格玛标准，它的产品合格率要达到 99.999 66%，也就是说，每 100 万次操作或服务机会中仅有 3.4 次错误。推行六西格玛管理就是通过设计和监控过程，将可能的失误减少到最低限度，从而使企业做到质量与效率最高，成本最低，过程的周期最短和利润最大，全方位地使顾客满意。

（二）六西格玛管理的特点

1. 对顾客需求的高度关注

六西格玛管理以更为广泛的视角，关注影响顾客满意的所有方面，要求过程业绩的测量应从对顾客需求的调查分析开始。

2. 高度依赖统计数据

统计数据是实施六西格玛管理的重要工具，以数字来说明一切，所有的生产表现、执行能力等，都量化为具体的数据，成果一目了然。六西格玛管理强调使用支持决策的相关数据，并用它们来指导决策过程。

3. 重视改善业务流程

传统的质量管理理论和方法往往侧重结果，六西格玛管理将重点放在产生缺陷的

根本原因上，认为质量是靠流程的优化，而不是通过严格地对最终产品的检验来实现的，从而使组织获得显著的经济效益。

4. 有预见性的积极主动管理

六西格玛管理主张在问题发生之前积极采取措施预防问题的发生，而不是事后救火式地处理和被动应付。

5. 倡导无界限合作

六西格玛管理扩展了合作的机会，当人们确实认识到流程改进对于提高产品品质的重要性时，就会意识到在工作流程中各个部门、各个环节的相互依赖性，加强部门之间、上下环节之间的合作和配合，充分发挥员工的积极性和创造性，在实践中不断进取。

（三）六西格玛管理的实施步骤和主要内容

1. 辨别核心流程和关键顾客

（1）辨别核心流程。核心流程是对创造顾客价值最为重要的部门或者作业环节，它们直接关系到顾客的满意程度。

（2）界定业务流程的关键输出物和顾客对象。在这一过程中，应尽可能避免将太多的项目和工作成果堆到"输出物"栏目下，以免掩盖主要内容，抓不住工作重点。

（3）绘制核心流程图。在辨明核心流程的主要活动的基础上，将核心流程的主要活动绘制成流程图，使整个流程一目了然。

2. 定义顾客需求

（1）收集顾客数据，制定顾客反馈战略。缺乏对顾客需求的清晰了解，是无法成功实施六西格玛管理的。

（2）制定绩效指标及需求说明。顾客的需求包括产品需求、服务需求或是两者的综合。对不同的需求，应分别制定绩效指标。需求说明是对某一流程中产品和服务绩效标准简洁而全面的描述。

（3）分析顾客各种不同的需求并对其进行排序。

3. 评估与绩效

·（1）选择评估指标。评估指标不仅具有可得性，数据可以取得，而且这些评估指标是有价值的，为顾客所关心的。

（2）对评估指标进行可操作性的界定，以避免产生误解。

（3）确定评估指标的资料来源。

（4）准备收集资料。对于需要通过抽样调查来进行绩效评估的，需要制订样本抽取方案。

（5）实施绩效评估，并检测评估结果的准确性，确认其是否有价值。

（6）通过对评估结果所反映出来的误差（如次品率、次品成本等）进行数量和原因方面的分析，识别可能的改进机会。

4. 实施流程改进

首先对需要改进的流程进行区分，找到高潜力的改进机会，优先对其实施改进。

确定优先次序，企业如果多方面出手，就会分散精力，影响六西格玛管理的实施效果。业务流程改进遵循五步循环改进法，即 DMAIC 模式。

（1）定义（define）：定义阶段主要是明确问题、目标和流程。

（2）评估（measure）：评估阶段主要是分析问题的焦点是什么，借助关键数据缩小问题的范围，找到导致问题产生的关键原因，明确问题的核心所在。

（3）分析（analyze）：通过采用逻辑分析法、观察法、访谈法等方法，对已评估出来的导致问题产生的原因进行进一步分析，确认它们之间是否存在因果关系。

（4）改进（improve）：拟定几个可供选择的改进方案，通过讨论并多方面征求意见，从中挑选出最理想的改进方案付诸实施。

（5）控制（control）：根据改进方案中预先确定的控制标准，在改进过程中，及时解决出现的各种问题，使改进过程不至于偏离预先确定的轨道，发生较大的失误。

5. 管理系统

（1）提供连续的评估以支持改进。

（2）定义流程负责人及其相应的管理责任。采用了六西格玛管理方法，就意味着打破了原有的部门职能的交叉障碍。为确保各个业务流程的高效、畅通，有必要指定流程负责人，并明确其管理责任。

（3）实施闭环管理，不断向六西格玛绩效水平推进。六西格玛改进是一个反复提高的过程，五步循环改进法在实践过程中也需要反复使用，形成一个良性发展的闭环系统，不断提高品质管理水平，降低缺陷率。

课程思政

质量管理工具在护理质量控制中的应用

护理质量是医院质量的重要组成部分，是护理管理的核心，质量控制是管理的基础，是管理的生命线，它取决于护理管理水平和方法。

作为当前在医院管理工作中的一项重点内容，护理质量管理的水平可直接影响到住院患者的治疗与康复效果。目前，医院护理质量管理工作正逐步走向科学化和系统化，并在医疗实践当中持续地改进和完善，有效提升了护理管理的水平和质量，更好地为患者提供其所需的护理服务。在长期的医疗实践当中，医护人员积累了丰富的经验，总结了护理质量管理的有效方法，进而成为护理质量管理的有效工具。管理工具在护理质量管理中得以有效地应用，能够对护理质量管理予以改进、检验、处理和监测，并提供科学、合理的决策，进而有效地开展护理质量控制。

护理质量一直是临床护理关注的重点，它将临床护理的专业性和患者的安全结合在一起，所以提升和维护护理质量是医院质量控制的重要组成部分。护理质量持续改进的目的是使护理人员通过专业行为，最大限度提高服务对象的满意度、改进护理质量、保证患者的安全。质量持续改进与全面质量管理相辅相成，抓到质量管理中的每一个漏洞，将使护理质量有切实的保证。应用科学的管理工具切实地将科学与实际相结合，根据每一个需要解决的问题的不同，选用合适的管理工具，可使护理质量管理更加行之有效。

视频讲解　　　随堂测试

（李　弢）

第四节　护理质量评价与持续改进

【案例分享】XX 打印机耗材厂关于漏粉现象的改进

一段时间以来，某激光打印机耗材厂管理者常接到顾客投诉，抱怨其碳粉盒产品有漏粉现象。漏粉现象是指当顾客拆开包装后，尚未使用就看到碳粉盒和感光鼓及其齿轮上沾有碳粉。通常碳粉储存在碳粉盒的粉仓中，并且贴有密封膜，碳粉没有泄漏的可能。该管理者观察顾客所退回的投诉碳粉盒样品，发现漏粉现象确实存在，并且很严重。奇怪的是，碳粉盒粉仓上的封膜竟然完好无损，密封良好。也就是说，碳粉盒看来不像漏粉，更像是沾染了碳粉没有清理干净。

该管理者检查该产品的生产过程得知，碳粉盒在完成组装以后，必须进行检测性打印，打印所用的碳粉是外加的，不使用密封粉仓中的碳粉。那么，这种现象是不是检测后对残留碳粉的清理不彻底而造成的呢？他认为这种可能性很大。于是，该厂加强了对清理残留碳粉盒包装出厂的质量控制工作，例如：修改完善了相关质检文件；强化了班组现场管理措施；开展严格的自检、互检活动，并在包装出厂前的最后检验时，增设了专职的监视岗。在清理手段方面，不仅用高压空气吹，还要求用无纺布仔细擦拭，必要时用棉签或毛刷清理。预防措施似乎已经万无一失。

然而，过了一段时间，这种"漏粉"的投诉并没有减少，反而成了"经久不衰"的热点问题，可能危及工厂的信用。最后经检查发现，问题出在包装前的最后一次检验环节。碳粉盒完成组装、检测和清理等全部工序以后，开始转入包装程序。包装前，要由专职检验人员逐个检查碳粉盒的外观，包括碳粉是否被彻底清理干净。检查的时候，检验人员要轻轻地来回转动一下感光鼓上的齿轮，看看是否沾有碳粉。恰恰是这个转动齿轮的小小动作导致了碳粉的泄露，使本来已经干净的部位又重新沾上了碳粉。又恰恰是由质检人员在做完此项工作以后，产品结束了生产过程，很快就被装进包装袋封存。严重的隐患就这样随着产品在众目睽睽之下出厂了。

轻轻地来回转动一下感光齿轮，这个小小的不经意的动作，后来被发现大有问题。因为当齿轮逆向转动时，感光鼓便会从粉仓带出少许碳粉，这些碳粉就会污染齿轮及其他部位，而正向转动则不会有这些问题。随后，该厂便在碳粉盒说明书上加贴了转动方向的标识，从而杜绝了此类现象的发生。

一、质量持续改进的内涵

对质量改进的内涵可以这样理解：① 改进的对象是活动和过程。质量改进的范围包括开发设计过程、生产制造过程、使用服务过程。② 改进的目的是为供需双方提供更多的利益。质量改进既要考虑供方自身的利益，又要满足顾客的利益。其质量改进的结果必须使活动和过程的效益和效率都得到提高。③ 质量改进要求把活动和过程的效益与效率提高到一个新的水平，它的成效应是有突破性的。④ 改进的性质是创造性的，质量改进必须勇于改变现状，以创造性的思维方式或措施，使活动和过程获得有益的改变。质量改进的根本目的和动力是使组织和顾客双方都能得到更多的收益。质量改进活动涉及质量形成全过程及其每一个环节，以及过程中的每一项资源，一般程序为计划、组织、分析、诊断和实施改进。

质量持续改进是组织的永恒目标。事物是不断发展的，都会经历一个从不完善到完善，直至更完美的过程，人们对过程结果的质量要求也在不断提高。因此，管理的重点应关注变化或更新产品所产生结果的有效性和效率，这就是持续改进活动。质量持续改进是在全面质量管理基础上发展的，它以系统论为理论基础，强调持续和全程的质量管理，在注重终末质量的同时更注重过程管理、环节控制的一种新的质量管理理论。质量持续改进的特点是强调过程管理，将管理渗透到工作周期的每个环节。通过各个层面的自觉管理，促进质量不断改进，以期达到更高的工作质量。

二、质量持续改进的意义

科学地实施质量持续改进，可以帮助组织纠正已出现的问题，通过寻找改进的机会，进而预防问题的发生。其中，组织各部门的质量职能的发挥，有利于推进质量活动不断深入，提高工作质量的同时提高员工的工作满意度。产品或服务质量的提高，有利于改善与顾客之间的关系，提高顾客满意度。因此，质量持续改进就是挖掘日常质量缺陷的有效工具。

三、护理质量评价的方法

评价是对人或事物进行价值上的判断，既有定量研究，也有定性因素。护理质量评价是通过护理质量评价组织，根据一些既定的评价标准和指标，对一定的评价内容，采用一定的评价方法，对护理活动符合标准的程度进行科学评估，最后分析其是否达到预定的要求和标准，以确保护理质量持续改进的一种评价方法。

护理质量管理是医院质量管理的重要组成部分。医院质量管理评价是医院按照一定的质量管理体系或质量管理规范的要求，与自身的质量管理工作进行对比，以确定其质量管理体系和质量是否符合标准。各医院实施的质量评价包括医院内部和医院外部的质量评价。医院内部质量评价是根据上级主管部门颁布的有关质量标准、法律法规，根据医院实际情况，修订医院自身的各个管理层面、医院运营方面的质量规范或质量标准，由医院内部的质量管理部门在规定的时间间隔或根据医院的运营变化对医疗服务质量进行审查、督导，发现问题，及时纠正。医院外部质量评价是由中立的第三方依据一定的标准体系对医院是否符合要求进行质量评价。

目前，被国内医院管理专家关注的医院外部质量评价标准有我国原卫生部发布的《医院管理评价指南》、中国医院协会（CHA）发布的《患者安全目标（2019 版）》及美国医疗机构评审国际联合委员会（JCI）制定的《美国医疗机构评审国际联合委员会医院评审标准》（Joint Commission International Accreditation Standards for Hospitals，下称《JCI 医院评审标准》）。

《医院管理评价指南》和《患者安全目标（2019 版）》是结合我国国情制定的医院管理标准，对全国的医疗服务质量管理具有规范和指导作用。各级医疗机构可以依据其中的要求，结合本机构和上级主管部门的要求，制定本机构的具体操作性标准。《JCI 医院评审标准》是世界卫生组织认可的认证模式，是全世界公认的医疗服务标准，代表了医院服务和医院管理的最高水平。评审的核心价值是通过促进医疗、护理质量的持续改进，达到降低医疗风险、保证患者安全的目的。因此 JCI 论证过程本身能促进医院创建重视安全和质量的文化，给医院带来服务质量及病人安全度的提高、核心竞争力的全面提升。目前多个国家（包括中国）的数个医疗机构通过了国际 JCI 认证。

（一）护理质量评价指标与形式

"没有测量就没有改善。"我们需要有一些指标来准确测量护理质量水平，以期发现问题，改善质量。根据管理过程结构，国内护理质量标准一般分为要素质量标准、过程质量标准和终末质量标准，主要包括护理技术质量标准、护理管理质量标准、护理文件书写质量标准及临床护理质量标准四大类，如：护理技术操作合格率、病区管理合格率、急救物品完好率、消毒隔离合格率、护理文件书写合格率、基础护理合格率、特级护理合格率、一级护理合格率、患者满意度等。

近年来，护理管理者围绕目标管理，针对具体的行动策略构建敏感指标。敏感指标是质量管理的重要抓手，从敏感指标入手，有助于管理者以点带面地进行重点管理。利用敏感指标进行管理，一般包括"构建指标—监测/评估—反馈/辅导"三个步骤，管理者通过客观数据信息评判质量现状及动态变化，进而发现问题、解决问题，使护理质量得到改善。因此，构建和应用敏感指标开展管理工作，给管理者提供了一个科学评价管理状况的切入点。目前临床常用的共性指标有插管患者非计划拔管发生率、住院患者压疮发生率、住院患者跌倒/坠床发生率、住院患者身体约束率、ICU 导尿管相关尿路感染发生率、ICU 中心导管相关血流感染发生率和 ICU 呼吸机相关性肺炎发生率等。除此以外，各专科也建立了相应的指标，如会阴切开率、血液透析治疗完成率、急诊预检分诊准确率、急性心肌梗死患者便秘发生率等。

护理质量评价的形式有现场检查、访谈、问卷调查、查阅资料等。评价护士护理行为活动的过程是否达到质量要求，可按护理工作的功能和护理程序评价，一般采用五级评价方法：一是护理人员护理过程的自我评价；二是同科室护理人员护理过程的相互评价；三是护士长的检查监督评价；四是总护士长的指导评价；五是护理部组织的综合质量评价。

（二）医院护理质量三级网络分层评价

为加强医院护理质量的整体管理，充分发挥各个护理质量管理部门和科室的作用，保证护理质量的协调运行，成立护理部、片区、科室三级护理质量管理体系，负责对医院护理质量组织、协调、监督、检查、反馈，确保护理质量得到持续改进和提高。

1. 护理质量与安全管理委员会、专科护理管理委员会

护理质量与安全管理委员会下设数个护理质量与安全管理持续改进小组，如病区管理与安全组、分级护理组、护理服务品质组、临床路径护理组、母婴护理组、消毒隔离组、危重症组、护理文件书写组、急诊急救组、"三基"培训与考核组、高危科室组和护理岗位管理绩效与考核组等；专科护理管理委员会下设急诊急救组、危重症组、静脉输液组、糖尿病组、伤口造口皮肤失禁组、肿瘤组、母婴和临床营养支持护理组等，共同促使护理工作平稳发展。

各质控小组定期或不定期对全院临床科室护理质量进行现场检查，涵盖护理工作中的热点问题、重点问题、专科指标等。质控小组采用相应的质量评价标准，对全院护理质量进行评价，运用质控工具进行根因分析，提出改进措施，运用 PDCA 方法进行问题跟踪，负责向科室发布整改通知，将考核结果与科室绩效相结合。质控小组通过全院质控讲评会、质控管理平台等途径向全院护士反馈检查结果。

2. 片区护理质量管理小组

医院护理部根据科室设置与规模，设立大内科、大外科、门急诊科、手术麻醉科等片区，片区护理质量管理小组由科护士长、护士长及科秘书组成，小组下设病区管理和临床护理质量小组等。

片区护理质量管理小组采用全面检查与专项检查相结合的方法，定期对分管护理单元进行护理质量督查。由科护士长根据护理质量考核标准中的内容、上季度检查存在的问题进行提前计划，安排本季度检查的内容及形式，并带领成员参与检查。各小组运用质控工具进行根因分析，提出改进措施，进行护理质量持续改进，将分析报告提交护理部。通过全面督查片区的护理质量，及时了解各病区的护理质量管理现状，发现质量问题与安全隐患，及时采取护理措施，进行持续改进。

3. 病区护理质量管理小组

按照医院护理质控管理要求设立病区护理质量管理小组，采用由护士长主管、高年资护士协助分管、全员参与的质量管理模式，包括分级护理、基础护理、护理文件书写、急救器材/药品管理、专科管理等小组。

科室质控小组按照医院各质控检查评价标准，定期对病房质量、专科护理、临床护理和安全质量进行全面检查。质控员对检查中存在的问题进行实时记录，对薄弱环节进行分析总结，在每月科会上进行反馈，提出改进措施，落实并跟踪评价。

视频讲解

四、护理质量评价的工具

依据护理质量评价的指标，运用不同的方法评价，其评价的结果主要是以各种数据的形式来表现的，但是这些数据需要进一步统计分析才能对护理质量进行判断，寻找质量问题发生的原因，进一步针对原因采取措施。常用的护理评价工具有查检表、因果图、柏拉图、直方图、控制图、头脑风暴法、分类法、流程图、雷达图等。

（一）查检表

查检表是在收集数据过程中设计的一种表格，用来记录和分析事实，它将相关项目和预定收集的数据系统地加以汇总，以便了解和掌握现状。一个完整的查检表应具备以下几个要素：查检事件名称、查检项目名称、查检日期、收集数据时间、收集数据地点、数据记录者、记录的方式。例如：通过特性要因图了解门诊糖尿病患者自我注射胰岛素合格率低患者原因，设计查检表（表4-3）。

表4-3　门诊糖尿病患者自我注射胰岛素合格率低患者原因查检表

查检项目	查检日期							
	7月1日	7月2日	7月3日	7月4日	7月5日	7月6日	7月7日	合计
理解能力差								
知识缺乏								
记忆力差								
主观认识不足								
怕麻烦								
沟通障碍								
文化程度低								
操作不熟练								
合计								

（二）柏拉图

柏拉图（Pareto diagram）又称排列图、巴雷特图法或主次因素分析图，是找出影响质量主要因素的一种简单有效的图标方法（图4-2）。根据"关键少数和次要多数"原理制作，根据所搜集的数据，按不良原因、不良状况、不良项目、不良发生的位置等区分标准加以整理、分类，以找出最大比例的原因、状况或位置，从左到右按递减方式紧密排列。根据"80/20"原理（二八定律），即80%的错误后果是由20%的错误原因导致的。因此，只要改善20%的错误项目，就能改正80%的错误。按照累计百分数把影响质量的因素分为三类：0～80%的是A类主要因素；80%～90%是B类次要因素；90%～100%是C类一般因素。使用时注意主要因素一般为3个左右，不宜过多。针对主要原因采取措施后，可按原项目再次画出柏拉图，以评价措施实施效果。

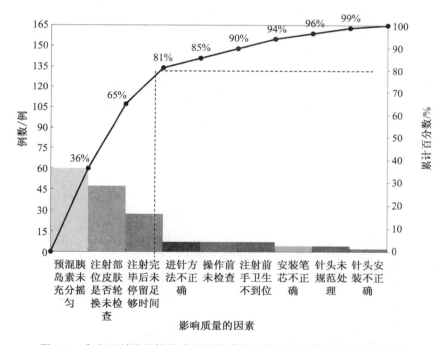

图4-2　内分泌科住院糖尿病患者自我注射胰岛素合格率改善前柏拉图

（三）因果图

因果图（cause and effect diagram）又称鱼骨图、特性要因图，它通过带箭头的线，将某一结果（或现象）与其原因之间的关系表示出来（图4-3）。这是一种分析质量结果与影响质量特性原因的图，通过图示方法详细地确认所发生问题的所有可能原因，能够分析、表达因果关系，是找出问题根本原因的重要工具，能促进解决问题。包括整理问题型、原因型和对策型。当考虑复杂问题，须客观地找出可能的原因或对策时，即可使用因果图。使用时注意明确主题，大家集思广益，以免疏漏。对问题要刨根问底，尽可能细化。

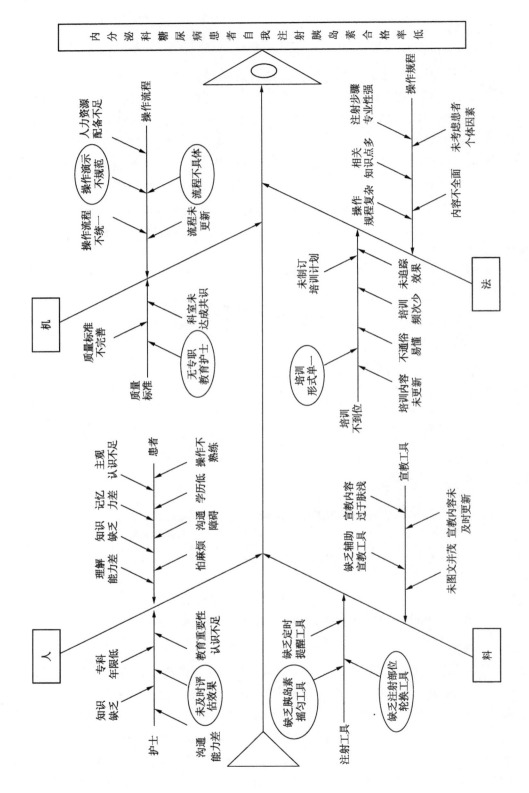

图 4-3　内分泌科糖尿病患者自我注射胰岛素合格率低原因分析鱼骨图

（四）直方图

直方图（histogram）是将所收集的数据、特性等，在横轴上用一定的范围区分成几个相等的区间，将各区间内的测定值所出现的次数累加起来的面积用柱形表示的图形，也称为柱形图。常见的直方图形态有标准型、锯齿型、偏峰型、陡壁型、平顶型、双峰型和孤岛型。直方图是质量管理的一种常用工具。用以制定规格界限，测定分散范围或差异、平均值等。如图 4-4 所示，使用时应去除异常值，数据最好在 100 个以上，直方图是从样本测定值推测总体分布的最简单有效的方法。

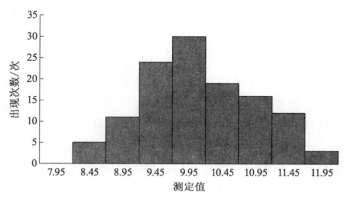

图 4-4　直方图

（五）控制图

控制图（control chart）又称管理图，是对工作过程质量特性值进行测定、记录、评估，从而监察过程是否处于控制状态的一种用统计方法设计的图。通过控制图能够直观地看到产品或服务的质量。它可用于分析工序质量与判断生产过程中工序质量的稳定性，以及用于工序质量控制排除系统性因素干扰，防止不合格产品的产生，为评定产品质量提供依据。基本结构中纵坐标表示目标值，横坐标表示时间，中间一条实线为中心线，另两条虚线分别为上控制线和下控制线（图 4-5）。使用时注意控制线的警示意义，如用于表示治愈率、合格率时，指标在上警戒线以上说明计划完成良好；如用于表示床位使用率，超过上控制线时，说明工作负荷过重，应查找原因，予以控制；如用于表示护理缺陷发生率，指标在下警戒线以下表明控制良好，靠近警戒线时应引起高度重视。

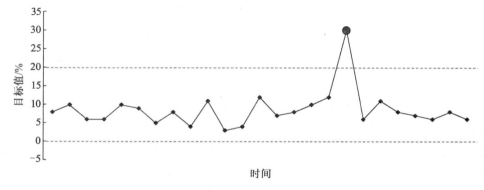

图 4-5　控制图

（六）头脑风暴法

头脑风暴法（brain storming）是一种激发思维的方法，能够快速、简单地分析问题及提出解决方案。此法经各国研究者实践发展后，目前已形成了一个发明技法群，如奥斯本智力激励法、默写式智力激励法、卡片式智力激励法等。头脑风暴法分为直接头脑风暴法和质疑头脑风暴法。前者是在专家群体决策的基础上尽可能激发创造性，产生尽可能多的设想的方法；后者则是对前者提出的设想、方案逐一质疑，分析其现实可行性的方法。使用时，参加人数5~10人，会议时间控制在1h左右，要集中有关专家召开专题会议，主持者以明确的方式向所有参与者阐明问题，说明会议的规则，尽力创造融洽轻松的会议气氛，主持者一般不发表意见；参与头脑风暴会议的人员应为具有较高逻辑思维能力的专家，以便提出尽可能多的方案。

在质量管理中，头脑风暴法可以用来识别存在的质量问题和可能的原因，并寻求解决措施。例如，针对患者管路滑脱、护士给药错误的事件，相关科室人员可通过头脑风暴法来共同分析问题的发生原因、解决办法、实施流程等环节。

（七）分类法

分类法又叫分层法、层别法，通过各种分层，把收集到的具有相同性质或条件的数据按照不良所在或最佳条件归并在一起。通过分类，使整体数据明确，易于从数据中获取有效信息，便于识别问题。质量管理活动中，早期发现问题是确认问题、改善问题的前提，因此分类法成为不可或缺的工具，是其他品质管理手法的基础，是改善质量的有效方法。常用的分类标准有时间、操作人员、操作方法、问题性质等。为易于事后分类，需要事先设计好数据记录表。表4-4是分类法在某科室2018年护理不良事件分类统计中的应用体现。

表4-4　某科室2018年护理不良事件分类统计结果

编号	护理不良事件名称	例数（%）	累计发生率/%
1	跌倒/坠床	4（40）	40
2	漏执行医嘱	2（20）	60
3	压疮	2（20）	80
4	非计划拔管	1（10）	90
5	烫伤	1（10）	100
总计		10（100%）	

（八）流程图

流程图（flow chart）是通过图示的方法，利用特殊的图形符号表示所有的步骤和发生的顺序，说明项目需要完成事件的各可能环节。按照性质和复杂程度可分为基本流程图和事务流程图两类。一般在评估结果，了解现行工作流程是否存在问题，改良流程时需要使用流程图。在护理质量管理中使用的流程图通常为基本流程图，适用于计划简单直接的行动。建立医院工作流程图可以有效地帮助医院质量管理人员明确和优化服务流程，提高医院服务质量。图4-6为某医院术中患者血糖监测流程图，该流程图由于没有时间指示，不适用于复杂项目。

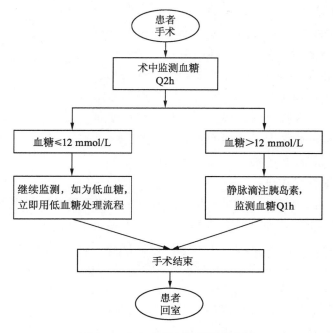

图4-6　术中患者血糖监测流程图

（九）雷达图

由中心点画出数条代表分类项目的雷达状直线，以长度代表数量的大小，这类图称为雷达图（radar chart），也称为蜘蛛图（图4-7）。雷达图是专门用来进行多指标体系比较分析的专业图表。从雷达图中可以看出指标的实际值与参照值的偏离程度，从而为分析者提供有益的信息。该图优点包括：可观察各项间的平衡；可清楚地呈现出评估绩效的重要类别；可以清楚地看见组织优势和弱点的强度。

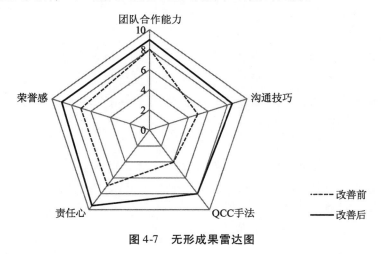

图4-7　无形成果雷达图

（十）散布图

散布图（scatter diagram）又称散点图或相关图，是把互相有关联的对应数据，于方格纸上以纵轴表示结果，横轴表示原因，然后以点表示分布形态，根据分布形态判断对应数据之间的相互关系（图4-8）。一般分为6种形态，即正相关、弱正相关、负相关、弱负相关、无相关和曲线相关。通过散布图，能大概了解原因与结果之间的相关性，相关性高时，可根据所观察到的变量推测另一个变量的变化情况，还能检视离岛现象是否存在。此外，使用时要注意鉴别有无异常点、假相关等。

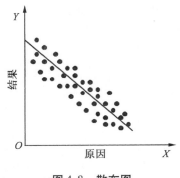

图4-8　散布图

五、护理质量持续改进

全面质量管理比较多地应用在工业项目上，而持续质量改进多用于卫生服务领域。医疗卫生领域中，质量管理有其自身的敏感性、特殊性和复杂性，如何运用全面质量管理的思想提高医疗护理质量是一个值得研究的课题。护理质量持续改进是指按照医疗质量形成的规律，对质量改进项目和方法确定改进目标，围绕计划、组织、控制，落实改进措施，实施改进活动，并检查改进效果，以保证护理质量的不断提高。

护理质量持续改进通常分为两种情况：一是出现护理质量问题后的改进，通过检查或收集投诉资料来发现问题，组织力量分析产生问题的原因，予以改进；二是没有发现护理质量问题时的改进，主动寻求改进机会并落实改进措施，满足患者新的期望和要求，为患者创造良好的就医体验。护理工作最终体现于保障患者的安全，护理质量持续改进必须贯穿于护理工作的始终。

【案例分享】某三甲医院：品管圈在提高内分泌科住院糖尿病患者自我注射胰岛素合格率中的应用实践

实践步骤如下：

1. 组圈

通过宣传和个人意向，成立8人品管圈小组。圈员包括临床医生、护士，圈长由内分泌科副护士长担任，负责品管圈小组所有活动的策划和组织协调。护士长任辅导员，承担品管圈活动过程中的辅导和支持角色。通过头脑风暴并投票表决，确定圈名为"糖心圈"。

2. 选定主题

圈员们罗列出工作中发现的问题，运用相对权重评价表，从重要性、迫切性、圈能力及可行性方面进行评价打分，最终确定以"提高内分泌科住院糖尿病患者自我注射胰岛素的合格率"为活动主题。

3. 拟定活动计划

通过绘制甘特图制订了详细的计划,活动时间为2018年4月至11月,共35周,按照品管圈十大步骤,明确各步骤的主要负责人。圈员们严格按照活动计划表落实各步骤的活动。

4. 现况把握与分析

圈员通过头脑风暴梳理出内分泌科患者自我注射胰岛素的注射流程中的重点环节,设计了查检表。重点环节包括预混胰岛素未充分摇匀、注射部位皮肤是否轮换未检查、注射完毕后未停留足够时间、进针方法不正确、操作前未检查、注射前手卫生不到位、安装笔芯不正确、针头未规范处理、针头安装不正确(同图4-2)。

5. 制定活动目标及解析

对所调查的43名患者收集的387条注射操作条目显示错误165条,按照柏拉图"二八定律"得出预混胰岛素未充分摇匀、注射部位皮肤是否轮换未检查、注射完毕后未停留足够时间这三项为改善重点。明确重点改善项目后,计算出目标值62.5%。并通过头脑风暴从"人、机、料、法"等多个方面进行鱼骨图分析,按照"二八"规律选出未及时评估效果、缺乏摇匀胰岛素工具、缺乏注射部位轮换工具、操作演示不规范、流程不具体、无专职教育护士、培训形式单一7个要因验证后,确定操作演示不规范、培训形式单一、未及时评估效果、缺乏注射部位轮换工具是真因(同图4-3)。

6. 拟定对策

确定真因后,拟定4项对策,包括拍摄胰岛素注射操作视频、工作坊培训、设计健康教育路径单及设计胰岛素注射部位轮换工具。

7. 实施对策

拍摄胰岛素注射操作视频,规范护理人员操作,开展小组工作坊培训模式,提高患者操作技能。设计内分泌科健康教育路径单,系统进行健康教育。设计腹部胰岛素注射定位腰带,规范注射轮换部位。

8. 确认成效

通过对以上措施的贯彻落实,取得了预期效果。有形成果是住院糖尿病患者自我注射胰岛素合格率由改善前的20.9%提高至改善后的63.2%;无形成果是圈员的专业知识、责任荣誉、团队合作能力、沟通技巧等明显提高(图4-7)。

9. 标准化

完善护士岗位说明书,进一步明确和细化护理工作内容。建立内分泌科住院糖尿病患者健康教育路径单,使护理人员能够有计划、系统地进行患者健康教育。拍摄胰岛素注射操作视频作为科室专科培训资料,使护理人员操作更规范。

10. 检讨与改进

通过品管圈活动，内分泌科住院糖尿病患者自我注射胰岛素合格率有所提升，但是也存在一些问题，如仅关注到患者住院期间的注射技能，未对患者出院后的注射相关并发症的发生及代谢指标进行持续追踪。

课程思政

医疗质量管理新模式

2019 年，国务院办公厅发布《关于加强三级公立医院绩效考核工作的意见》，四大指标体系中，医疗质量位列首位。面对 2020 年突如其来的疫情，举国上下，众志成城，共渡难关。为保证救治力量，全国各地医疗团队纷纷支援武汉，但这也带来了一定的医疗质量管理难点，如医疗流程与质量标准不统一、文化整合难度大等，这需要各地医疗团队间达到同质化管理。由此建立健全了统一流程和标准，使各岗位人员在工作过程中有章可循、有据可依，致使各医疗队科学、规范地开展诊疗工作。后疫情时代，医院利用网络信息化资源，与时俱进，采取一系列改进措施，如线上培训，智能闸机的使用等，不仅提升了医务人员技术水平、医疗工作效率，也大大提高了患者的满意度。在"疫情防控常态化、质量管理精细化"的医疗质量管理新模式下，使医疗机构加速探索出一条持续发展的道路。

视频讲解

随堂测试

（周惠娟）

 思考题

1. 护理质量管理基本原则包括哪几个方面？
2. 简述 PDCA 循环实施的"四阶段、八步骤"。
3. 常用的护理质量评价分析方法有哪些？说明应用这些方法时的注意事项。

 案例分析题

抽查某科室 3 月份医务人员手卫生规范执行情况，发现存在未执行手卫生的现象。

所抽查 120 次操作中，共 24 次未执行手卫生，其中床位医生床边血糖监测时未执行 12 次，床位护士在更换胰岛素泵安置部位时未执行 8 次，执行其他护理活动结束后回办公桌未及时执行 4 次。

【问题】

针对以上现象如何进行质量改进以提升手卫生执行规范？

参考文献

［1］姜小鹰．护理管理理论与实践［M］．北京：人民卫生出版社，2013.

［2］叶文琴，徐筱萍，徐丽华．现代医院护理管理学［M］．北京：人民卫生出版社，2017.

［3］吴欣娟．护理管理工具与方法实用手册［M］．北京：人民卫生出版社，2018.

［4］万融．商品学概论［M］．北京：中国人民大学出版社，2013.

［5］李继平．护理管理学［M］．北京：人民卫生出版社，2014.

［6］刘庭芳，刘勇．中国医院评审评价追踪方法学操作手册［M］．北京：人民卫生出版社，2012.

［8］石澜，李芸，钱志锋．持续改进——有效支持［M］．北京：中国计量出版社，2005.

［9］朱玉芬，解红文，赵正清，等．应用品管圈提高内分泌科住院糖尿病患者自我注射胰岛素合格率的实践［J］．中国护理管理杂志，2017，17（12）：1695－1699.

［10］温贤秀，蒋文春．护理质量成效管理［M］．成都：西南交通大学出版社，2013.

［11］张幸国．医院品管圈活动实战与技巧［M］．杭州：浙江大学出版社，2010.

［12］国家卫生计生委医院管理研究所护理中心护理质量指标研发小组．护理敏感质量指标实用手册（2016 版）［M］．北京：人民卫生出版社，2016.

第五章

护理教育管理

识记：（1）教育管理学、护理教育管理、护士规范化培训、护士分层级培训管理、专科护士、护理学继续教育等概念。

（2）临床护理教学的内容、特点和原则。

（3）临床实习护生的组织形式。

（4）不同层次临床实习护生的实习要求。

（5）新入职护士规范化培训内容及要求。

（6）护士分层级培训管理具体实施要求。

（7）专科护士培训对象、方式及培训内容。

（8）护理学继续教育课程设置原则和内容。

理解：（1）临床实习护生在实习过程中教学活动的要求。

（2）护士分层级培训管理目标。

（3）专科护士的资质认定要求。

（4）促进护理学继续教育的策略。

运用：（1）结合实际，简要分析当前我国护理教育管理体制的利弊、护理教育管理面临的挑战及发展趋势。

（2）结合实际，简要分析当前我国实习护生临床实习过程中面临的机遇和挑战。

（3）结合实际，简要分析当前我国护理学继续教育的现状及我国护理学继续教育面临的机遇和挑战。

（4）能够运用分层级培训管理的方法科学统筹人力，使护士各尽其能，从而提升护理团队的整体实力，更好地为患者服务。

第一节　护理教育管理概述

一、教育管理学的基本理论

(一) 教育管理学的概念

教育管理学 (science of educational management) 是以教育管理问题为对象，以管理学、教育学和其他相关学科为基础，运用定性、定量及其他有关方法，通过对教育管理问题的研究，发现教育规律，形成教育管理理论并指导教育管理实践的一门管理科学。它作为一门独立学科起源于 19 世纪末期，经过近百年的发展，已逐渐形成成熟完善的理论体系，是人们教育管理实践经验不断积累的结果。

(二) 教育管理学的目标

教育管理学作为一门交叉性边缘学科，主要运用管理学和教育学的基本思想、理论和原理，以教育实践活动为对象，研究教育系统中的管理问题，揭示教育管理的一般规律。教育管理是教育管理学的核心概念，是指为实现培养目标，对教育系统进行计划、组织、控制等一系列有目的的活动。其中创造和维护有效的学习环境，按需求进行课程设置和课程内容描述，监测和评价学校、教师和学生的行为这三方面是教育管理主要研究的内容。

二、护理教育管理的基本理论

(一) 护理教育管理的概念

护理教育管理是将教育管理的一般概念运用于护理专业中，研究护理教育系统中的管理问题，是揭示护理教育管理的过程及其规律的科学。护理教育管理者充分利用护理教育组织内部的各种有利条件，将人力、财力、物力等教育资源进行合理配置，通过计划、组织、协调和控制等职能完成一系列的教育活动，不断促进护理教育目标的高效实现。

(二) 护理教育管理的研究对象

护理教育管理的研究对象是个广阔的、动态发展的概念，应涵盖护理教育管理的所有过程和领域。

从宏观上看，护理教育管理研究对象包括护理不同教育层次 (中职、高职、本科和研究生护理教育)、不同教育阶段 (基础、基础后、继续护理教育)、不同教育类别 (全日制学历、自考、函授、夜大、远程学历护理教育和非学历护理教育) 教育管理中的现状、存在问题和发展趋势，也包括各个国家各级教育、卫生、行政等部门对护理教育的管理；从微观上看，护理教育管理包括各个学校内部对护理教育各方面、各阶段的管理，以及护理与其他学科、其他相关部门如教学医院、社区等的教育管理问题。

(三) 护理教育管理的基本原则

护理教育管理的原则是护理教育管理者在管理过程中必须遵循的准则和基本要求。护理教育管理的原则主要包括方向性原则、科学性原则、规范性原则、民主性原则、综合性原则、权变性原则和有效性原则。

1. 方向性原则

方向性原则是指我国的护理教育管理活动必须以国家的教育方针和卫生与健康工作方针、政策为依据，坚持育人为本、立德树人，强化临床实践能力培养，培育技术精湛、医德高尚的高水平护理人才，使我国的护理教育为社会主义现代化建设服务。

2. 科学性原则

科学性原则是指护理教育管理者要按客观规律办事，要注意采用新的管理理论和管理方法，使护理教育管理活动建立在科学的基础之上。护理教育管理活动既是一种教育现象，也是一种管理现象；它既受教育规律的制约，也受管理规律的制约，是一项科学性很强的管理活动。

3. 规范性原则

规范性原则是指护理教育管理者要依照国家制定的相关法律、法规来指导和调节自己的管理行为，使教育管理活动规范化、制度化，以保证和促进护理教育事业的健康发展。

4. 民主性原则

民主性原则是指护理教育管理者要对广大护理教职员工的个人价值给予充分肯定，全面激发教职工的潜能，调动教职工参与护理教育管理活动的积极性，集思广益，群策群力，通过实现全员管理，取得最优的管理效益。

5. 综合性原则

综合性原则是指必须科学地组织和调动护理教育系统内外各方面的办学积极性，使理论教学与临床实践有机融合，构建成熟完整的教学体系，更好地推动护理教育事业的发展。

6. 权变性原则

权变性原则是指护理教育管理者必须根据不同的情况确定和采取不同的措施、方法和手段，对护理教育管理活动实施动态调节，使其更具针对性和适应性。我国幅员辽阔，不同地区经济文化发展很不平衡，教育的要求和内容都要因地制宜。

7. 有效性原则

有效性原则是指护理教育管理者要合理地组织和利用人、财、物和时间等教育资源，获得较高的效率和较好的效益。护理教育管理活动的基本目标就是用最少的资源消耗获取最佳的教学效果。

三、护理教育管理体制

（一）护理教育管理体制的概念

护理教育管理体制是指一个国家根据有关政策法规建立起来的管理护理教育事业的制度体系，它包括各级教育机构的设置、功能作用的规定、相互间隶属关系的界定以及权限的分配与划定等诸多因素。护理教育管理体制的内容特性受一个国家的政治制度、经济制度、文化和民族传统等诸多方面因素的影响和制约，主要分为中央集权制、地方分权制和中央地方合作制三种。

（二）国外护理教育管理体制

国外发达国家政府对护理教育的管理主要有两种：一是护理院校作为大学的一部分，由政府或教育部门管理，如美国、德国、英国和澳大利亚等国家的医学教育体制是以非政府的行为来实现对医学教育及下属护理教育的宏观管理。还有部分国家像法国、日本等国实行国家统一领导的管理体制，各医学院校的自主权相对较少，作为下设的护理系自主权就更少。二是护理教育管理主要由国家护理管理委员会负责，护理院校内部的管理主要由院长负责，虽然在制度上受大学的约束，但院长对学院管理具有决定性作用。

（三）我国高等护理教育管理体制

在中华人民共和国成立初期，我国采用独立设置的医学教育办学体制，医学院校与综合性大学分离，独立办学，以促进医学教育的发展。护理学院（系）是医学院校下属的一部分。20世纪末，我国高等学校管理体制发生历史性变革，原本独立设置的大多数重点医学院校相继与综合性大学合并，成为综合性大学的一个学院，其中综合性大学护理学院（系）一部分是由原医学院校护理学院（系）单独构成，另一部分是由原医学院校护理学院（系）合并附属或地方卫生学校构成。通过高校管理体制改革，原隶属于卫生部领导的医学院校变为隶属于教育部领导。医学院校与综合性大学合并后存在多种医学教育模式，主要有两种：一种是大学 — 医学部（院）— 护理学院（系）三级管理体制，其特点是护理学院（系）在医学部（院）管辖之下，护理学院（系）管理权限小，但与附属医院的联系较密切；另一种是大学 — 护理学院（系）二级管理模式，护理学院（系）作为一个相对独立的院系与医学院并列，其优点是具有较大的管理自主权，发展潜力大，缺点是与医学部（院）特别是与附属医院的联系相对较松散。

（四）护理教育管理体制的完善

目前，我国护理教育管理体制普遍存在被动性、策略性、行政性及封闭性的问题，为适应国际经济一体化的需要，护理教育管理模式应从被动型管理向主动型管理转变，从策略性管理向战略性管理转变，从行政化管理向学术化管理转变，从封闭式管理向开放式管理转变。这就要求我国护理教育管理者应根据国家的教育方针、政策和任务办学，在学习国外先进教育思想和管理经验的基础上，结合中国国情，积极进行护理教育管理体制的改革，努力探索具有中国特色的护理教育管理理论、管理制度和管理体系，建立起面向社会、自主决策、开放灵活的管理体制，建立起能自我调控、自我发展的运行机制。同时，教育部和卫健委应联合建立起一种长效的护理教育管理机制，加强沟通和合作，共同研究和制定护理教育的发展战略，更好地满足人民健康和社会进步的需要。

四、护理教育管理的发展趋势

近年来，随着社会和经济的发展，人口老龄化、教育全球化对我国护理教育产生强烈冲击的同时，也为我国高等护理教育管理的改革与发展带来了新的机遇和挑战。现代教育理念和科学技术为教育所提供的支持，以及护理教育已有的教育基础条件和教育能力是影响未来护理教育方向的关键因素。面向未来，护理教育管理的发展趋势主要体现在以下几个方面。

（一）拓宽教育途径，加强国际合作

随着社会前进步伐的加速，教育观念的转变和发展更加符合社会发展的需要。从目前护理教育管理的发展趋势来看，如何把握好目前护理教育良好的发展机遇，充分利用国内现有的教育资源，积极借鉴国外先进的护理教育理念和经验，是现代护理教育管理的时代抉择。国际化、全球化、跨文化的教育理念在护理教育、护理科研和护理服务中正发挥着越来越重要的作用。我国高等护理教育人才的培养，不仅要满足国内护理临床、科研、教学管理各个方面的需要，还要适应国际市场对护理人才的需求。因此，护理教育管理应遵循"以健康为中心，以人为本"的国际护理教育理念，积极加强国际学术交流，大力开展国际合作的护理教育培训项目，注重护生身心和谐发展，注重科学精神培养和整体素质提高，注重教育的社会功能和个人发展功能的协调，通过国内外资源共享，优势互补，打造进取、宽容、开放的护理育人环境。

（二）多元化教育模式，优化培养目标

培养目标是高等护理教育的灵魂。高等护理教育是培养高层次护理人才的社会活动，必须以培养满足 21 世纪新型卫生保健体制需要和社会公众健康需求的高级护理人才为根本目标。因此，我国的高等护理教育管理要摒弃单一简化的教育体系，转向多元综合模式，强调教育类型、教育层次、教育对象和护理人才培养模式的多元化，扩大高层次的护理教育，形成以高等护理教育为主流，不断地完善和提高大专、本科、硕士、博士及博士后的护理教育。同时需更加重视各层次间的衔接，强化学生的护理专业知识及临床技能，兼顾学生的未来发展及潜力的发挥，培养符合社会需要的现代化的护理人才。此外，教育的重要目标之一是能力的培养，而能力的养成必须强调终身教育理念。因此，教育管理组织不仅要重视全日制学历教育，还要注重各种继续教育、适时教育、终身教育，建立并完善终身教育体系是护理教育管理改革的重要环节。

（三）优化课程体系，凸显专业特色

课程是高等护理教育的基础。目前我国高等护理教育课程体系受护理程序和生物—心理—社会模式的影响较大，更注重专业知识的传授，较少根据护理理论和对社会需求的认识来构建课程体系，护理专业特征不明显。为了适应社会的发展，我国高等护理课程的设置必须兼顾专业知识的学习和专业情感的内化，改变以传授专业知识为主的传统护理教育观念，增加社会、人文知识和专业思想方面的新课程，并针对高级护理人才教学、科研、管理的职业定位，加强相关内容的培训，以适应护理实践范围的扩大和护理人员功能多样化的需求。此外还应强调的是，护理是实践性学科，要改变理论和实际脱节的现象，重视临床护理教学管理，着重发展学生的临床能力，探索理论课程和实践课程合理衔接的方法。

（四）以需求为导向，加强实践性教学

随着人们对保健需求的迅速增长，护理工作的内涵和外延不断变化，护士的角色和功能日益多元化。因此，高等护理教育管理必须重视护生学习能力的培养，以适应学科发展的需求。建构主义教学理论认为，学生是认知的主体，是知识意义的主动建构者。所以，应改革传统教学中以教师为中心的灌输式教学方法，强调以学生为中心，突出自主性学习，鼓励学生在课堂上提问、讨论、质疑，训练学生的评判性思维能力，培养学生发现问题、解决问题的能力；鼓励学生掌握高新电教技术和临床先进诊疗设备的应用方法，引导学生通过数据库和多媒体直接接受信息，提高学生的知识内化水平和学习能力；设计和编制人机交互式的练习及考试模式，规范教学管理，获取最佳的教学效果。

（陈　静）

第二节　临床护理教学管理

护理学是一门在自然科学与社会科学理论指导下的综合性应用学科，具有很强的实践性。护理教育不可能在学校课堂内完成全部的教学课程和内容，约一半的课程教学都与临床密切相关。因此，临床护理教学是护理教育的重要组成部分，是培养不同层次护理人才的重要途径。

一、临床护理教学的概念

"临床"这个词源于希腊语 klinikos，字意是"附属在床上"。随着工作领域的扩大，"临床"不再局限于"床边"的含义，而是指任何为患者或服务对象提供健康服务的场所，包括医院、家庭、社区等。因此，临床教学发生于任何有教师、学生和护理服务对象存在的场所。临床护理教学强调理论与实践相结合，给学生提供机会和场所，帮助学生将既往学到的理论知识应用于护理患者的实践工作中，并在现实的环境中学习以患者为中心的高水平护理所必需的各种技巧，如人文关怀、沟通交流技巧等。临床护理教学既有助于培养学生专业化的思维方式，又有助于提高学生的评判性思维、语言沟通、自主学习、团队合作等全方位的综合能力。

二、临床护理教学的内容和意义

目前，我国临床护理教学体系的层次结构包括护理专科生、本科生、研究生教育，以及护士规范化培训、护士分层培训、专科护士培训、继续护理学教育等内容。它不同于院校课堂所承担的教学内容，它以临床课教学及临床实践教学为主，在立足于理论性的基础上，更注重实践性，强调理论与实践的有机结合。

结合临床护理实践开展教学工作，有利于护理质量的提高，有利于护理工作的标准化、规范化和程序化，有利于临床护理科研工作的开展和护理人才的培养。因此，确定各层次护理教育的目标和任务，针对其特点加强护理教育管理，使医院整体临床护理教学有序地融合于日常护理工作中，对保证临床护理教学的质量，促进临床护理水平不断向更高层次发展具有重要的现实意义。

三、临床护理教学的特点

临床护理教学是护理教师在社会实践及临床实践中进行现场教学活动的组织形式，是课堂教学的延续和补充。其特点主要体现在以下几个方面。

（一）教学环境的复杂性

临床护理教学常在医疗服务机构内进行，其环境复杂，既包括服务机构的规模、空间结构等自然环境，又包括临床护理人员、其他专业人员、辅助人员、护理服务对象等组成的人文环境。因此，临床教学管理应充分考虑复杂教学环境中各种因素的相互影响，以创造良好的教学环境，为学生提供真实实践的经历及将知识转换到实际情境的机会，确保临床护理教学任务的顺利完成。

（二）教学组织的机动性

临床教学常随机选择护理服务对象纳入教学素材，但护理服务对象的病情和情绪复杂多变，难以控制，常会影响教学计划的实施。因此，临床教学组织起来相对比较困难。临床教学管理者应充分考虑到教学组织机动性的特点，安排经验丰富、应变能力强的带教教师，并在教学活动的安排上制定备用方案。

（三）教学内容的多元化

临床护理教学是帮助学生经历护理职业社会化的重要过程。教学内容除了要加强专业技能的培训外，还要注重心理素质，哲理、法律、伦理和职业道德等人文素质的教育，以及评判性思维、健康教育、整体护理等综合能力的培养。因此，临床教学管理要合理安排教学内容，既要多元全面，又要重点突出。

（四）教学方法的多样性

临床教学环境的复杂性和教学组织的机动性决定了临床教学方法的多样性，临床教学中很少采用单纯的讲授法，更多的是根据临床具体情况，综合采用理论与实践结合的多种方法进行教学，如经验教学、教学查房、实习讨论会、以问题为基础的教学方法等。

（五）教学评价的实效性

临床护理教学的评价常采用多种考核形式，既包括终末评价，又包括过程性评价，对学生在整个临床学习过程中的综合表现和能力进行全面考核，随时评价。

四、临床护理教学的原则

（一）科学性、思想性、艺术性相统一的原则

科学性是指传授的知识必须是准确无误的科学知识，能反映最先进的科学思想及理论体系。思想性是指护理教学内容的安排和带教教师的教学过程必须注重培养学生良好的思想品德，使学生树立正确的人生观和价值观。艺术性是指护理临床教学应遵循学生心理活动的规律，充分发挥教学的感染力，提高学生的学习兴趣。临床护理教学应通过充满艺术性、具有感染力的教学方法，结合护理学科的专业特点，加强对学生科学知识的教授和思想品德的培养。

（二）理论与实践相结合的原则

理论与实践相结合的原则是临床护理教学的基本原则。护理是一门实践性很强的学科，教学活动必须坚持理论与实践相结合，通过临床见习、实习或规范化培训等实践活动，将课堂所学理论应用于护理患者的实践中，用实践验证理论，使学生在理论和实践的结合中加深对知识的理解，提升学生分析问题、解决问题的能力。

（三）知识传授与道德引导相结合的原则

大部分临床护理教学活动都发生在有患者存在的场所，患者既是学生学习的对象，又是护理服务对象。带教教师、学生及患者等均有自己的角色、权利和职责，因此，在临床教学活动中，教师应严格遵守职业道德规范，以身作则，将知识传授与专业道德教育结合起来，培养学生严谨求实的科学态度，使学生树立牢固的专业思想，养成优良的职业品质。

（四）统一要求与因材施教相结合的原则

护理临床教学既要坚持统一要求，规范化管理，又要符合学生身心发展规律，做到因材施教。在教学过程中，按学科的逻辑体系、认识发展进行规范化教学的同时，还要针对每个学生的不同特点，考虑学生潜在的发展水平，有的放矢，因势利导，力求将每个学生都培养成优秀的护理人才。

五、临床护理课程教学管理

（一）临床教学组织与准备

（1）临床护理教研室根据学院教务管理部门下达的教学任务的要求，负责临床教学工作的开展和实施。承担每学期临床教学课程的带教教师可以是教研室专职教师，也可以是临床兼职教师，由教研室主任提名后，填写教学任务分配表报教务管理部门批准和备案。

（2）在教师讲新课、新教师初次担任课堂教学时，教研室应组织试讲，由教研室主任批准后方可正式授课。

（3）在教学过程中，教研室应根据教学大纲、教学制度及实施计划，通过集体备课、教学观摩、教学督导、同行评议等方式，经常检查教学效果，进行教学研讨，撰写教研论文，及时总结交流经验，不断改进教学方法，提高教学质量与师资水平。

（4）教研室必须建立健全教学档案，将历年来的教学日历、教案、教材、试题、考试成绩、成绩分析及总结等教学文件及教具等整理归档，作为永久性资料，供教学参考使用。

（5）带教教师必须以教学大纲为依据，以教材为基本内容，以国内外最近研究进展为素材，结合学生的具体情况，做到"四备"（备内容、备方法、备对象、备教具），撰写教案。各院校对教案的格式有各自的规范和要求，内容一般包括课堂导入、本次课的重点和难点、教学的目的与要求、课堂设计和时间分配、课堂小结、课后作业等。

（二）教学实施

1. 课堂教授

（1）根据教学大纲所规定的基本要求，认真精选内容，力求做到目标明确、重点突出、概念准确、思路清晰、因人施教、语言生动、板书简明。要达到思想性、科学性和针对性的统一，注意课程间的纵横联系。切忌罗列内容，照本宣科，枯燥乏味。在进行基础知识传授的同时，还要加强对学生综合能力和人文修养的培养。

（2）要恰当地运用模型、实物示教、幻灯、投影、慕课、微课、情景模拟、案例讨论分析等教学手段辅助教学。

（3）教研室应定期组织专家督导听课和同行观摩听课、课后分析评议，及时检查课堂效果，总结交流教学经验。

2. 实习带教

（1）临床实习课一般在病房、示教室、治疗室内进行，为了保证教学效果，一般以 10～15 名学生为一授课组。

（2）担任实习课的带教教师应该进行充分的课前准备，备好教具，选好病例，做好示教前的一切准备工作。

（3）上实习课时，教育必须贯彻·"精讲多练"的原则，针对见习内容，有的放矢地讲解，尽可能多地为学生提供练习机会。对实习的内容做到本学科带教教师之间、各科室之间统一目的要求，统一基本内容，统一基本操作。

3. 自学指导

（1）答疑：带教教师在鼓励学生独立思考的基础上，着重解决学生遇到的疑难问题，同时注意因材施教，启发诱导。

（2）个别辅导：对于学习上有困难的学生，带教教师应帮助其分析原因，指导其学习方法，与其交流学习信息，解答种种疑问；对于学有余力的优秀学生，可根据情况为其介绍参考资料，帮助其扩大知识面，提升各种能力。

（3）学习方法指导：开课前，介绍本门课程的特点、学习方法及注意事项。课程学习中，结合评教、评学，及时指出学生学习中存在的主要问题，帮助学生提高学习效果。课程结束后，及时总结经验。

（4）专题报告：通过组织学生参加病案讨论、专题讲座、床边查房等活动，帮助学生培养兴趣、开阔眼界、增长见识，提高学生分析问题和解决问题的能力。

（5）阶段小结：为了发现教学中存在的问题，及时改进教学工作，应组织学生进行阶段性小结，包括考察、民意测验等，开展学生评教、教师评学等活动。

4. 复习、考查与考试

阶段性学习结束后，根据教学计划的规定要进行考试。临床课考试成绩常由理论考试成绩与见习成绩两部分组成。各科临床理论课讲授结束后，进行理论考试；见习成绩在各专科见习结束后，由该科带教教员根据学生实际表现进行评分，理论成绩加上见习成绩即为学生该门课程最终的成绩。

（1）临床考试方法：一般采取笔试，必要时可增加口试和技能考核。

（2）考试范围：限于教学大纲所规定范围，不另出复习考题。

（3）命题原则：根据教学大纲要求，考题要难易适中。既要考核学生的基本知识，又要考核学生分析、解决问题的能力，以及学生的基本操作技能等。虽然各门课程各有其特点，但一般都包括选择题、填空题、简答题、案例分析题等题型，分值比例适当，以能够真实客观地反映考生的实际学习水平。

（4）考试实施：考试要严格按照教务管理部门的相关规定进行。

（5）成绩评定：考试结束后，教研室应根据拟定的标准答案和评分标准，组织教师集中评卷，并进行考试分析。考试成绩评定后，经教研室主任审定，报院校教务部门归档。学生对考试成绩若有疑问，可提出申请，由教务相关管理部门组织统一复查。学生不得擅自复查考卷。

（三）教学总结

教研室在完成临床课程教学任务后，应广泛征求师生意见进行教学总结。分析教学质量，总结教学经验，整理教学中出现的问题，拟定改进措施，并整理好相关的教学文书和资料，归档留存。

视频讲解

随堂测试

（陈　静）

第三节　实习护生教育管理

课程思政

实习护生教育管理要紧紧把"立德树人"作为临床教育的根本任务和教育教学理念，为党、为国家、为社会培养让老百姓满意的护士，培养促进"健康中国"，实现"健康中国"战略的社会主义建设者和接班人，我们服务的对象是人，是一个个鲜活的生命，因此对临床带教老师有更高的要求：要培养护生正确的人生观、价值观，使其树立鲜明的政治立场，拥有高尚的敬业精神，具备拯救生命、守护健康的职业精神！

临床实习是护理教学的重要组成部分，是学生强化理论知识、熟练操作技能、培养护理职业情感与实际工作能力的重要阶段。通过实习，进一步培养护生良好的医德、医风，使护生树立救死扶伤、全心全意为病人服务的理念，提高护生分析问题和解决实际问题的工作能力，为护生毕业后担任护理工作及继续提高工作能力打下良好的基础。

一、临床实习的组织形式

由一名护理副院长负责教学工作，在护理部主任领导下成立学术组织，使医院和学校护理系互通信息，督促和检查教学计划的实施情况。同时，护理部选派护理部教学护士长，定期向护理学术组汇报临床教学计划的执行情况、学生表现、工作中存在的问题等，供护理学术组讨论，以不断改进临床教学管理方法和提高工作质量。护理部教学护士长在护理部主任、护理部教学副主任的领导下负责拟定实习工作的全面规划并组织实施。制定护生实习期间的规章制度、行为规范、实习前培训、实习计划、考核评价标准等；学部科护士长及学部教学护士长执行并协调护理部教学副主任及护理部教学护士长各项工作，给予病区护士长及病区总带教具体工作流程及计划；病区护士长及病区总带教向病区带教老师分配具体带教任务及内容，病区带教老师执行并反馈带教情况。

护理学术组的人员组成：① 学校护理系负责临床教学的老师；② 医院护理部负责教学的副主任及教学护士长；③ 临床各科专职教学老师。

1. 临床见习

临床见习可使学生将课堂学习的理论与实际工作紧密联系，加深理解，增强记忆，并使学生接触社会，体现互换关系，巩固专业思想。

2. 教学实习

通过教学实习，学生可以初步了解病房工作的特点、护理工作的内容、常见病的护理及常规工作程序。同时在实习过程中，学生能够培养爱护病人、热爱护理工作、尊敬师长的良好品德。

3. 生产实习

通过生产实习，学生能够更加热爱护理工作，熟练掌握基础护理理论及操作技术，了解专科护理及各班工作职责等，并逐步获得独立工作的能力。具体教学管理架构见图 5-1。

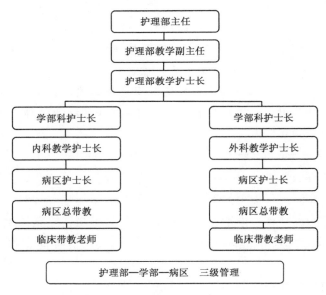

图 5-1　教学管理架构

二、临床实习的实习要求

1. 对学校的要求

学校应对学生进行实习前的动员，加强素质教育，讲明实习目的及要求。使学生明确实习的重要性与注意事项；备好学生实习手册，使学生了解手册内容，以便认真填写；整理好学生档案交予医院护理部建档；在科室护士长与教学老师的会议上，校方介绍每个学生的表现、学习成绩、接受能力等，使院方掌握情况以便于带教。

2. 对学生的要求

（1）临床实习护士实习期间要严格遵守医院和科室的规章制度。严格按照护理部的轮转安排进行实习，服从分配，工作期间不随意离开工作岗位，不准自由串岗、串科（室）和私自调班。

（2）学生到院时必须着实习护士服，着装整洁、仪表端庄，头发不过肩，不浓妆艳抹。佩戴胸卡上岗。

（3）尊敬老师，勤学好问。通过理论联系实际，获得培养目标中所要求掌握的知识、技能，并能运用于临床。

（4）加强医德修养，关心爱护病人，有高度的责任感和同情心。体现优质护理服务内涵。

（5）工作中要忠诚老实、严肃认真，避免差错，杜绝事故。一旦发生差错，要立即报告带教老师，及时采取措施。

（6）服从带教老师安排，施行各种操作都必须在带教老师的指导下进行。实习期间凡违反以上要求者，接收单位有权终止其生产实习。

3. 对实习医院的要求

（1）医院领导及护理部必须重视教学工作，指派专人负责护理教学工作的具体实施，并全程监管。

（2）对带教老师进行统一培训，召开带教老师动员会，讲明实习期限、实习要求，使各科室便于制订带教计划。

（3）各科室选拔优秀专职带教老师，并保持相对稳定。临床带教老师在护士长的指导下，按实习大纲要求制订带教计划，负责具体落实。

（4）带教老师要向实习学员介绍病房的特点、环境及注意事项。认真进行业务指导与训练，结合临床实际进行护理查房、疑难重患护理讨论、操作示范、小讲课等活动，使学员正确书写护理案例及各种护理文书，掌握基本专科常见疾病的护理，了解部分专科护理技术操作技巧，熟悉本科室护士日常工作的各种程序。

（5）要实行人性化带教模式，关心、爱护实习护生，定期询问其感受，激发他们的学习兴趣。

（6）医院要定期召开带教老师经验总结交流会，带教老师相互探讨授课技巧、临床带教中师生沟通技巧、临床带教经验和心得体会等内容，不断提升带教水平。

（7）在传授知识的同时要注意培养学生的"慎独"精神。坚持"放手不放眼"的原则。严格教授学生书写正确的护理文书，并认真地审阅和批改文书。

（8）每轮实习结束时，科室组织对学员进行理论和操作考试，填写学习手册。出科前，科室护士长和带教老师组织召开实习小组座谈会，学生反馈实习感受，教员点评，师生互相交流，教学相长。

三、临床带教老师的培训

为了进一步加强临床护理师资队伍建设，保证临床护理带教老师的带教质量，护理部应定期举办临床师资培训。

（一）临床带教老师岗前培训

组织举行年度临床护理带教工作会议暨临床带教师资培训会，由护理部主任、科护士长、教学护士长、病区护士长、总带教老师及病区带教老师等人员参加会议。具体授课内容见表5-1。

表5-1 临床带教老师岗前培训内容

日期	时间	授课题目	授课者
2018.7.30（周一）	15：10—15：40	2017—2018年度带教总结和2018—2019年度带教计划	
	15：40—15：55	护理实习带教方法与技巧	
	15：55—16：05	如何做好护理实习带教老师	
	16：05—16：20	带教中的人文教育	
	16：20—16：40	强调带教工作和实习生管理的重点环节	

2. 临床护理师资培训

培训内容包括采集病史、体格检查、书写整体护理病历、教学目标的制定与实施。培训结束后，对每位受训者进行考核。具体授课内容见表5-2。

表5-2 临床护理师资培训内容

日期	时间	授课题目	授课者
2018.8.15（周三）	14：00—14：45	临床课程教学设计	
	15：00—16：00	问诊	
	16：30—17：30	问诊（教员指导下练习）	
2018.8.16（周四）	14：00—15：00	物理诊断录像	
	15：30—16：30	物理诊断示范	
	16：50—17：50	体格检查（教员指导下练习）	
2018.8.17（周五）	14：00—14：30	A级教员示范课	
	14：50—15：30	复习考试	
	16：00—17：30	考核（问诊＋体检）	

3. 临床教学督导

为了进一步提升临床带教质量，规范临床带教老师的执业行为，了解实习护生接受临床知识的实际情况，教学护士长每周要对部分科室进行教学督导，保证教学督导在本年度实习期间覆盖全院。临床教学督导的主要形式是深入临床进行护理查房，并追踪上周督导的带教科室查房出现的问题是否得到解决，主要查房内容有：① 临床实习护生对教师传授的基础知识及操作的掌握情况，对专科知识的熟悉情况等学习能力；② 临床实习护生在临床实习中与老师、同学或者患者之间的沟通合作能力；③ 带教期间师生的劳动纪律情况；④ 临床实习护生对实习科室及各带教老师的满意度。每次督导后需书写记录，每月总结一次，将记录反馈给相应的带教科室，同时以 PPT 形式汇报。通过定期的教学督导，发现问题及时整改追踪，发现亮点互相分享学习，各科室的带教质量不断提升，实习护生对各病区带教的满意度逐步提高。

4. 临床带教老师教学经验交流

为使临床带教老师更快、更有效地适应带教工作，提高临床带教老师带教质量，护理部及教学护士长定期组织召开临床带教老师教学经验分享会。会上指出教学工作中存在的问题，强调作为带教老师不能只是机械地带教，而不求质量、不讲效果，更不能在带教中居高临下、吹毛求疵，而应该抱着对护理事业高度负责的态度，出于关心、爱护、共同提高的目的，使实习护生能够掌握更多专业知识。只有这样，实习护生才乐于接受指导甚至主动要求更大的进步。

5. 教评结果及反馈

为及时了解实习护生在临床实习过程中存在的问题，以及临床带教老师在带教工作中的困惑，更为获得双方对临床带教这一教学形式的意见及建议，医院护理部应对带教老师进行带教评定。实习护生采用临床带教质量评价表评价带教科室的教学质量，问卷内容主要包括实习生的一般情况、带教老师教学工作完成情况，以及实习生对科室工作的满意度等信息；临床总带教及临床带教老师采用护理实习生评价表评价该轮实习生的整体情况，问卷内容主要包括实习科室、实习生出勤情况、实习生实习情况等信息，由护理部副主任负责将教评结果以 PPT 形式汇报，以便今后更好地开展临床带教工作。

四、临床实习中的教学活动

（一）教学查房

以学生为中心的小组讨论式教学查房法，不仅能够巩固实习护生的临床理论知识，加深其对整体护理中护理程序的理解，使其掌握各种临床常见疾病的护理诊断、预期目标、护理措施，将理论知识与临床实际密切结合，能够按护理程序要求，系统完成病人从入院到出院整个护理过程，同时更有助于培养实习护生的科学思维和解决实际问题的能力。实习护生在护理实践中将所学到的知识运用到具体病人身上，满足病人需要，解决病人实际问题，同时丰富了自身的临床经验，锻炼了语言沟通和应变能力。教学查房是检验实习护生是否掌握专科知识，是否能够独立护理病情较轻病人的一种形式，也是提高其自学能力和推理能力的一种重要形式。此形式能充分发挥实习护生的主体作用，激发实习护生学习的主动性、自觉性和创造性，培养实习护生独立分析问题和解决问题的能力，致力于培养开拓型的护理人员。

1. 查房内容

① 选择专科典型案例，解决护理疑难问题，完善护理计划，明确护理重点；② 检查责任护士是否按护理程序落实该病人护理工作，护理诊断是否确切，护理措施是否有效；③ 检查护理质量是否符合标准；④ 结合具体案例和临床实际对护士、学员进行相关理论的提问与讲解，适时做相关操作的教学训练。

2. 查房程序

① 听取责任护士汇报病史→主持者做相关体格检查；② 询问病史→评估分析病情

与护理效果→查看病历；③ 提出护理问题→指导性讨论与讲解→示范性操作；④ 提问；⑤ 讲评与总结。

3. 查房准备

① 责任组长指导责任护士选择典型案例，完成护理病历的书写，按护理程序落实各项护理措施，并告知病人查房时间，以取得配合；② 护士长在查房前 1～2 天通知病区护士和实习学员认真准备，以提高查房质量与效果；③ 责任护士查房前做好临床治疗护理和病室、床单的清洁整顿，告知陪护和探视人员离开病室，保持病区整洁、安静；④ 责任护士备齐查房用物，包括病历车、护理病历、体格检查篮（放听诊器、血压计、诊锤、压舌板、棉签、皮尺、手电筒、消毒毛巾）。

4. 查房要求

① 各病区教学查房做到定期进行，每月一次。由护士长或主管护师以上人员主持，本专科护士和临床实习学员参加。② 各级人员站立位置：主持人站立床头右侧，其右侧为责任组长或主管护师，责任护士站立床头左侧，护师站立床尾，护士站立病床右侧，学员站立病床左侧。③ 仪表要求：护士着白色护士服、工作裤、白鞋；学员着蓝色护士服、工作裤、白鞋。护士与学员头发盘起，统一佩戴胸牌。④ 查房时主持者对病人要热情亲切，了解病人的心理状态，避免有碍病人的语言和举止，做到看病历和检查病人相结合，注意倾听病人的主诉，认真解答病人的疑问和执行保护医疗制度。⑤ 查房时由责任护士汇报病情、护理诊断与措施，责任组长分析病情，提出需要解决的问题。⑥ 查房时主持者对护士、学员应严格要求，有重点地进行考查性提问，护士与学员面对问题须认真回答，并做床头笔记。对护理质量不符合要求、护理病历不合格以及违反常规制度者应严肃批评教育，限期改进。⑦ 病区不得以任何理由侵占查房时间（抢救危重伤病员、突发事件例外）。⑧ 查房时必须严肃认真，所有参加查房人员必须衣帽整洁、思想集中，不得交头接耳或随意进出，不得靠坐病员床铺。

（二）案例分析

1. 教学目的

通过临床案例分析，实习护生能更加直观地面对自己所熟悉的临床案例，引导出相关的医学理论知识，并能有效利用理论知识结合实践操作，分析实际临床案例，将所学的理论知识通过临床实践得到较好的应用，以弥补在课堂上学不到实际经验的不足。临床案例分析不仅充分发挥了实习护生的主体作用，还能够进一步培养实习护生思考问题、分析问题的兴趣和能力，实现护理基础课的基本课程要求，完成"实用、够用"的课程培养目标。另外，实习护生需培养良好的分析与研究能力，以便形成良好的自主学习习惯，为今后的护理工作与科研打下良好的基础。

2. 学生要求

每位实习护生均需在所实习的科室内，根据护理教学查房内容书写一份患者的案例分析，要求书写规范，严格按照案例分析格式。带教老师查阅后给予相应的修改建议，学生完善后及时上交电子版。

案例分析作业（模板）

2019—2020 年度

案例分析

姓　　名：　　　　　　　学　校：

实习科室：　　　　　　　实习时间：　　年　月　日至　　年　月　日

　　患者，某某某，女（男），　　岁，　　年　月　日以"……"为主诉急诊（平诊）平车（步行、轮椅等）入院。患者　　年（天、小时）前出现　　　　　，现在　　　　　　　　。入院查体：T　　℃，P　　次/分，R　　次/分，BP　　mmHg，面色、精神、饮食、皮肤等阳性体征。既往病史　　年。

　　辅助检查阳性结果：

　　一、该患者诊断是……

　　二、主要的护理问题有 1……2……3……4……

　　三、可采取的护理措施 1……2……3……

　　四、针对该患者的观察要点 1……2……

　　五、患者的健康指导包括 1……2……3……

　　六、该患者用药注意事项 1……2……

　　七、该患者可能发生的危险情况 1……2……

　　八、特殊检查、护理操作注意事项

　　说明：

　　1. 每轮（4 周）每位学生完成一份病例分析作业，出科之前由总带教发至教学（内、外科）邮箱。

　　2. 病例分析作业由带教老师进行指导，不计入理论成绩。

　　3. 以上模板仅供参考。

（三）科室小讲课

　　临床小讲课是对理论课教学和临床实习教学的补充。通过以学生为中心的小讲课教学模式，达到引导学生自主学习、激发学生学习热情，使其更深入全面、深刻地掌握护理专科知识和操作技能，提高临床独立思维能力的目的。在每一专科的实习中，科室应每周组织 1 次科室小讲课。讲课内容包括基础知识、专科知识、新技术、新业务、本学科的现状及国内外进展等。内科系统、外科系统、监护室系统实行各片分别统一授课的模式，由总带教负责具体安排，一个病区教员授课，本系统的实习学员全部参加听课，达到教学资源共享、教学水平共同提高的目的。临床小讲课也可以采取读书报告会、学术讨论会、案例讨论会等形式。

（四）护理病历书写

护理病历书写是临床护士的重要基本功之一。临床实习带教老师应按照《护理病历书写规定》要求，指导实习生逐步达到独立和熟练地完成新入院病人病历书写及制订护理计划，督促学生及时书写护理记录，要求达到：病历内容完整、准确，重点突出，条理分明，文字通顺，字迹清楚、整洁，无错别字；会选择适当的客观指标，能正确反映病情动态变化及处理结果，实习生必须书写整体护理病历（大病历）。带教老师对实习生书写的病历必须进行认真审查、修改，对于不合格的病历，应责令其重写，审查合格后签字。

（五）反思与总结

实习总结是检查实习工作、总结实习教学经验、改进实习教学方法和提高实习效果的手段之一。实习护生只有通过定期的自我评价和定位，正确认识自己的优缺点，才能在今后的实习工作中扬长避短，将勤补拙。同时，通过了解实习护生实习期间的感受，带教老师也能够直接或间接地了解到临床带教工作的成效，尤其有助于发现自身存在哪些不足，以便更好地进行临床带教工作。此外，实习护生对科室及带教老师的评价，也有助于护士长发现病区管理等方面可能存在的问题。每轮实习结束后科室带教老师要对实习学员情况进行如实评价，写出评语，填入实习手册，护士长审查签名。

五、教学计划

我国现行的护理教育手段的层次结构，按培养护理人才的等级从低到高可以分为护理大专教育、护理本科生教育、护理研究生教育三个层次，并逐步向以高等护理教育为主的方向发展。护理部应针对不同学历层次的实习生，按照护理学院下发的实习大纲，参照《护理临床实习教学指南》及临床各科室业务开展的情况，不断修订、完善适应新时代临床护理需要的护生实习计划，以期规范开展护生的临床实习工作，提高临床教学质量。每年度护生实习大纲除包括内科、外科、妇产科、儿科、手术室、急诊重症护理的实习内容外，还涉及护理管理、护理研究、护理教育、精神科护理、社区护理等内容的学习。

（一）总实习分配

实习分配总时间为40周，其中内科12周、外科12周、妇产科4周、儿科4周、手术室4周、重症监护室4周。

（二）临床实习轮转表

实习护生进入临床实习是教学医院的一项重要任务，是将学生理论知识转化为实践技能的重要过程。作为一所综合性的教学医院，往往要同时接受多家院校各种学历层次护生的实习，不同学历层次护生的实习大纲要求有所差异，各院校规定的实习期和各科轮转时间也有所不同，制订实习生轮转表时须考虑这些因素及本院各科室的实际情况，统筹编排并合理分配各科实习护生的数量。既要保证实习护生能够按照实习大纲的要求全面轮转科室，又要避免科室多批护生重叠和轮空现象，且每组护生均有各学历层次实习生的交叉，以利于临床各科带教工作的顺利开展，并确保临床教学质量。成立实践教学专家委员会，在广泛征求学校教育专家、医院护理教学专家、临床带教老师代表、实习护生代表等相关利益方意见的基础上，对轮转计划进行修订。

（三）轮转实习中的几项具体要求

1. 实习基本技能和护理程序

第 1～4 周内主要学习护理基本技能（技术操作），要求教员脱产带教并结合急诊急救，强化技能训练，以提高学员的技术操作水平。同时，指定专门带教老师指导学员，使其熟悉护理程序应用，规范护理病历书写。

2. 实习整体护理

实习整体护理主要在内、外、妇、儿科的轮转实习中完成，学员分管 40 张床位，在老师指导下，按护理程序对病人实施整体护理。

3. 书写护理病历

在整体护理病区实习中，学员均应按《整体护理病历书写规范》书写护理病历 4 份（内、外科各 2 份）。病历须由带教老师修改并签名，上交备案，作为考核成绩，由内、外科总带教安排。

4. 实习晚夜班

在轮转科室内，学员应跟随带教老师班次至少完成 2 个晚、夜班（以内、外、妇、儿科为主），原则上进入该病区的第 2 周即可安排。其他科室不作要求（特殊科室例外，如胸监、手术室、急诊、产房等）。

5. 参加科室查房与学习

安排学员参加每周科主任大查房、每月护理教学查房、新业务新技术学习、案例讨论等。

6. 学员查房与讲课

每位学员在毕业实习中完成独立主持教学查房 2 次（内、外科各 1 次）。独立完成小讲课 2 次（内、外科各 1 次）。独立完成健康教育、指导宣讲材料 2 份（内、外科各 1 份）。另外，本科为助产专业的实习生可选择在妇科或产科进行小讲课。

7. 考试、考核和考评

有关出科考试、考核和毕业实习结束前综合考评等一律按照教学大纲要求实施。

理论考试：采用闭卷形式。考试内容包括本科室理论讲课内容、床旁教学内容、案例讨论内容及有关的基础护理内容等。总带教老师阅卷后公平公正评分。

操作考试：① 临床技能操作考试原则上由总带教组织，考核内容按护理教学办公室分配项目进行，并按照教学办公室提供的评分标准进行评分。② 技能考核之前进行规范的示教，并留有充分的练习时间。

8. 实习鉴定册

实习鉴定册记录了护生实习期间的工作表现、学习情况，关乎护生的执业登记、毕业后入档等，须认真、真实、公正地填写手册内容，并由带教老师签名加盖科室印章。

六、本科、专科实习护生的教育管理

临床实习是护理专业教学过程的重要组成部分，是学生理论联系实际的最佳方式，也是培养学生护理职业情感与实际工作能力的重要手段。临床实习是护生走上临床工作岗位的重要一环，学生通过实习可以进一步提升对护理事业的热爱，树立全心全意为患者服务的意识；可以巩固和强化基础理论、基本知识和基本技能，培养发现问题、分析问题和解决问题的实际工作能力，为毕业后担任护理工作及继续提高打下良好的基础。

（一）临床带教老师的任职条件

（1）热爱护理工作，具有良好的职业道德和行为。

（2）热爱临床教学工作，为人师表，能对实习生负责。

（3）具有一定的临床经验及专科知识和技能，护理操作规范。

（4）能按带教计划完成教学任务。

（5）带教本科生工作年限要求：具有本科及以上学历，有 3 年及以上临床工作经验，并取得 N2 级及以上层级的护士。

（6）带教专科生工作年限要求：具有大专及以上学历，有 3 年及以上临床工作经验，并取得 N1 级及以上层级的护士。

（二）临床带教老师的职责

（1）在病区护士长、病区总带教的指导下，负责临床护理教学工作。

（2）根据实习大纲的要求，结合本病区的临床特点，制订带教实施计划，并落实带教措施。

（3）介绍病区情况及环境，使实习护生尽快进入角色。注重实习护生的素质培养、仪表规范、行为要求，帮助实习护生树立良好的护理职业形象和护理职业道德。

（4）依据教学计划，结合本专业特点，采取灵活多样的带教方法，传授护理知识及技能。主动讲解病区常见病、多发病的临床表现及护理要点，对学生所提问题答疑解惑。

（5）认真组织病区教学活动，如病房小讲课、操作示范、护理教学查房、床旁教学、出科考核及总结评价。

（6）指导实习护生按照护理程序对患者进行评估、诊断、计划、实施和评价。及时修改并检查案例分析的书写，指导实习护生针对患者的疾病需求提出护理问题，制订护理计划、实施护理措施、开展健康教育，做好教学讲评。

（7）关心和了解实习护生的思想动态、工作表现、服务态度、组织纪律，日常生活及学习情况，接受实习护生的意见和合理化建议。

（8）参加优秀实习护生评选，客观公正地评价学生，按要求认真填写实习学生鉴定手册。

（三）实习护生临床实习相关制度

为进一步加强对实习护生在院实习期间的管理，提高护生的实践技能，规范护生的实习行为，培养护生的自律性及慎独精神，有效预防护理安全（不良）事故的发生，参照《中华人民共和国护士管理办法》及《中华人民共和国护生条例》制定临床实习护生实习期间的各项管理制度。

1. 实习生管理制度

① 根据学校实习大纲，安排教学查房，布置临床实习任务，并制订详细实习计划；② 落实实习前岗前教育，每年护生来院实习第一天，由护理部主任介绍医院的环境、文化、制度及对护生的实习要求；③ 护生进入病房后，由病房总带教老师集中介绍病房的特点、环境及注意事项，安排有带教资质的老师实行一对一带教；④ 按时参加教学查房；⑤ 每月开一次临床带教总结会，增加师生间的信息交流，及时处理存在的问题；⑥ 将实习护生的实习成绩按相关标准进行全面考核，实习护生的出科考试（理论、技能操作）由病区组织，实习生做好自我小结，成绩计入实习手册；⑦ 教学材料存档、备案。

2. 实习生考核制度

通过临床实习，学生应熟悉医院的工作制度、医疗护理技术常规，养成良好医德，进一步树立全心全意为人民、为病人服务的思想，巩固、提高和运用基本理论、基本知识及基本技能，培养思考问题、分析问题和解决问题的能力。

对实习护士临床实习的表现实行考核制度，落实实习大纲，加强实习管理，是培养合格护士的有效措施之一。① 首先对实习护士德、智、体方面进行考核，由所在病区护士长及带教老师根据其平时的表现、病人及家属对实习护士的意见反馈进行考核；② 理论考核分基础及专科两部分，总计 100 分，60 分为合格；操作技能考核总计 100 分，85 分为合格。除此之外，还要指出其存在的缺点及今后努力的方向。

3. 奖励与处罚制度

实习结束前，护教部组织科室和实习护士对实习阶段的教与学做出评价，评选优秀带教老师和优秀实习护士。① 将带教认真、学生一致评价很好的老师推荐评选优秀教师；② 评选优秀实习生。

（四）双导师制管理

护生从实习开始到实习结束，由一名临床导师贯穿于护生的整个实习过程，对护生的思想、生活、学习及就业等进行全面指导。临床导师每月采用各种沟通方式，如微信、面对面、QQ、电话、邮件等形式与护生交流，及时发现护生学习或工作中存在的困惑，并及时给予解答与指导。定期与该护生的院校导师沟通，及时、全面掌握护生的实习动态。在整个实习过程中，临床、院校双导师共同指导护生完成 1 篇个案或综述，使护生的知识能力、教育能力、自主学习能力、学习兴趣、分析解决问题能力等得到提升。

（五）实习总结

实习总结是检查实习工作、总结实习教学经验、改进实习教学方法和提高实习效果的手段之一。在每一轮、每一阶段的实习中，带教老师应针对学员实习情况进行小结，听取对实习教学工作有利的意见和建议，不断改进带教方法，提高带教质量。每轮实习结束后，应召开实习总结会，对实习阶段的教与学做出评价。带教老师要对实习护生情况如实评价，写出科评语，填入实习手册，交由护士长审查签名。

七、护理研究生（硕士、博士）实习护生的教育管理

（一）培养目标

护理研究生阶段的学位培养包括专业学位和科学学位，两者侧重点不同，硕士阶段专业学位占多数，博士阶段更注重科学学位的培养。

我国护理学专业硕士研究生的培养目标是：不仅培养教学型、科研型、管理型的高层次人才，而且要培养更多参与临床实践的学术型、专科型护理人才及临床护理专家，以提高临床护理质量和护理队伍的整体素质。

（二）入学条件

目前我国攻读护理硕士研究生要参加全国硕士研究生统一招生考试，一般设3门科目，政治和外语为全国统考，护理综合科目有统一大纲，由招生学校自主命题并设置录取条件。一般考生达到该校录取分数线后要参加复试。最终录取依据统考（笔试）和复试（笔试和面试）成绩的综合结果，择优录取。招生对象为具有学士学位或同等学力，并已通过注册护士资格考试者。学制一般为2~3年。

（三）课程设置

现试行的护理硕士研究生指导性培养方案中提出了研究生的课程设置，包括：① 公共课（外语、政治理论、文学素养等）；② 专业基础课（病理生理学、高级健康评估、药物治疗学、循证护理、医学统计学或临床流行病学）；③ 专业课（高级护理实践能力培养）；④ 学术活动。

研究生在学习期间，修满规定学分，各门课程考查或考核合格并达到规定分数，通过论文答辩，并经国家授权的硕士学位评定委员会批准后，可获得硕士学位及硕士学历毕业证书。

（四）培养内容

研究生培养计划，一般在研究生入学3个月内，由导师与学生共同商讨后制订出。培养计划一式3份，1份留护理系，1份存教研室，1份送研究生处备案。培养计划中主要有以下内容。

（1）明确课程学习目标及总体要求。

（2）教学及护理实践的安排。研究生要想成为教学型、科研型、管理型的高层次护理人才，教学与临床实践至关重要。研究生必须参加一定的教学工作，大多数院校将教学任务安排在第三学期，培养计划中应对时间安排及教学内容提出具体要求。临床各学科的护理硕士研究生必须参加不少于6个月的临床实践工作，以培养和提高从事临床实践工作的能力，培养计划中应当做具体要求和安排。

（3）实行导师组。导师组一般由2~3人组成，组长为研究生导师。导师组成员应由主管护师、讲师以上或相应职称者担任。导师对研究生的培养全程、全面负责，

其他成员根据各自特长进行分工。

（4）指导文献阅读及撰写综述。导师在学生入学后应尽早结合研究生个人喜好，研究生自选或导师指定课题研究方向，指导学生在理论学习阶段大量阅读文献、撰写综述，为课题研究做准备。

（5）完成学位论文。研究生阶段，科研素养的培养相当重要，学习撰写学位论文是整个研究生阶段的一项重要工作。学位论文工作是研究生在研究生导师及导师小组指导下独立完成的，由导师及其小组抓好各个环节，确保学生能够在规定时间内，保质、保量地完成护理科研工作，并顺利毕业。

（五）临床实践的管理

临床实践能力是护理研究生应具备的核心能力之一。文献研究显示，我国对于护理研究生毕业前应具备的"临床实践能力"没有统一的概念界定，实践场所主要分布在医院和社区。护理研究生的临床实践轮转科室和实践内容根据导师的研究方向或课题研究方向，进行相关科室轮转及实践内容的安排。

在研究生临床实践期间，可以根据国务院学位委员会颁布的护理硕士专业学位培养目标和《研究生培养方案》，制订《护理研究生临床实践记录手册》，细化对护理研究生在临床实践环节中关于临床护理、临床教学及护理科研三个方面能力的要求，以手册内容为指引，引导研究生于实践中学习。

1. 护理研究生临床实践的特点

① 临床实践内容多，范围广，要求高；② 导师大多不直接从事临床护理工作，实践指导需求与指导支持不对应；③ 临床辅导教师临床经验丰富，但循证思维与意识相对较弱；④ 实习护生重视习得操作技术的数量和规范性，忽略了护士工作职责内容的完整性，缺乏临床思维、自主决策、尊重患者、人际沟通等综合能力的培养。

2. 临床实践阶段的时间要求

临床实践阶段由研究生处与护理部共同组织管理，时间按照科学学位与专业学位的学位类型要求，为 3 ～ 6 个月。临床实践根据学位类型的不同略有区别，主要表现为实践总时间、实践科室、实践能力毕业考核等方面的不同。

3. 临床带教老师任职条件

① 具有良好的护理专业态度和行为，举止文雅、端庄，对工作有高度的责任心，对患者及实习护士充满爱心及耐心；② 具有丰富的临床经验和娴熟的护理技能，熟练掌握本专业的医学护理基础知识及专科知识技能；③ 具有一定的护理科研能力、评判性思维及循证护理能力；④ 能胜任硕士研究生的临床授课任务，有临床带教经历，在临床教学工作中善于学习和总结，积极探索；⑤ 有一定的沟通、协调能力和较强的执行力，能够及时完成各项教学工作任务；⑥ 工作年限要求 5 年以上，具有本科及以上学历（最好是护理硕士研究生学历）、主管护师及以上职称，且为取得 N3 级及以上层级的护士。

4. 实践期间管理制度

① 根据该研究生课题研究方向或导师研究方向，安排实习科室，围绕学生课题方

向布置临床实习任务，并制订详细实习计划；② 安排有带教资格的老师实行一对一带教，由专职带教老师集中介绍病房的特点、环境及注意事项；③ 按时参加教学查房、专题讲座及小讲课等活动；④ 每周进行临床带教总结会，增加师生间的信息交流，及时处理存在的问题；⑤ 定期召开课题进展研讨会，对学生课题推进期间的困难和问题进行梳理，并协助制定解决方案；⑥ 对学生的实习成绩按相关标准进行全面考核，出科考试（理论、技能操作）由病区组织，学生做好自我小结，评价自我实践学习过程，积累包括个案护理、护患沟通、患者心理护理、安全管理、医院感染管理等方面的经验。

（六）实习小结

实习小结是检查实习工作、总结实习教学经验、改进实习教学方法和提高实习效果的手段之一。在每一轮、每一阶段的实习中，带教老师应针对学员实习情况进行小结，听取对实习教学工作有利的意见和建议，不断改进带教方法，提高带教质量。每轮实习结束后，应召开实习总结会，对实习阶段的教与学做出评价。带教老师要对实习护生情况如实评价，写出科评语，填入实习手册，交由护士长审查签名。

视频讲解（上）

视频讲解（下）

随堂测试

（徐海莉）

第四节 护士分层级培训管理

> **课程思政**
>
> 推进"健康中国"建设是我国新时期的重要行动纲领，医务工作者为此要承担前所未有的重要责任，而培养高层次的医疗专业人才是完成国家战略的重要保障。将医疗机构的护理人员培养成知识丰富、技术精湛、爱岗敬业的专职人员可积极促进患者的康复。护士分层级培训管理也是与国家致力于培养更专业人才的目的相一致的。充分体现了人尽其才、才尽其用、精准施护、促进健康的优质护理目标。

护士分层级管理是指将护士分成不同的层级使用与管理，包括赋予相应的职责、培训内容、考核标准、晋级标准以及人力配置等。目的：使护士对所负责的患者提供连续、全程的护理服务；提高服务质量，为患者提供个体化的护理服务，保障患者安全；密切维护护患关系。内涵：人尽其才，才尽其用。核心：实行责任制整体护理。意义：科学统筹人力，保障患者安全，为护士提供发展空间。

一、护士分层级标准及管理要求

（一）根据临床能力将护士分为 5 个层级

N0　新手护士/新入职护士：完成在上级护士指导下观察病人、收集数据、做出方案的工作。

N1　初级护士（一般病人护理）：有一定经验，可按常规独立工作。

N2　称职护士（重症患者护理）：熟练多种技能，可综合运用知识技能为病人提供整体护理。

N3　精通护士（教学＋重症患者护理）：理论知识与技能经验较丰富，能迅速准确分析处理病人的病情变化，有领导能力。

N4　专家护士（研究＋专科护理）：理论知识与技能经验丰富，能运用革新的方法对疑难重症患者进行切实有效的护理。

（二）护士分层管理的要求

在保证护理安全的前提下，按护理岗位需求，护理人员结构、职称、职责等合理安排与使用护理人员，最大限度地开发每个护士的潜能，充分做到人员使用中的扬长避短，实现团队的优化组合，促进整体目标的实现。

【案例分享】　某医院消化内科按照医院护理部要求每月进行护理查房，本次查房依旧由护士长组织当班全体护士参加。全体共 12 人，其中 N0 级护士 1 人，N1 级护士 4 人，N2 级护士 4 人，N3 级护士 2 人，N4 级护士 1 人。本次查房患者为胆管结石行内镜下胆管取石术＋鼻胆管引流术，病人术后 1 天。由 N1 级责任护士汇报病例，提出 5 个护理问题，其中一个护理问题为"术后胆道感染的风险"。基于此护理问题，多名护士给出了具体的护理措施，其中一项重要措施为每天给予患者经鼻胆管胆道冲洗并保证鼻胆管引流通畅。N1 级责任护士现场亲自完成鼻胆管冲洗操作，操作过程熟练，但是由于鼻胆管自带冲洗接头，与鼻胆管连接不够紧密，当注射器冲洗抽吸时，会有少量混有胆汁的冲洗液外溢，现场多名 N1 级、N2 级护士都有同种经历，但由于该情况偶然发生，且是鼻胆管装置的问题，所以没有更好的对策，此问题一直没有得到解决。此时 N4 级护士提出她在某护理核心期刊的护理革新板块读过一篇关于解决鼻胆管冲洗液外溢的文章，作者详细介绍了自己发明的革新器具应用在临床的实用效果。这位 N4 级护士当即按照参考文章的实施方法备齐用物后现场演示，果然对策有效！大家为这一护理问题的顺利解决感到高兴，同时也很佩服这位 N4 级护理老师。最后护士长对此次护理查房做了全面的总结，鼓励各层级护士要认真履行岗位职责，加强层级护士的专业培训，发挥团队合力，攻坚护理难题，更好地为病人服务。此案例说明护士层级培训的意义，特别是低层级年轻护士要掌握扎实的基本功，高层级的护理专家更要将丰富的临床经验结合较强的护理科研能力，发挥引领的作用，解决临床实际问题，实现优质护理服务。

二、管理方案的实施

管理方案的实施有现场理论授课、APP 网上授课、个案查房、情景模拟、护理论坛等理论授课方法，以及教师演示、视频播放、模拟人临床技能操作培训、临床轮转培训等方法。

新入职护士进行为期 24 个月的临床轮转；在职护士每周两次下班后 1 小时现场理论授课或 APP 网上授课，每月一次护理论坛讨论；每月一次模拟人临床技能操作培训。

三、分层培训管理具体实施方案

（一）培训内容

1. N0（新入职）护士培训内容

（1）根据《新入职护士培训大纲（试行）》（以下简称《大纲》）要求，新护士入职后首先要进行医院岗前培训，内容涵盖院史教育、医德医风、法律法规教育、医疗安全教育、医院感染管理、医患心理学等。

（2）由护理部集中培训护理行业规范标准、护理规章制度、护理安全管理、护理文书的书写、常见疾病检查和药物的健康教育、心理护理、护理沟通技巧和护理职业素养等内容。

（3）进一步培训消毒隔离、病房管理、分级护理、抢救物品药品仪器管理、输血护理、围手术期护理等护理质量检查与控制标准解读。

（4）指导新入职护士掌握基本护理技能操作，包括《大纲》规定的 27 项常见临床护理操作技术及 PICC 维护、静脉用药配制、院内心肺复苏、简易呼吸器的使用等共计 36 项护理操作技术。

（5）制定临床工作能力培训方案。主要的培训方式为专科轮转，新护士至少轮转三大科室：大内科、大外科和急诊科或危重症医学科。每个大科轮转的时间至少为半年，本科生增加 1 个月的护理部轮转。新护士在各科室轮转过程中统一由科室护士长负责，各科护士长根据专科特点结合《大纲》指导，制订相应的专科理论和临床工作能力培训计划，实施"一帮一"临床带教制。护理部对各科的培训计划安排及落实情况进行检查、指导和追踪评价。

2. N1 护士培训内容

（1）掌握各班次工作流程，明确临床护理工作的工作职责。

（2）掌握科室的专业护理理论知识，积极参加护理高等学历教育和继续教育（包含院内、院外）。

（3）熟练掌握基础操作技能，便于护士的临床工作。

（4）掌握药品基本常识，以便安全用药。

（5）针对疾病特点，能对出院患者进行健康教育及出院指导。

3. N2 护士培训内容

（1）在熟练掌握基础知识和技能的基础上，会灵活运用整体护理计划的相关内容。

（2）掌握责任制护理基本要求和工作方法、心理护理、护理安全等。

（3）根据个人工作能力及专业理论水平，加强护理教学能力培训。

（4）掌握科室的各类应急预案及处理流程，并会灵活运用。

（5）具有一定的带教临床实习生的工作能力。

4. N3 护士培训内容

（1）培养实际应用护理程序的能力，能担当责任组长。

（2）根据个人发展方向，参加教学与管理方法培训。

（3）学习论文书写。

（4）承担护理专业大班课教学，负责临床带教。

（5）作为高层级护士，积极考取教师资格证，实现"双师制"。

5. N4 护士培训内容

（1）掌握本专业临床新进展、新业务，并能在临床实践中应用。

（2）参与临床护理管理工作。

（3）指导和组织本专业开展护理科研工作。

（4）学习护理科研管理的相关内容。

（二）各层级护士能力培养目标

（1）N0 级：熟练掌握基础理论、基础知识、基本技能。

（2）N1 级：结合信息化管理，按照技术规范正确、安全地执行各项基础性操作。

（3）N2 级：能评估每项技术是否需要实施及其实施条件；掌握专科理论、专科知识、专科技能。

（4）N3 级：解决本专业中疑难和紧急问题，能因人施护。

（5）N4 级：能根据专业发展不断改进和完善技术内涵、技术流程，满足专科护理需要。

（三）各层级护士临床应用能力考核验收

1. 理论考核

每季度对各层级护士进行抽检考核，运用信息化管理"317 护"等方法让护士进行网上答题考试，考试的主要范围是培训的全部理论内容和常见操作并发症的预防和处理。60 分为合格，不合格护士须进行补考。补考不合格者延期晋级，直至达标。

2. 操作技能考核

每半年对不同层级护士进行抽检考核，包括静脉输液、肌肉注射、心肺复苏、无菌操作等。考官为临床科护士长，在技能中心完成操作考核并进行现场打分。不及格者须重新补考，直至考核通过。

3. 临床实际护理能力考核

对责任护士进行护理查房考核、临床带教考核及临床操作考核。考核内容还包括口述操作中并发症的预防和处理、注意事项，护士不仅要知晓还要会运用到操作过程中，以保证操作过程中患者的安全。综合考核不通过者延期晋级。

护士分层培训能促使护士在知识、技能、能力和服务等方面的行为方式得以提高，保证护理人员有能力按照工作岗位要求完成所承担或将要承担的工作和任务。管理的最终目标是使护士迅速掌握专科的护理特点，以加强护理服务的落实，提高护理质量，明确各层级护士合适的岗位职责，加快专科护理队伍的建设。

视频讲解　　随堂测试

（赵丽霞）

第五节　专科护士培训管理

提升专业能力，做"逆行的天使"

　　2020 年，一位不速之客袭击了湖北武汉，威胁着人们的生命，它便是新型冠状病毒。面对劲敌，全国上下众志成城，抗击疫情。在抗疫一线的战场上，来自全国各地的"逆行"武汉的护士们舍生忘死，奋力拼搏。他们凭借精湛的专业能力，为患者创造了生的希望，令整个社会动容，也成为全体护理人的骄傲和榜样！通过讲述"逆行天使"典型事迹，唤起了同学们强烈的职业情感——作为一名白衣天使的责任感与自豪感。让学生们认识到自己肩上的责任重大，引入"提升专业能力，做送行的天使"的主题，最后切入到《专科护士培训管理》课程，以达到提升学生知识、技术、能力和职业情感的教学目标。

　　随着人们生活水平的提高、诊疗技术的飞速发展和医学分科的不断细化，培养高素质的护理人才，使其在专科护理领域发挥带头作用已经成为新时期面临的突出问题。美国是专科护士制度发展最早、最快的国家，护理专科化在美国已有上百年的历史，其培训模式、规模和制度已较完善和成熟。而我国专科护士制度的发展起步较晚，进入 21 世纪后逐渐受到重视，2005 年《中国护理事业发展纲要（2005—2010 年）》明确提出"专科护士培养纲要"；2007 年原卫生部针对重症监护、急诊、手术室、器官移植、肿瘤 5 个专科领域制定培训大纲；在"十三五"护理事业发展规划纲要专题讨论会上，有关部门再次强调要"完善激励机制，强化人才队伍建设"；最新的《"健康中国 2030"规划纲要》中指出，未来我国将"着力补短板，把卫生与健康资源更多引向农村和贫困地区"。调查显示，专业护理人员的缺失，正是当前我国医疗人才队伍建设，尤其是基层人才队伍建设面临的瓶颈。

一、国内外专科护士的培养管理现状

　　随着人民群众对健康需求的不断提高，护理专科化发展已成为临床护理实践与服务的发展方向，培养专科护士和普及专科化护理也终将成为促进我国护理事业发展的必经之路。目前，我国专科护士队伍数量尚不能满足人们的健康需求，发展专科护士队伍，提高专科护理管理水平依然是"十三五"期间的一项重要工作。《全国护理事业发展规划（2016—2020年）》指出，可选择部分临床急需、相对成熟的专科护理领域，发展专科护士，加大培训力度，提高专科护理服务水平。

（一）国外专科护士的发展现状

目前在美国、英国、加拿大、澳大利亚等一些发达国家已形成了较为成熟的专科护士培养、管理和认证制度。

专科护士起源于美国，1900年，美国《护理》杂志发表了一篇题为"Specialties in Nursing"的论文，首次提出了"专科护理"的概念。这也标志着"专科护士"这一概念正式走入公众视野。19世纪中期，美国率先成立了护士协会（American Nurse Association，ANA），并开始对护士进行不同领域内的专业培养。美国的专科护士可以分为初级专科护士（specialty nurse，SN）和高级专科护士（advanced practiced nurse，APN）两个层次，其中初级专科护士主要以继续教育形式培养，高级专科护士以学历教育形式培养。从1954年开始，美国专科护士的培养逐渐定位于硕士以上水平的学历教育，主要涵盖了伤口/造口护理、急救护理、手术护理、ICU护理、糖尿病护理、安宁疗护、感染控制等领域，截至目前，美国已经在200多个专科领域培养了10万余名专科护士。

20世纪80年代，英国高级护理实践角色开始萌芽，由于当时名称混淆、资质要求和酬劳界定不清，发展一直比较缓慢。直到90年代中期以后，高级护理实践角色进入快速发展阶段，到目前为止，高级护理实践仍然在许多方面还没有达成一致。在欧洲其他一些国家如德国、荷兰、法国、瑞典、希腊等，高级护理实践角色处于不同的发展水平，有些开始起步，有些正处于计划或考虑之中。

（二）我国专科护士的发展现状

我国专科护士培训起步相对较晚，目前尚处于起步探索阶段。2007年原卫生部组织专家研究制定了《专科护理领域护士培训大纲》，针对重症监护、手术室、急诊、器官移植、肿瘤等5个专科护理领域。最新调查显示，我国专科护士占比已达到10%以上，且专科护理领域不断拓展，目前已涵盖肿瘤、伤口造口、手术室、重症、急诊、老年、器官移植、糖尿病等20多个领域。但目前，我国专科护士的培训与发展仍存在以下问题。

1. 专科护士资格认证管理体系有待进一步完善

与欧美发达国家相比，我国目前尚无权威统一的专科护士资格认证机构，专科护士不完全是由政府部门或政府部门授权的机构认定，而是多由各培训机构自行认证并颁发证书，其培训内容、培训形式、培训目标等各异，各机构的认证考核标准也不统一。另外，我国的专科护士认证形式多为终身制，专科护士取得证书后一劳永逸，缺乏再认证的监督和管理机制，不利于专科知识持续更新和动态管理。

2. 资格认证培训缺乏统一标准

我国专科护士培训主要是以各省、直辖市为单位，由所在省市的卫生厅和护理学会指定培训机构进行专科护士培训，甚至还由境外在华代理机构完成。各个专科护士的具体培训计划和内容主要由各培训机构自主制定，目前尚缺乏统一的专科护士资质认证标准。

3. 专业认证后的管理使用尚不明确

目前，我国的专科护士管理方面仍存在"重"培养、"轻"使用的现象。专科护士的使用与管理缺少相应的政策支持和相应的制度落实管理规范，目前虽然有不少专科护士活跃在临床一线，但是其管理模式与一般临床护士无太大差异，大多数医院缺乏相应规范化的专科护士岗位设置，更缺少相应的专科护士职称晋升机制和绩效考核方案。专科护士应该承担临床工作者、管理者、教育者、科研者、咨询者等多个功能角色，但目前，国内大多数专科护士只承担了临床工作者的角色，教育、科研、管理以及作为咨询者的能力被弱化或者是被忽视，这些方面大大阻碍了专科护士的发展，造成了资源和人才的浪费。

二、专科护士的培养

（一）培养专科护士的目的及意义

① 专科护士可以利用其在某一领域的专长、知识和技术为患者和人民群众提供护理服务，同时也可以为患者提供专业的健康教育，促进其康复。

② 专科护士可以利用自身掌握的专科领域最新知识和技能，为其他护理人员提供专科领域的培训和指导，共同提高临床护理质量。

③ 参加相应的管理委员会，参与医院临床护理质量、护理效果的评价工作和成本效益的核算工作。

④ 开展本专科领域的护理研究，并将研究的结果应用于本专业领域。

（二）专科护士培训方案

1. 培训对象

国际上普遍将获得硕士以上水平的护理人员作为专科护士的培养对象，认为只有达到研究生教育水平的护理人才，才能与之期望的职能相适应。目前，我国还没有形成统一的专科护士准入标准，各地的护理专家对专科护士准入标准的意见也不尽相同。就我国专科护理现状而言，应结合护理人员的知识结构层次、护理队伍现状，制定出适合我国国情的专科护士准入标准。目前，国内大部分专科护士的准入标准如下：① 培养对象应具备本科及本科以上学历；② 从事临床护理工作 5 年以上，并且从事专科护理工作 3 年以上；③ 护师或主管护师职称以上；④ 注册护士。

2. 培训方式

我国专科护士培训起步相对较晚，尚处于起步探索阶段，目前没有全国统一的培训模式，仍在摸索中前进。目前，我国专科护士的培养机构众多，培养模式多样，培训机构既有中华护理学会、省/市护理学会、专科护士培训管理中心，也有医院及医学院校等，甚至还有境外在华代理机构。

（1）培训模式：专科护士培训模式主要包括以医院为基础的培养模式、以学校为基础的培养模式及院校联合培养模式这 3 种主要的培训模式，其中以医院和学校联合培养模式效果较好。

（2）培训形式：主要包括全脱产、半脱产和不脱产 3 种形式，其中以全脱产培训方式效果最佳。

（3）培训时间：培训时间根据培训对象、培训需要达到的目标及专科的不同而不同。多数专科培训时间倾向于 3 ～ 6 个月不等；整个专科护士的培养过程中，理论时间与临床时间之比多为 1∶2 或 1∶1。专科护士培训的重点是临床实践能力的提升，故临床实践阶段时间安排相应较长。

3. 培训内容

目前，我国由于专科护士培训机构不统一，在学员的准入条件、师资力量、课程设计、教材选择和培训后考核方面也没有统一标准，其培训内容也不尽相同。专科护士培训前，应对学员进行理论知识和专业技能测试，了解每一位学员的基本情况，并由学员填写培训需求的问卷调查表。然后根据考评结果、需求分析，进一步结合原卫生部颁发的《专科护理领域护士培训大纲》要求，确定具体的培训内容和培训形式。

目前，我国的专科护士培训内容主要包括专业必修课程、核心课程和专科课程。① 必修课是指不分所修专科或岗位，都应具备的基础知识（如护理评估、法律法规、评判性思维、职业防护等基础公共内容）；② 核心课程是针对专科护士的最基本核心能力（临终患者的沟通技巧、新生儿 PICC 植入技术等核心能力）培养的课程；③ 专科课程的内容是高级临床护理所需要的知识和技能，每一个专科的高级实践技能都有所不同，主要体现在专业能力要求不同。总之，专科护士的培养要重视专科护理能力的培养，强调实践与理论相结合，重视实际工作能力的培养。

三、专科护士资质认定管理

目前，不同国家护理教育水平参差不齐，在专科护士的资格认证方面，不同国家或不同地区有不同的资质认定标准，但有一点是一致的，就是必须通过一定时间的临床实践，获得某个专科丰富的临床经验。

美国专科护士认证委员会要求临床护理专家必须是注册护士（registered nurse，RN），并具备以下条件：① 必须通过硕士、博士学位学习；② 通过专科护士培训获得与某个护理领域相关的科学知识和高级临床实践训练；④ 具有丰富的理论知识和实践技能，并能恰当地运用于临床护理工作中；⑤ 具有分析复杂临床问题的能力；⑥ 有一定的预见能力，能预见护理措施的短期和长期效果；⑦ 获得专业资格和证书。美国和日本均是在专科护士取得证书后，每 5 年重新认证一次。

目前，我国尚未形成统一的专科护士资格认定标准，专科护士的认定由各地专科护士培训机构制定各自的标准、考核方法并管理实施。学员必须参加其举办的专科护士培训班，在学员完成全部理论和实践部分的培训后，培训机构对其进行理论、操作考核，对考核合格者颁发专科护士资格证书。

四、创新管理模式，引领专科护士发展

专科护士团队的培养不仅推动了专科护理发展，为患者安全提供了保证，也为护士提供了职业发展的平台，从而保证了护理队伍的稳定。有专家指出"愿意安心做护士的人不多，能达到专业化要求的高层次护理人员尤其稀缺"，由此可见，利用好、调动起专科护士的积极性、能动性尤其重要。只有不断创新管理模式，才能促进专科发展。

首先，完善专科护士的考评体系。明确专科护士岗位职责和核心能力，完善考核体系，严格落实任职资格和准入制度，竞争上岗，将合适的人员分配在合理的岗位上。其次，建立垂直化、扁平化的管理模式。对于面向全院患者，帮助临床护士解决专科领域护理难题的专科护士，可以直接由护理部进行垂直管理，以提高管理效率，同时也能够最大限度地调动专科护士的主动工作积极性和工作热情。最后，建立独立垂直的职称晋升和护理绩效体系。职称晋升和绩效分配是直接关系专科护士切身利益的问题，想充分调动起专科护士的积极性、能动性，就要重视这些方面的管理。有调查显示，专科护士待遇并未得到相应的提高，这成了阻碍专科护士发展最主要的原因之一。护理管理者可以将专科工作质量评价体系纳入独立的绩效考核体系，提升专科护士的薪资待遇，进一步调动专科护士的工作积极性和职业认同感。

五、专科护士面临的机遇与挑战

（一）专科护士门诊

在欧美一些发达国家，护理专科门诊并非新鲜事物，已经普遍存在，得到了普遍认可。但在中国，它能够"萌芽破土"却极为不易，是护理前辈们不断努力的结果。我国目前的护理专科门诊主要集中于全国各大三级甲等医院，各大医院陆续开设了伤口造口、糖尿病、静脉护理、儿童营养等数十个护理门诊。专科护理门诊是活跃在医院各个科室的专科护理团队，解决了广大患者及临床科室的专科护理难题，已经成为一支践行人性化、专科化、特色化护理服务的主力军。

（二）开业护士

在美国等发达国家，开业护士是高级实践护士的一个分支，主要从事高级临床护理。高级实践护士除了具有促进健康、预防疾病及控制症状等职责外，在相关法律界定的范围内还有诊断、开处方、提出转诊建议的权限，主要为患者提供直接的护理服务及初级医疗保健工作，满足一般患者病情的监测、治疗及护理需求。随着我国新医改的不断深化，护士上门护理服务开始合法化，护理服务收费标准有所提升，家庭医生签约制度、医生多点执业制度开始推广。由此可见，未来护理行业将在医疗保健领域承担更多、更大的责任，这意味着未来国内的专科护士不仅有机会承担开业护士的职责，甚至有望拿到期盼已久的处方权！目前，在北京等一线城市已经有试点，有望在不久的将来全国推广。

视频讲解　　　　随堂测试

（孙巧枝）

第六节　继续护理学教育管理

广义的继续教育是指那些已脱离正规教育、已参加工作的成人所接受的各种各样的教育。护理学继续教育是指继毕业之后、规范化培训之后，以学习新知识、新方法、新理论、新技术为中心的终身性护理教育。其目的是使护理人员在整个护理职业生涯中，持续保持高尚的医德医风，不断提高专业护理能力和业务水平，适应护理学科的发展。护理学继续教育是护理人员不断更新知识、更新护理理念及"充电加能"的最有效的途径之一。

随着医疗服务体系的改革和整体护理的深化，现代护理学已呈现出宏观与微观的多方位、多形态、全面发展的态势，护理对象已从单一的病人扩大到所有人群，随之而来的是护理以"以病人为中心"向"以人的健康为中心"的重大变革。这些变革势必要求新时代护士不但要系统掌握本专业相关知识和具备规范熟练的专业技能，而且要具备健康教育、健康咨询、社区保健、心理护理、姑息护理等方面的知识和相关技能。在目前的形势下，护士只有通过护理继续教育活动来补充、更新、优化和拓宽自身的知识储备和技能，才能为患者提供更加优质的护理服务，提高患者的护理质量与医疗效果，促使护理事业与时俱进。

一、继续教育的对象

护理继续教育的对象主要包括毕业后通过规范或非规范化的专业培训，具有护士及护士以上专业技术职称，且正在从事临床护理专业技术工作的护理技术人员。参加护理继续教育既是护理人员享有的权利，又是护理人员应尽的义务。

二、继续教育的课程设置

护理继续教育是终身教育思想在护理教育中的体现，是护理教育体系中一个高层次的教育阶段，属于成人继续教育。护士参与继续教育学习大多出于自己的需求和意愿，学习动机是直接推动人，尤其是成年人进行继续教育学习的动力，是决定受教育者是否持续学习的关键因素之一。护理继续教育的内容要以满足护士对相关知识、技能的实际需要为依据。

护理继续教育内容的设置方面，不能以管理者、医疗单位及教学单位的主观判断为准则，而应该充分考虑护理人员需要、组织需要、社会需要三方面，以及不同地区、不同层次医院、不同层级护理人员的实际情况，结合个人和组织单位的教育目标和学习需求进行选择。继续教育内容的设置原则如下。

（1）实用性原则：培训前对所有学员进行需求调查，了解其需求，做到"按需培训"，充分考虑到每一位学员的实际需要，培训能够解决实际工作问题的内容。

（2）先进性原则：培训内容应紧跟国内外护理发展及医学发展动态，紧扣当前护理新技术、新理念、新方法及临床的热点问题；同时要兼顾不同专科护理的需求，将培训内容定位于高起点、多层次、新进展上。

（3）针对性原则：护理继续教育应遵循成人教育"补需"之目的，要做到"干什么，学什么；缺什么，补什么"的原则，根据培训前学员需求调研汇总分析，课程安排要满足学员急需的学习内容，在教学安排上坚持"三一致"，即培训的内容与护理人员的需求、技术职称、护理工作特点相一致，只有做到这三个一致，才能保证继续护理教育有较强的针对性，才能解决护理人员实际工作中的问题。

三、继续教育的内容

1. 新技术、新业务

培训内容应紧扣国内外护理发展、医学发展动态及临床的热点问题等，让护理人员更新陈旧的知识和技能，提高护理质量。例如，培训"以人文关怀为基础的沟通技巧""以循证为基础的护理研究""安宁疗护""社区护理网的建立""多媒体技术在护理领域的开发与应用"等方面，真正体现继续教育先进性的原则。

2. 护理相关知识

随着医疗服务体系的改革和整体护理的深化，护理发生了"以病人为中心"向"以人的健康为中心"的重大变革。护理人员面临着巨大挑战，尤其是需要满足知识结构多元化的要求。护理工作是一种科学性与艺术性密切结合的工作，护理人员仅有专业知识是不够的，还必须具有丰富的相关知识，如社会学、人际关系学、心理学、法学、伦理学、民族学、宗教学、文学艺术等知识。

3. 专科护理知识

专科护理相关知识培训是护理人员继续教育的组成部分，也是提高护理人员专业技术水平的重要手段。有学者指出，专科护士最应掌握的是专科护理知识和技能，所以要重视培养专科护士的专科护理能力。有调查结果显示"在从事各类护理的总人数中，有66.4%的护理人员认为需要学习专科护理知识"，说明护理队伍中大多数人重视业务知识水平的提高。

4. 专科护士培训

根据中国护理事业发展规划纲要《医药卫生中长期人才发展规划（2011—2020年)》，建立专科护理岗位培训制度是一项重点任务，建立和发展专科护士制度是提高护理专业技术水平和促进护理专业发展的重要方针。由此可见，专科护士培训必须体现专业化、规范化、标准化的培训模式。规范专科护士的培训教育，统一专科护士的管理，完善再认证制度，保证专科护士制度持续发展。

5. 法律、法规相关知识

随着国家日益法制化，如《医疗纠纷预防和处理条例》的实施，尤其是随着"举证倒置"的提出，要求每一位护理人员树立法制观念，用自己掌握的法律、法规知识为患者服务，维护自己的职业尊严。因此，应加强对护士的法制教育，组织护士认真学习《医疗纠纷预防和处理条例》和《护士管理办法》。医疗护理文书的书写、保管要求前所未有的严格，每个护理人员都要足够重视。采取多种形式对护士进行法律、法规解读及相关法律知识教育，从根本上杜绝护患纠纷的发生，推动护理事业健康发展。

6. 科研相关知识

护理科研是护理学发展的基础，科研水平的高低是衡量一个国家护理学科发展的关键指标之一，护理人员的科研水平已成为考核护理质量和评价护理人员工作绩效的重要指标之一。要想提高护士的护理科研能力，就必须培养护士的科学思维，从基本的科研方法、选题思路等做起，加强高层次护理人员的科研意识。如果临床护理人员能在临床工作中发现问题，并且会运用科研手段去解决问题，将会大大地促进护理学的发展。

7. 评判性思维的培养

评判性思维现已成为现代人才的基本素质之一。原卫生部在《中国护理事业发展规划纲要（2005—2010 年）征求意见稿》中明确提出将注重护理人员评判性思维培养作为下一个五年计划的重要改革目标。我国以往的护理教育比较注重知识理论、技术操作的培养，较忽视思维的训练，在认识问题、分析问题、解决问题的意识和能力的培养方面有待进一步加强。例如，可以通过案例分析法、PBL 护理查房法及设障立惑培训法等方法来提高护士评判性思维能力。

8. 心理学相关知识和技能

心理护理作为整体护理的核心部分，不仅是生物-心理-社会医学模式在临床护理工作中的要求，而且也是病人身心健康的需要，更是护士自身身心健康的需要。有研究显示，有 95.7% 的护士能够认识到心理护理在临床护理工作中的重要性，但有 45.7% 的护士不会应用心理护理技术。另有研究表明，护士的心理健康水平明显低于全国平均水平。所以要加强护理人员心理学知识教育，使护理人员了解在高工作压力下如何保持自身的精神健康，如何放松自己，从而减轻心理压力，以最佳的精神状态投入工作中，更好地为患者服务，做好患者的心理护理。

四、继续教育的形式

在医院层面成立的继续教育领导小组、专业指导委员会、专家考评组和科研处等职能部门的指导下，护理部成立继续教育护理学小组。

（1）小组成员由护理部主任、科护士长、教学护士长及病区护士长等组成。

（2）具体分工：护理部负责全员各级人员的继续教育落实情况；科护士长负责高级职称护理人员护理学继续教育的实施情况；护士长负责各病区护师护理学继续教育的实施工作。

（3）继续教育领导小组的任务：负责全院护理学继续教育项目及其主办单位和学分的审定，制订继续教育的发展规划。

（4）方法及形式：鼓励全院护士踊跃参加全国高等教育自学考试、远程教育、在职护理硕士研究生甚至是护理学博士生课程的学习，以不断提高自己的学历层次，从而提高护士的综合素质；每年护理部选送优秀的护理人才到国内外先进的医院进修学习、参观访问等；定期举办护士新技术、新业务培训班，进行院内的分层级护士培训、学部内的分层级培训、科室内的护士培训、护理论坛、专题讲座、专科护理培训班、护理管理培训班、护理教育及护理人文教育等，同时建立严格的管理及考核制度。

五、促进护理学继续教育的策略

1. 培训前做好学员的需求分析

有调查结果显示，护理继续教育课程更新较慢、内容陈旧，学习流于形式、实用性不强、缺乏针对性等因素是影响护理人员参加继续教育的兴趣与积极性的主要因素。因此，护理管理者必须明确在职护理人员护理继续教育的需求，针对其需求，遵循成人教育"补需"之宗旨，要做到"干什么，学什么；缺什么，补什么"的原则，根据培训前学员需求调研汇总分析，课程安排要满足学员急需的学习内容，管理者应充分将护士个人学习需求与组织需求相结合，制定标准化和具体化的课程体系，同时建立健全评价体系。

2. 开展多形式、多层次、灵活多样的继续教育形式

根据护士的年龄、职称、喜好等开展多形式、多层次、灵活多样的继续教育形式，以满足不同层次护士对继续教育的需求。护理管理者应善于分析不同层次护士学习的特点，采用科学性与系统性、多样性与灵活性相结合的方式，围绕服务理念、法律、法规、护理新业务、新技术、护理文件书写、护患沟通技巧、外语的学习与应用、科研与论文等多个方面进行培训。可以采用线上和线下相结合的培训模式，线上可以通过建立微信群、微课、掌上课堂、"317 护"等形式授课，实现护士学习资源共享；线下可以开展专题工作坊、情景模拟、小组讨论、角色扮演等形式，营造良好的学习氛围，让受训者全身心地融入其中，从而提高培训效果，达到事半功倍的效果。

3. 实施弹性管理，优化护士学习保障体系

护理管理者要实施灵活的弹性管理工作制度，开展弹性排班，优化人力资源调配方案，给护士更宽裕的空间来处理工作、学习和家庭之间的关系。可以借鉴西方发达国家的教育休假制度，根据护士的自身特征，明确规定每位护士的每周最低工作时间、学习时间、待遇等，消除护士的后顾之忧，使护士集中精力参与学习，从而将所学新技能最大限度地应用于临床。

4. 强化认识，树立正确的学习观

加大对护理继续教育的宣传，使每个护理人员都了解继续教育的目的、意义和要求，让护士充分认识到继续教育对于提高护理工作质量与自身职业生涯发展的重要意义，使其真正认识到继续教育的重要性，转变学习态度，主动寻求增长自己知识与技能的继续教育机会，更好地适应现代护理对护士工作的要求。护理管理者也要与时俱进，全国护理事业发展规划《"健康中国 2030"规划纲要》明确规定要把健康教育作为所有教育阶段素质教育的重要内容，护士作为一名专业技术人员，必须积极适应社会和市场的变化与挑战，要树立"只有终身学习，才能终身就业"的观念。

六、继续教育学分的管理

国家原卫生部为使医院在职卫技人员不断更新知识，启发学术思路，开阔眼界，积累经验，使卫技人员的成长与医学科技的发展同步，要求卫技人员每年完成规定学分的继续教育。

（一）年度计分时间节点

当年的 11 月 1 日至次年的 10 月 31 日。

（二）继续教育实施学分制

根据国家原卫生部要求，继续医学教育对象每年参加继续医学教育活动，所获得的学分不低于 25 学分，其中 Ⅰ 类学分 5 ～ 10 学分，Ⅱ 类学分不低于 15 ～ 20 学分，两类学分不可互相替代。

（三）学分申报方法

护理继续教育项目实施分级管理，根据其对象、内容及审批权限分为三大类。申请主办 Ⅰ 类、Ⅱ 类护理学继续教育项目的科室，于每年 10 月底之前填写项目申请表，报护理部审定。

（四）学分登记

Ⅰ 类、Ⅱ 类学分由项目承办单位发放学分证明或直接登记于继续医学教育学登记证书中，交科研处、护理部审核。Ⅲ 类学分由护理部登记，主管护师以上人员每年 10 月医教部教学办审核盖章。

（五）不同职称护理人员的学分要求

（1）护师每年最低须取得 25 学分，包括 Ⅰ 类学分和 Ⅱ 类学分。如果当年参加的继续教育较多，超过规定数的学分一般不能移至下一年，并且不得转让学分、买卖学分等。任职期至第 4 年修满规定学分，方可参加中级专业技术职称资格考试；至第 5 年修满规定学分，并通过资格考试，方可参加晋升主管护师职称评审。

（2）主管护师、副主任护师、主任护师每年最低须取得 30 学分。未达到年度规定学分一次，职称晋升减缓一年。第 5 年修满规定学分，方可参加晋升相应职称的评审。当年未获准晋升者，次年仍须修满 30 学分，以此类推。

视频讲解　　　　随堂测试

（孙巧枝）

 思考题

1. 护理教育管理的原则有哪些？

2. 临床护士分几个层级？各层级护士管理要求是什么？

3. 结合我国专科护士发展现状，谈一谈如何做好专科护士培训管理工作。

参考文献

［1］胡艳宁．护理管理学［M］．北京：人民卫生出版社，2012．

［2］叶文琴，徐筱萍，徐丽华．现代医院护理管理学［M］．北京：人民卫生出版社，2017．

［3］王惠珍．护理管理学［M］．北京：人民军医出版社，2012．

［4］欧阳静，江华容，刘慧萍．贵州省专科护士工作与岗位管理现状分析［J］．中国护理管理，2019，19（1）：92－96．

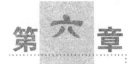

第六章

护理科研管理

学习目标

识记：(1) 护理科研管理的定义。
　　　(2) 护理科研管理的基本原则。
　　　(3) 护理科研管理组织及成员职责。
　　　(4) 护理科研的培训内容。
　　　(5) 护理科研项目申报的内容。
　　　(6) 护理科研立项课题实施管理的内容。

理解：(1) 护理科研管理的意义。
　　　(2) 护理科研管理制度。
　　　(3) 护理科研的培训方法。
　　　(4) 护理科研业务管理的各项内容。

运用：(1) 能结合临床护理工作，进行科研论文书写。
　　　(2) 能结合临床护理工作，进行科研成果申报及成果转化。

第一节　概　述

课程思政

科研在护理创新事业发展中的先导性作用

　　2015年3月5日，习近平总书记在出席十二届全国人大三次会议期间明确指出："创新是引领发展的第一动力，抓创新就是抓发展，谋创新就是谋未来。"这一论断与"科学技术是第一生产力"一脉相承，既是继承，也是发展，是对新常态下中国经济转型发展方向、路径和着力点的精辟概括。护理事业要生存和发展，要实现水平全面提高，就要在观念、思维和临床工作等多个领域实现全方位、多层次的创新，变习惯思维为开拓思维。将科研在护理创新事业发展中具有先导性作用这一理念融入护理科研管理中，使学生学会用创新思维，预见性地发现并杜绝安全隐患，从容面对千变万化的客观情况，真正做到以病人为中心，有效保证病人安全，深入了解"未雨绸缪方能运筹帷幄"的人生哲理，弘扬南丁格尔精神，增加专业自信，培养爱国情怀。

一、护理科研管理的概念及其内涵

（一）护理科研管理的概念

护理科研管理是指运用管理学的理论和方法对护理科研活动进行计划、实施、控制，从而实现预定目标的组织协调活动。合理的护理科研管理能促进护理学科的发展，更好地完善护理理论体系。

与其他学科一样，护理学也有许多问题亟待解决，有许多经验需要总结和进行科学验证。因此，医院护理管理部门不仅要领导开展全院性的科研工作，而且要建立健全的护理科研管理制度，保证护理科研工作的顺利进行。

（二）护理科研管理的内涵

护理学的发展需要护理科研管理工作的支撑和推动。与医学领域其他学科相比，我国护理科研管理工作起步晚、水平低、经费不足，曾经走过一段曲折、坎坷的路程。1956 年中华护士学会护士工作研究组首次提出了护理研究方向。然而，1966 年至 1976 年护理科研处于很长一段停滞期。1976 年护理科研工作由医学科研管理机构领导管理，开始逐步发展。1993 年，护理系统成立了自己的科研管理机构，由中华护理学会负责组织管理，并设立了国家级护理科研进步奖。之后，护理科研随着护理学科发展而日渐发展。然而，我国护理科研与国外护理科研的差距仍较大。因此，加强护理科研的管理，是我国护理管理者的主要任务之一。

护理科研管理的目的是对护理科研活动进行计划、实施、控制，从而实现预定目标。从护理实践中研究探索护理理论、护理方法和先进的护理手段，以指导临床实践、提高护理工作效率、改善护理工作环境，最终提高全人类的健康水平。

二、护理科研管理的意义

护理科研管理是护理管理工作的重要组成部分。现代科研管理正由以往的行政管理转变为学术管理，这就要求管理者能够按照学科自身的特点和固有的规律进行管理，将护理科研管理纳入护理管理日程。加强护理科研的管理对护理事业的发展具有十分重要的意义。

（一）提高护理人员的科研积极性

护理部可成立护理科研管理小组，建立健全护理科研管理制度，实行目标管理。管理者创造良好的科研软环境，捕捉和解决难点及热点问题，建立并实施与岗位考核、个人发展有直接关系的激励机制，对科研业绩突出的个人和科室进行表彰和奖励，可以有效地推动护理科研工作，使之走上良性循环的轨道。

（二）提高护理科研骨干的科研素质

个人发展、学科建设是护理工作的重要组成部分，而护理科研骨干科研素质的提高是推动护理学发展的重要力量。应加强护理人员学历教育，抓好学术论文管理，系统化培训护理人员的论文写作能力和表达能力，营造浓厚的学术氛围。同时，还应加大对护理骨干的培训及管理力度，逐步建立护理人员的科研思维，提高其科研素质水平，培养护理科研骨干力量，促进护理科研工作的可持续发展。

（三）提高护理科研工作的效率

护理管理者需优化资源配置，引导科室有目的、有重点地开展研究工作。在护士自身科研知识不足，缺少研究课题、资金及科研时间的情况下，引导其积极参与科研工作，特别鼓励年轻护士参与科研基础工作，如文献检索、资料收集等。一方面有助于护士提高科研能力，另一方面有利于其积累科研经验，为申报护理科研课题奠定基础，加速科研综合能力的提升。

（四）提高护理科研管理工作的效果

在进行护理科研的全程管理中，由于护理科研管理组织的健全、科研工作规范化和程序化的保证，管理者改变了过去单纯的经验管理的方法，将学术管理纳入管理范畴，按照学科自身的特点和固有的规律进行管理，提高了管理水平和效果。护理部实行定期检查、讲评、指导，促进科研计划的整体性、系统性和连贯性。另外，管理者还应加强对科研课题的开展与论文写作的指导，帮助护理科研人员把握好科研活动的每一个环节，使护理科研与论文写作管理程序化，提高护理科研管理的可行性、科学性。

（五）提高护理质量，促进护理学科的发展

护理科研是护理学科发展的基础，是护理作为一门独立学科的重要体现，是推动护理事业进步的重要手段和途径。因此，加强护理科研管理工作，能促进护理工作不断向前发展，提高护理人员科研素质和能力，促进护理学科的建设发展。

三、护理科研管理的基本原则

（一）遵守伦理学的原则

护理科学研究要保障患者的安全、隐私，坚持知情同意、公平合理的原则。许多科研项目以患者作为研究对象，在进行以人为观察对象的临床试验时，一切科研题目的选定、科研设计和采用的方法等，必须在保障患者安全的前提下进行。涉及药物疗效观察、材料采集、治疗处置情况时，必须在考虑到患者安全的情况下才可开展。研究对象有权知道自己的健康状况和研究的相关情况，包括研究的目的、步骤、期限及后果，可以对研究者或医护人员所采取的系列措施进行取舍。护理研究者要避免欺骗性、强迫性的人体实验，在处置、采集标本材料或观察疗效时，有时会给患者增加麻烦和心理负担，须事先向患者解释清楚，征得患者同意和配合，保证科研的顺利进行。

（二）坚持客观性、科学性的原则

由于科研工作在科学性、准确性上要求甚高，护理科研必须在控制条件下进行。科学研究从设计到实施都应该严格遵循普遍认可的科学原理、实验方法和分析方法，以保证研究真实、安全、可靠。研究选题要在科学理论的指导下，遵循一定的事实依据选题。研究方法要尊重客观规律，不能凭主观臆断草率从事。要对观察对象规定严格选择标准和效果评定标准，设置对照组，并按随机化原则进行分组，以保证样本的真实性及对总体的代表性。出现异常情况要认真分析，必要时重新实验，最后得出正确判断。科研工作绝不能靠推测、估计、凑数据。在时间、度量、环境、观察反应和试验结果方面都有严格要求。例如，在药液的稀释浓度、取血的条件，以及过敏试验反应是阴性或阳性还是可疑等问题上，要实事求是，绝对准确，毫无差错。

（三）考虑实用性的原则

护理科研要考虑实用性的原则，即该研究是否关乎广大护理服务对象的利益，是否能促进患者的康复及疾病的预防，能否反映一定时期护理事业发展的重点和难点，能否解决护理实践中的重要问题，切不可好高骛远、急于求成。

视频讲解　　　　随堂测试

（黄　金）

第二节　护理科研的组织管理

一、护理科研管理的组织建设

护理科研是对护理领域的科学研究和技术活动，运用计划、协调、管理等基本手段，有效地利用人、财、物、信息等要素，充分发挥最大效应，以促进护理事业的不断发展和服务质量的不断提高。随着科学技术的发展，科研工作的集体性、综合性和长期性越来越强。几乎每个研究项目都不是某几个人、某个科室或某个单位所能独立完成的。这就要求发挥各级领导机构的指挥效能，从组织管理上加强规划、领导，建立健全科研组织机构。护理科研是一项长期长远的工作，其进步与发展、培养与成长离不开组织建设这个大平台，良好高效的组织管理、完善的科研条件是护理科研顺利开展的保障。

二、护理科研管理组织及成员职责

（一）护理科研管理组织

医院护理科研管理可根据医院行政业务职能科室职责划分不同归属不同部门管理，如医院科研部、护理部、护理教研室。无论哪个部门对护理科研进行管理，均应设立专职副主任负责护理科研管理，成立由 8～10 人组成的护理科研管理委员会，部门负责人任主任，专职副主任任副主任，委员包括科护士长及学术造诣高、品学出众的护理专家。

（二）护理科研管理委员会职责

（1）结合医院科研总体发展规划和思路，制订护理科研工作发展规划和年度计划。

（2）对护理人员开展提升护理科研能力的培训，包括课题、专利、新技术等项目的申报、论文写作、成果申报及推广等。

（3）搜索和收集国内外护理科研相关课题项目申报信息，为护理人员申报课题提供咨询和资讯。

（4）征集护理相关科研课题、护理新技术申报项目，论证护理科研课题及护理新技术的科学性、先进性、实用性和可行性，提高项目立项或中标率。

（5）监督护理科研项目、护理新技术等规范开展，协调和帮助项目组按时完成科研工作。

（6）组织护理新技术、护理科研成果、专利、论文等评审，推荐参评各级各类科研成果奖、科技奖、学术论文奖等。

（7）组织开展院内外护理学术交流、科研成果分享等活动。

（8）负责护理人员论文投刊科研诚信的审定。

（9）负责登记护理科研相关信息，包括立项课题、开展的护理新技术、发表的专利、发表的论文及出版的著作等。

（10）组织和开展护理科研成果展示、竞赛评比、奖励表彰、绩效管理等活动。

三、护理科研管理制度

（1）在护理部领导下，成立护理科研管理委员会，负责管理和组织落实护理科研工作。

（2）医院护理科研计划须按程序报送护理科研管理委员会，经讨论同意后才能组织和实施。

（3）护理相关科研课题、新技术等立项、技术鉴定，论文评阅，新技术申报及推广、表彰和奖励等应用均应设置规范流程并按流程进行管理，最后经过护理科研管理委员会审核才能生效。

（4）凡属科研资料，包括论文、录像、录音、幻灯、照片等，均应分类妥善保管。

（5）护理人员参加会议、获奖、成果等证书及科研成果资料均要求留存复印件 1份或电子扫描件，原件由获得者个人保管。

（6）定期组织和召开护理学术交流，介绍国内外先进的护理科研信息。

（7）定期督导全院护理科研开展情况，组织召开医院护理科研工作总结和经验分享会，督促规范使用科研经费，表彰和奖励新技术、论文、专利、著作等科研成果。

视频讲解

随堂测试

（黄　金）

第三节 护理科研的培训管理

求真务实 开拓进取

2020 年，习近平总书记在北京考察新冠肺炎防控科研攻关工作时强调："人类同疾病较量最有力的武器就是科学技术，人类战胜大灾大疫离不开科学发展和技术创新。"新冠肺炎疫情发生以来，跨学科、跨领域的科研团队在基因测序、病毒分离、疫苗研制、检测技术研发、药物筛选、防护服研制、病毒跟踪等方面取得了积极进展，有效提升了疫情防控的力量和效果。科技兴则民族兴，科技强则国家强。战胜疫情离不开求真务实、开拓进取的科学精神。广大科研工作者在新冠肺炎疫情防控中积极响应党中央号召，以严谨求实的科学态度，联合攻关，充分展示了拼搏奉献的优良作风、严谨求实的专业精神，为疫情防控提供了有力的科技支撑。将严谨求实的科研态度和作风融入了护理科研的培训管理中，使学生更加坚定实事求是的科学精神和科技报国的伟大志向。

护理学科的竞争主要取决于护理人才的竞争，护理人才的竞争取决于护理人才的科学管理及培训，护理人才的科学管理及培训很大程度上取决于护理科研的培训管理。运用科学方法管理，培养出一大批优秀的护理科研人才是十分重要的。

一、护理科研培训对象

护理科研培训对象可根据医院护理队伍的实际情况选择，建议纳入以下一项或几项条件：临床思维活跃，对护理科研有浓厚兴趣，具备基础的科研理论知识及技能的护理骨干；硕士研究生在读及以上学历者；工作 5 年以上的具有相对应专科的丰富临床护理经验的护理骨干；具有良好的英语水平，尤其是良好读写能力的护理骨干。

二、护理科研培训内容及方法

（一）护理科研培训内容

1. 选择课题

研究问题的发现；课题题目的书写要求；科研课题的创新等。

2. 文献查阅

常用护理文献数据库；文献检索的方法；文献阅读的技巧；文献整理的方法。

3. 科研设计

护理科研的概念；护理科研的类型；护理科研的步骤；科研计划的制订；研究方法的选择；研究工具的选择；研究对象的纳入；对照组的设定；样本量的计算；样本的抽取方法；观测指标的确定。

4. 科研实践

访谈法及注意事项；量表的选择；问卷的一般结构；设计调查问卷的程序；信效度的检验；预调查的注意事项；伦理原则及知情同意；研究中偏倚及控制方法。

5. 资料处理

研究数据的分类；指标的观察方法；资料的收集方法及技术；资料的整理方法；数据的录入。

6. 统计分析

统计学软件的分类；统计学的基本知识；进行统计描述的方法；t 检验的应用；卡方检验的应用；方差分析的应用；Logistic 回归的应用；统计结果的解读；质性研究资料的分析。

7. 论文写作

论文的分类；书写论文遵循的原则；论文的写作格式；前言的规范书写；摘要的规范书写；关键词的确定；参考文献的书写要求；署名的规则；期刊的分类；论文发表的技巧。

8. 实践练习

提出科研课题；查阅相关文献；进行科研设计；制订科研计划；书写课题综述；书写课题开题报告。

（二）护理科研的培训方法

1. 人才培养

护理部应根据实际情况，制订符合自身条件的培养计划和目标。狠抓思想素质，使护理人员具有较高的政治思想觉悟、责任感、事业进取心。建立全面的科研人员资料卡片库，突出技术成绩，量化指标，便于发现人才。同时有计划、重点培养护理科研骨干，通过举办相关专题讲座和培训班，增加其科研能力和水平，从而形成护理科研队伍。

2. 采用多渠道培养方式

（1）开展新业务、新技术讲座：不断更新知识，使护理科研骨干及时了解国内外护理专业的发展现状，掌握发展方向。可要求护理科研骨干每年完成一定的专科护理综述、循证护理案例等，督促其掌握本专科发展前沿，为护理科研的立项提供方向。

（2）院内培训和外送学习：根据护理科研骨干的需求组织短期培训班，并有计划、有针对性地选派护理骨干国内外学习、参加相关的学术会议、研修等。护理骨干学成返院后，均要求向护理科研管理委员会汇报。

（3）提高护理科研骨干的信息意识：每名护理科研骨干必须掌握检索技能，不断提高信息意识以及科研能力。

（4）创建科研小组，选择有潜力、积极上进的护理人员加入小组。小组成员遴选应具备热爱护理事业、科研意识强等条件。也可以采用高学历护理人员及高资历护理专家组成的团队形式，互相取长补短，有效地推动护理科研的发展。

视频讲解　　　　随堂测试

（黄　金）

第四节　护理科研的业务管理

护理科研的业务管理包括护理科研课题管理、护理新技术及专利管理、护理科研论文管理、护理科研成果管理及护理科研绩效管理。

一、护理科研课题管理

护理科研课题管理包括课题申报、实施及结题管理。

（一）课题申报管理

课题申报成功取决于申报者及时获取课题申报信息、选题符合申报指南、科研设计科学合理、研究方法可行、提交伦理审查、预算合理等。因此，护理科研管理部门应向护理人员提供科研课题或项目申报指南信息、组织申报书填写、协助伦理审查、组织对项目申报书形式审查和提交。

1. 提供科研课题项目申报信息

科研项目级别划分及主要来源见表6-1。对于任何级别及来源的课题，项目申报信息均会提前发布。由于医院临床一线护理人员工作繁忙，难以全面掌握与护理相关的课题申报信息，护理科研管理部门宜及时关注国内外与护理相关研究课题项目相关的可申报的指南信息，及时分发护理人员。

表 6-1　科研项目级别划分与主要来源

项目级别	自然科学项目来源	人文社科项目来源
国家级重大项目	国家重大科技专项 国家重大科技研究计划 国家创新人才计划 国家基础性研究重大关键技术项目 国家自然科学基金重大研究计划 国家自然科学基金杰出青年科学基金 国家 973 计划 国家 863 计划	国家社会科学基金重大招标项目
国家级重点项目	国家自然科学基金重点项目	国家社会科学基金重点项目
国家级一般项目	国家科技支撑计划 国际科技合作专项 国家 973、863、重大专项子课题 国家自然科学基金面上项目、青年基金、国际合作交流基金、联合基金、专项基金等项目	国家社科基金年度项目、后期资助项目 国家软科学研究计划项目
省部级重大项目	教育部新世纪优秀人才支持计划（自然科学类） 教育部科学技术研究重大项目 省科技厅省重大公益、省产业技术创新战略联盟等重大专项项目	教育部新世纪优秀人才支持计划（人文社科类） 教育部哲学社会科学研究重大课题攻关项目
省部级重点项目	教育部科学技术研究重点项目 省科技创新人才计划 省"创新型科技团队"计划 省科技厅省成果转化、省院合作、科技开放合作等科技专项项目 省重点科技项目（经费 10 万元及以上的项目） 省卫健委重大专项项目	省哲学社会科学规划重大项目 省软科学重点招标项目
省部级一般项目	教育部科学技术研究项目 省科技攻关项目 省基础与前沿技术研究项目 省国际科技合作项目 省卫健委课题	教育部哲学社会科学研究后期资助项目 教育部人文社会科学研究项目 教育部哲学社会科学发展报告项目 省哲学社会科学规划项目 省政府决策研究招标课题重点项目 省政府决策招标一般项目 省软科学研究计划项目
市厅级重大	市科技局重大科技专项 省高校科技创新人才（自然科学类）支持计划 省高校科技创新团队（自然科学类）支持计划 市科技领军人才计划 市科技创新团队计划	省高校科技创新人才（人文社科类）支持计划 省高等学校哲学社会科学创新团队 省哲学重大课题攻关项目

项目级别	自然科学项目来源	人文社科项目来源
市厅级重点	市科技局科技攻关、前沿技术研究、国际科技合作等项目 省教育厅自然科学研究重点项目	省教育厅人文社会科学研究重点项目 市软科学项目
市厅级一般	其他符合学校学科发展的市厅级项目	省教育厅人文社会科学研究一般项目 其他符合学校学科发展的市厅级项目
校级	校创新课题	校教改课题 校软科学项目
院级	院课题 院新技术项目申报	院教改课题

2. 组织申报书填写

课题申报者须按照科研课题申报书面或电子表格填写完善。医院科研人员须根据各种不同基金来源，针对不同的要求，在确定研究课题名称后，对该课题预期的研究目标，用科学的思维、科学的方法和手段进行具体技术方案和计划实施方案的设计与书写，也就是说，要围绕目标，设计先做什么、后做什么、怎样做、何时做、谁来做以及具体步骤。课题具体书写与设计步骤如下。

（1）简表：课题名称一般控制在 35 个汉字以内；起止年限，根据申报指南要求，如三年期限，从次年的 1 月开始，终止年度的 12 月为止；项目组主要成员中需要注意中、高级人员以及研究生的合理搭配；研究人员在项目中的具体分工；应写明研究内容和意义（摘要）；研究对象、研究方法或手段、预期发现什么和可能获得什么结果或解决什么问题。

（2）立论依据：各类科研项目都需阐明立论依据。立论依据是一份申请书最为重要的部分，即应通过理论依据阐述，说明立题的必要性和可能性，来引起评审专家对申请课题的兴趣。立论依据包括研究意义、国内外研究现状分析，并附主要参考文献。在书写立论依据时，需注意：文字简练、措辞严谨，首次出现的医学专用名词应该标有英文缩写，在下文提到时，可以直接写英文缩写；对国内外研究现状分析时，要求对某一领域相关专题的研究进行总结后提出，同时分析指出这些研究的发展趋势和可能存在的不足，重点阐明当前要解决的科学问题。参考文献尽可能用近 5 年的，文献标注于申报书中以便评审专家查阅。

（3）研究方案

① 研究目标：宜简单明了，以 1～2 个目标为宜。

② 研究内容：重点阐明达到研究目标所要求的工作内容，首先确定研究对象，研究对象是选择人、动物、微生物，还是离体的器官、组织和细胞等。实验观察的对象可以是健康的，也可以是患病的。

③ 研究方法：要注意研究方法的先进性、研究手段的可靠性，切忌想当然或对研究方法的一知半解，尽可能使用较为先进的实验技术。由于研究对象的不同，研究方

法也不相同。要视具体研究课题具体分析。一般而言，在研究方法的选择上，如果采用传统方法或称为经典方法的，需要写申请书时，写明该方法名称即可，因为该方法已被大家认可，不必做过多的解释。如果是用一种新的方法进行研究，则应将该方法的具体步骤描述清楚，以便他人重复研究。

④ 拟解决的关键问题：不是研究内容的技术性回顾，而是研究中必须解决的技术难点，包括课题设计中有风险可能。一般为 1 ~ 3 个技术难题，应写明白。

⑤ 技术路线和实验方案：一般为比较具体的实验步骤，如能用图来表示，则更佳。

⑥ 可能性分析：一般指一部分已有的工作基础，主要强调以往从事该课题的积累，注意阐明与课题内容相关的前期工作基础，同时对完成课题需要的实验技术平台及设备应写明本单位已经拥有或可以通过单位间的合作解决；学术梯队情况的介绍；实验中需要的标本来源情况；已经掌握某些实验技术情况等。

⑦ 预测研究成果：将可能实现的目标作为预测成果，以发表论文的形式作为研究成果。目前获得专利，尤其是发明专利已经作为课题能否受理的重要条件之一。

（4）研究基础：与本项目有关的研究工作积累和已取得的研究工作成绩；列出申请者和课题组主要成员已经发表的与本课题有关的论文，以表明具备扎实的研究工作基础；介绍本科室或课题组与本课题有关的总体研究情况。一般介绍近年来获得的科研成果为主；简单介绍承担本课题的人员梯队情况。已具备的实验条件，尚缺少的实验条件和拟解决的途径。

（5）经费预算：按照基金对经费的要求顺序填写。如自然科学基金对经费的要求顺序是科研业务费、实验材料费、仪器设备费、实验室改装费、协作费、项目组织实施费等。申请经费总数需按基金申请指南中的最高限额或限额以下填写，在经费计算根据及理由中，宜列出具体经费支出项目。

（6）合作单位：如完成课题需依靠其他单位共同完成，则应得到该单位具体参加人员的签字同意和管理部门的同意并加盖单位公章。

3. 协助伦理审查

科技的发展给社会带来了翻天覆地的变化，但在进行科学研究推动科技创新的同时，必须遵守科研伦理道德规范，科研伦理的底线不容触碰和挑战。研究人员应当敬畏生命，遵守规则，守护好科技领域的一方净土，让创新成果更好地造福人类。科研项目申报前，要求申报团队向科研管理和伦理审查部门提交研究项目的伦理合理性预审材料，并通过预审查，保障科研合乎伦理。

4. 组织对项目申报书形式审查和提交

护理科研管理部门对拟提交上级部门的申报书数量和质量、形式和内容等进行把关。有必要对汇集的申报书进行书面评议或开题报告，遴选和推荐选题好而符合申报指南、研究设计科学、研究思路可行等具有创新性、先进性、实用性、可行性，同时具有良好的预见性及社会效益的项目提交上级部门。

（二）课题的实施管理

研究课题，一经立项，应按研究计划及进度实施，科研管理部门定期检查、督促科研计划实施。护理部应做好指导、组织、协调，及时解决问题。

（1）督促项目按期启动，科研人员履行职责。课题负责人对课题的实施及完成负有全部责任，课题组成员按项目分工履行各自的职责，顺利推进实施。

（2）督促合理开支经费。课题经费开支需要按预算专款专用，计划开支，注意节约，避免浪费。

（3）随时了解研究进度，及时沟通与协调。科研管理委员会可组织召开项目进展汇报，以检查课题进度指标完成情况，技术力量、仪器设备、经费开支等情况是否妥当，是否需要调整，是否有必要给予帮助协调。对于研究进展缓慢的课题，要及时查找原因，修改研究方案或计划进度。

（三）课题的结题管理

按照课题管理的有关规定，课题管理部门对课题研究的成果进行评价，一是决定课题研究是否按时完成，二是对研究质量做出评估。

1. 结题准备

（1）结题自评：评估课题研究是否达到预定目的；评估课题研究在实施过程中是否按照预定方案如期进行；评估课题研究方法是否科学；评估课题研究质量是否达到预定目标；评估课题研究的各类资料是否完备齐全。

（2）准备结题资料：一般包括管理类资料、原始资料和成果资料。

① 研究课题的管理类资料：主要包括课题立项申请书、课题立项批复文件、课题研究方案、阶段工作总结、结题工作总结等。

② 研究课题的原始资料：在研究过程中通过文献调研与原始观察、调查、实验等方式获取的所有与课题有关的有价值的材料。

③ 研究课题的成果资料：包括主件、分件和附件，即研究报告、工作报告、论文、专著等文献资料，或有关光盘、硬盘、软盘、软件等资料。

④ 工作报告：工作报告是课题从研究开题到结题，对课题研究进程的回顾、主要客观记录的汇总，是研究情况的高度概括和研究按照计划实施的具体体现，一般不超过 2 000 字。主要包括以下三个方面的内容：

a. 课题的研究目的、指导思想、研究方法。

b. 课题的研究进展，这是工作报告的主体部分。在准备阶段做了哪些工作，包括调查摸底、落实分工、拟定计划、后勤保障等。在研究阶段，紧紧围绕方案的主要内容和措施，把"怎样做"的主要工作，包括观摩、活动、研讨等如实反映出来，同时将困难、问题、进展等也要回顾进去。在总结阶段，重点进行测查、收集资料、撰写报告，根据研究情况确定结题形式等。

c. 研究的组织与管理。整个课题研究的组织与管理工作包括课题组的组建、管理制度的落实、各级领导的重视与支持、经费的开支和筹集等。

⑤ 研究报告：是成果资料的重要组成部分。研究报告的撰写是课题组结题工作的重点内容，一般包括：

a. 题目："×××课题研究报告"。

b. 问题的提出、目的意义等。

c. 研究文献综述：研究的背景及国内外研究的现状。

d. 课题研究的主要内容、方法、步骤等。

e. 课题研究结果分析：研究报告的主体部分。

f. 研究的主要成果。

g. 研究的结论：研究报告的精髓部分。文字要简练、慎重、严谨，逻辑性强。

h. 问题和讨论。

⑥ 成果收益资料：主要包括成果被决策部门采用、推广的资料，或成果在推广过程中产生的材料，或成果在学术界、社会实践中产生的影响等材料。

2. 结题验收

根据课题研究的情况，结题验收分为会议验收和通讯验收。

（1）验收前的材料准备：验收前，由课题组准备好结题材料，包括填写结题报告，并提供研究成果原件、复印件和该课题原申请书、开题论证表、计划任务书、中期检查表等，装订成册，供验收使用。

（2）验收的主要内容：课题组按评审书或计划任务书完成了研究任务；最终成果与立项时批准的"最终成果形式"相符，不存在署名及知识产权等方面的争议；经费开支合理合法。对于研究成果，无论正式是出版还是内部印刷，均要求在显著位置标明"××项目（课题）"字样。

（3）验收专家组：专家组由具有副高以上专业技术职务的同行专家或实际工作部门人员组成，一般为 3～5 人。

（4）会议验收程序：会议验收分为预备和验收两个阶段。预备阶段由组织验收的单位主持，主要内容是介绍会议内容、宣布有关事项、产生专家组组长；验收阶段由专家组组长主持会议。会议验收按下列程序进行：

① 听取课题主持人的研究工作总结报告及成果简介，报告内容包括：课题的预期成果与现有成果；课题的研究方向和主要思想观点及内容；课题的实际意义、学术意义、研究特色及在领域内所处的地位；课题研究的重点及研究中突破的难点。

② 质疑、答辩。

③ 专家讨论并形成综合验收（包括能否结项）等意见，并将意见填写在结题报告中。

（5）通讯验收程序：通讯验收的课题由所在单位科研管理部门向专家提供相关材料，专家验收后给出验收意见并签名。结项时，须将专家验收意见原件和结题报告装订在一起上报。

3. 成果验收的一般标准和内容

（1）是否坚持以马克思主义为指导，是否遵循党的基本路线。

（2）是否达到了评审书或计划任务书中有关成果的设计要求，研究的范围和成果内容是否与评审书或计划任务书一致，研究成果是否包含了该课题预定的全部内容。

（3）研究成果中提出的理论、观点、方法和建议方案是否具有创造性和科学性。

（4）项目研究所依据和使用的资料、数据是否准确完整。

（5）项目研究所运用的方法及手段是否具有可靠性和先进性。

（6）项目成果有哪些理论意义和应用价值，达到何种水平，能够取得怎样的综合效益。

（7）项目研究尚存在哪些不足，该领域尚有什么问题值得深入研究，今后需努力的方向。

（8）项目成果有无抄袭或剽窃他人成果等行为。

（9）对成果的推广和宣传意见。

二、护理新技术及专利管理

（一）护理新技术管理

护理新技术管理的目的是规范护理新技术的准入，确保护理新技术的安全、有效、科学的应用，确保护理安全。

1. 护理新技术管理组织

（1）医院成立护理新技术管理委员会，明确其职责。职责主要包括：根据国家相关的法律法规、医疗机构各项规章制度，制定护理新技术准入管理的规章制度；对拟开展护理技术项目的主要内容、关键问题，包括先进性、可行性、科学性、实施的安全性、有效性、效益性进行科学的论证，对该项目做出评估及准入决定；负责监督及检查护理新技术项目的实施情况，发现问题及时纠正，对项目实施过程中发生的重大问题有权做出相应处理。

（2）护理新技术项目申请人职责

① 认真填写护理新技术项目的申请书，编制新项目的准入申请报告、立项依据、实施方案、质量标准和意外应急方案，并在准入会议上进行陈述。

② 制定实施方案。包括立项说明，陈述国内外该项目的进展情况；对该项目的实施制定安全保障制度及规程；制订实施计划和培训计划。

③ 认真执行医院的各项规章制度。实施护理新技术、新业务时，应认真履行告知义务，严格执行患者签字制度。

④ 严格执行护理新技术的质量标准，对新项目的技术要求、环节与终末质量进行严格把关，防止一切过失发生。如发生意外情况，应立即启动应急方案，确保患者安全。

⑤ 主动接受护理新技术准入管理组织、主管部门和护理部的检查、评估和验收工作。

⑥ 新项目完成后，应及时向所在科室和护理新技术准入管理组织提交项目验收申请，做好验收的各项准备工作。

⑦ 项目验收结束后，应将新项目的有关技术资料、技术总结、论文等按要求形成完整的技术资料，并交护理部存档备案。

⑧ 对新项目负有直接的管理责任，在项目的实施过程中应本着实事求是的科学态度，安全而高质量地服务于患者。对弄虚作假者给予行政处分，构成犯罪的应移交司法机关处置。

2. 护理新技术分级

按项目的科学性、先进性、实用性、安全性，将新项目分为国家级、市级、院级。

（1）国家级：具有国际水平的新技术，在本省医学领域尚未开展的项目和尚未使用的医疗护理新手段。

（2）省级：具有省级先进水平的新技术，在本市医学领域尚未开展的项目和尚未使用的医疗护理新手段。

（3）院级：在本院尚未开展的新项目和尚未使用的医疗护理新手段。

3. 护理新技术准入的必备条件

（1）拟开展的新技术项目应符合国家相关的法律法规和各项规章制度。

（2）拟开展的新技术项目应具有先进性、科学性、有效性、安全性、效益性。

（3）拟开展的新技术项目所使用的各种医疗仪器设备必须具有医疗仪器生产企业许可证、医疗仪器经营企业许可证、医疗仪器产品注册证和产品合格证，并提交加盖本企业印章的复印件存档备查，资质证件不全的医疗仪器不得在新项目中使用。

（4）拟开展的新技术及新业务项目所使用的各种药品须有药品生产许可证、药品经营许可证和产品合格证，进口药品须有进口许可证，并提交加盖本企业印章的复印件存档备查，资质证件不全的药品不得在新项目中使用。

（5）拟开展的新技术及新业务项目不得违背伦理道德标准。

（6）拟开展的新技术及新业务项目应征得患者本人同意，严格遵守知情同意原则。

4. 护理新技术申报表及准入流程

（1）申报护理新技术的护理人员应认真填写护理新技术项目申报审批表，经本科室护理质控小组讨论审核，科护士长及科主任签署意见后报护理部审阅。

（2）护理新技术准入经审核、评估、充分论证并同意准入后，报请院领导审批。

（3）拟开展的护理新技术项目经院领导和有关部门审批后，进行可行性论证，内容主要包括新技术的来源、是否符合国家的各项法律法规、目前在国内外开展的现状，以及新项目方法、质量指标、保障条件、经费、预期结果、效益等。

（4）护理新技术、新业务经审批后必须按计划实施，凡增加或撤销项目必须经准入管理组织同意并报主管院领导批准后方可执行。

（5）护理新技术、新业务开展前及准入实施后，临床应用时要严格遵守病人知情同意原则并有记录。

（6）护理部应定期对护理新项目进行检查考核，新项目负责人应定期上交新项目实施情况的书面报告。

（7）对护理新技术的有关资料要妥善保管，作为科技资料存档。

（8）新项目验收后，项目总结、论文应上交护理部存档备案。

（9）新技术在临床应用后，护理部及时制定操作规范及考核标准，并列入质量考核范围内。

（二）专利管理

专利是由政府机关或代表若干国家的区域性组织根据申报而颁发的一种文件，这种文件记载了发明创造的内容，并且在一定的时期内产生这样一种法律状况，即获得专利的发明在一般情况下他人只有经专利权人许可才能予以实施。

专利管理主要是鼓励护理人员创新，护理部一方面积极组织对专利知识的宣传及申报程序的培训；另一方面协助提供专利申报、专利转化咨询、专利成果登记和专利报奖，并促进专利技术的推广应用。

三、护理科研论文及著作管理

（一）论文管理

护理学术论文的数量和质量是衡量医院护理学术水平的重要指标。

（1）开展针对护理人员的论文写作基本知识培训、论文阅读和分享报告会，提高护理人员的论文写作能力。

（2）制定护理人员论文发表前的审核程序，对护理科研论文质量严格把关。护理人员论文完成后要经护士长审核签字，然后交护理部对论文的真实性、科学性、先进性进行再次审查，未经审核不出具发表推荐信，严禁一稿两投和弄虚作假。

（3）建立护理人员发表学术论文的奖励及存在学术不端行为的处罚规定。奖励规定包括对作者及单位署名、期刊类别、版面费用报销要求等。学术不端包括一稿多投、弄虚作假或抄袭剽窃他人论文，给医院造成不良影响等。正规医学刊物的识别方法如下：

① 正规医学刊物的特点：

a. 正规医学刊物必须同时有 CN 及 ISSN 刊号。

CN 刊号为国内标准刊号，由中国国别代码"CN"、报刊登记号"xx－yyyy"和分类号"z"组成，格式为"CNxx－yyyy/z"。其中"xx"为期刊出版单位所在地区代号（表6-2），"yyyy"为出版管理部门分配的序号，报纸的顺序号从 0 001 至 0 999，期刊的序号从 1 000 至 5 999。"z"作为分类号则是根据《中国图书馆分类法（第 4 版）》用以说明期刊所属的主要学科范畴，其中医药卫生为"R"。分类号与刊号用"/"隔开。目前，根据我国期刊出版物的实际数量，除北京期刊数量较多外，其他地区的期刊顺序号均在 1 000 ～ 1 999 之间。

表6-2　我国各省、自治区、直辖市地区号

地区号——地区	地区号——地区	地区号——地区	地区号——地区
CN11——北京市	CN31——上海市	CN42——湖北省	CN53——云南省
CN12——天津市	CN32——江苏省	CN43——湖南省	CN54——西藏自治区
CN13——河北省	CN33——浙江省	CN44——广东省	CN62——甘肃省
CN14——山西省	CN34——安徽省	CN45——广西壮族自治区	CN61——陕西省
CN15——内蒙古自治区	CN35——福建省	CN46——海南省	CN63——青海省
CN21——辽宁省	CN36——江西省	CN50——重庆市	CN64——宁夏回族自治区
CN22——吉林省	CN37——山东省	CN51——四川省	CN65——新疆维吾尔自治区
CN23——黑龙江省	CN41——河南省	CN52——贵州省	

b. ISSN 刊号为国际标准刊号。

"ISSN"的英文全称是 INTERNATIONAL STANDARD SERIAL NUMBER。有 ISSN 号的刊物说明已经达到国际水准，并且表示在 ISSN 国际机构里已经得到注册。由以"ISSN"为前缀的 8 位数字（两段 4 位数字，中间以一个连字符"－"相接）组成，格式为"ISSNxxxx－yyyy"，如 ISSN 1234－5678，其实全部的 ISSN 只由前 7 位数字组成，最后一位是计算机校验码，由 1 到 9 的数字和"X"（表示 10）来表示。ISSN 号换算方式：用 8～2 这 7 个数字分别乘 ISSN 的 1～7 位数字，将乘积之和加上校验位的数值，再以模数 11 相除，如被整除则为正确号码，否则为错误号码。例如，《中华医院管理杂志》CN 为 11－1325/R，ISSN 为 1000－6672，"11"代表编辑部在北京，"1325"是新闻出版管理部门分配的期刊序号，"R"是根据《中国图书馆分类法（第 4 版）》给出期刊的分类号，代表医药卫生类。ISSN 根据换算公式：$(1 \times 8 + 0 \times 7 + 0 \times 6 + 0 \times 5 + 6 \times 4 + 6 \times 3 + 7 \times 2) + 2 = 66$ 能被 11 整除，显然是正式刊物。

c. 网络查询。

登陆中国记者网（http：//press. nppa. gov. cn/），在首页的左边第三栏查询栏目中输入要查询的刊物名称（注意：要完整输入，且去掉书名号），然后"类别"中选择"期刊（报纸就选择"报纸"），然后点击"确定"。如果有内容及刊号，说明该杂志已经在国家新闻出版局登记，是正规的出版物。

国家新闻出版总署在其网站（http：//www. nppa. gov. cn/）首页有"在线查询"。在"新闻机构查询服务"窗口，在"媒体名称"框输入期刊名称，选择"媒体类别"为"期刊"，点击"查询"。如查询不到任何信息，一般为非法期刊（不排除个别期刊因更名等原因数据更新不及时，而查询不到信息）。在"CIP 数据核字号验证系统"窗口，在"输入 CIP 核证号"框按说明输入数字，点击"查询"。如查询不到任何信息，一般为非法著作。

国内大多数期刊均已被"中国知网"收录（http：//www. cnki. net/），并依托该网建有期刊网站。查询时，只要在该网"期刊导航"栏检索刊名即可，如查询不到任何信息，则应保持警惕。但使用该网查询时应注意两点：一是该网收录的期刊为"合法期刊"，故拥有内部资料准印证的期刊，也可被该网收录，因此应注意该期刊信息栏是否标注有"国内统一刊号"（即 CN 号）；二是不是所有的期刊均可以在该网查询到，如《中国语文》就没有被录入该网。

如果查询不到某杂志的相关信息，这时候就要特别小心，虽不能说一定是非法刊物，但至少要先求证再发表文章。这时可以直接打电话到该杂志所在省的新闻出版局，或者找政府公布的对外电话，也可以拨打国家新闻出版总署报刊室电话及举报电话。

（二）著作管理

（1）大力鼓励护理人员编著高水平、在国内有重要影响的学术专著。

（2）负责策划和组织编写与护理专业相关的著作。

（3）制定护理人员出版专业著作的奖励及存在学术不端行为的处罚规定。奖励的类型包括著作类别、出版级别、主编、副主编或参编著作者等。另外，对于抄袭剽窃他人专著的行为制定处罚规定。

四、护理科研成果管理

（一）成果的概念

科研成果是指对科学技术研究课题，运用系统分析的方法，通过调查、实验研究、设计和辩证思维活动，所取得的具有一定学术意义或实用价值的创造性研究结果。它包括科学发现、技术发明及其他推动科技进步的成果。

护理科研成果是指在护理研究领域内，对某一护理问题的客观规律性进行研究产生的成果，其形式有护理专著、论文、专利、新技术、调查研究报告等。它是护理学科发展的主要动力。

（二）成果的基本要求

1. 创新性要求

创新性要求是指护理科研成果必须有独创之处，是前所未有的或国内外虽有而未公开的。创新性是科研成果的灵魂。

2. 先进性要求

先进性要求是指护理科研成果必须比现有的知识、技术超前一步，有显而易见的提高。

3. 实用性要求

实用性要求是指护理科研成果必须具有一定的经济效益、社会效益或学术价值。

（三）成果鉴定和奖励

成果鉴定是评价成果质量和水平的方法之一，它可以鼓励成果通过市场竞争，以及学术上的百家争鸣等多种方式得到评价和认可，从而推动科技成果的进步、推广和转化。

（1）成果鉴定必须满足的条件：已经全面完成合同或计划任务书要求的指标；技术资料齐全完整，并符合规定；应用技术成果具有创造性、先进性；应用技术成果的应用价值及推广的条件和前景可观。

（2）成果鉴定的程序：在政府和管理部门的关心和支持下，医药卫生行业鉴定工作已经形成了良性循环，有相对固定的时间集中进行成果鉴定。鉴定工作的基本程序为研究者提出申请—单位审查申报—主管部门审批—组织鉴定。

① 研究者提出申请：研究者需要准备科技成果鉴定证书、科技成果鉴定（验收）审批表、项目计划任务书或实施方案、项目实施技术总结（按科技局提供的提纲）、成果应用的有关证明材料。

② 单位审查申报：由项目研究者所在单位的科研主管部门对申请鉴定的技术资料进行全方位的审查。

审查内容：a. 填写的表格以及内容是否齐全；b. 对该研究的完成单位、协作单位及主要完成者的排列顺序进行核实，确保无异议。重点需要关注协作单位的公章以及每个完成人的签名。若有异议，及时了解情况，并做好组织协调工作。

③ 主管部门审批

审批内容：a. 一般组织 2～3 个同行专家进行初审，重点对该研究项目原始资料的真实性、科技档案的完整性、实验动物的可靠性进行评价，同时对该研究项目的创新性、先进性、实用性做出客观评价，对该研究的完成单位、协作单位及主要完成者的排列顺序提出审查意见，根据检索查新的内容对新颖性和研究水平进行判断。初审通过的项目，由项目的承担单位将相关资料报送上级科技主管部门，这些资料包含科技成果申请书、科技成果鉴定证书、完整的技术资料、情报检索报告等。b. 主管部门综合初审专家的建议和意见，对于符合成果鉴定的项目，确定鉴定的形式和鉴定专家的人选，确定会议日期，确认主要完成单位、协作单位、主要研究人名次等。对不满足成果鉴定条件的项目，说明原因并提出如何修正并完善的意见，同时退回原单位。

上述环节是科技成果在鉴定前的准备工作，不仅可以减少不成熟项目的成果造成的人力、物力、财力的浪费，还可以及时发现成熟项目的不足以及存在的问题，便于改进和提高研究工作的质量。

④ 组织鉴定：包括专家鉴定和验收鉴定。

专家鉴定包括会议鉴定和函审鉴定。会议鉴定是对鉴定项目进行现场考察、测试，经过讨论答辩后对科技成果作出评价。其鉴定委员会由 7～15 名同行专家组成。对于聘请专家的要求是：专家必须学风严谨、具有高级技术职称、专家不能是成果完成人。函审鉴定是由组织鉴定单位确定函聘同行专家 5～7 人，并确定其中一位为专家组长。填写专家评审意见书，反馈的评审意见书不少于 5 份。

验收鉴定是指由组织鉴定单位或者委托下达任务的专业主管部门主持，根据计划任务书规定的验收标准和方法，必要时可视具体情况邀 3～5 名同行专家参与，对被鉴定的科技成果进行全面的验收。

（四）成果申报的注意事项

（1）科技成果应具有创新性、科学性、先进性、系统性。

（2）成果名称要切题，不要随意夸大，忌无特征。

（3）理论或基础理论研究成果必须以论文、专著形式公开发表一年以上，并得到国内外同行引用或应用。

（4）应用性技术成果必须经过实践验证，并已进行较大面积的推广应用，已产生较好的社会效益或经济效益（体现在应用单位出具的应用证明）。

（5）应用证明要求使用规定格式的应用证明表，盖有应用单位公章，有经济效益的还要加盖应用单位财务部门专用章，否则应用证明均视为无效。

（6）药品和生物制品等研究项目，要求取得新药证书，并具有较好的经济效益和社会效益。

（7）植入人体内的材料应提供符合国家标准的证明；仪器、器械、设备等研究项目，应完成市场的准入，并提供进入临床应用的政府批文，取得较大经济效益和社会效益。

（8）卫生技术的有关标准应经国家或卫生部正式批准，颁布并实施一年以上。

（9）计算机软件应进行软件版权登记。

（10）要求进行科技成果查新。

（11）研究原始材料必须按要求归档。

（12）涉及实验动物的成果，要求提供实验动物合格证及动物实验环境设施合格证。

（13）完成人、完成单位之间的排序无争议，涉及多个完成单位时必须提供联合申报证明。

（14）国外完成的项目，第一作者必须是中国人，归国后继续开展这方面的工作（提供国内研究的论文），而且要求提供国外同意申报证明，证明要求具备两点内容：① 证明文章的主导思想是由我国学者提出的，主要工作是由我国学者开展的；② 证明对方同意在中国申报科技奖励。

（五）成果转化与应用

科技成果转化是指为提高生产力水平而对科学研究与技术开发所产生的具有实用价值的科技成果进行的后续试验、开发、应用、推广直至形成新产品、新工艺、新材料，发展新产业等活动。

1. 科技成果转化的概念

科技成果转化的概念可分为广义和狭义两种。广义的科技成果转化应当包括各类成果的应用，如劳动者素质的提高、技能的加强、效率的增加等。狭义的科技成果转化实际上仅指技术成果的转化，即将具有创新性的技术成果从科研单位转移到生产部门，使新产品增加、工艺改进、效益提高，最终经济得到进步。我们通常所说的科技成果转化大多指这种类型的转化，所讲的科技成果转化率就是指技术成果的应用数与技术成果总数的比。

2. 科技成果转化途径

促进科技成果转化、加速科技成果产业化，已经成为世界各国科技政策的新趋势。科技成果转化的途径主要有直接和间接两种转化方式。

（1）直接转化：包括科技人员自己创办企业；高校、科研机构与企业开展合作或合同研究；高校、研究机构与企业开展人才交流；高校、科研院所与企业沟通交流的网络平台等。

（2）间接转化：主要通过各类中介机构来开展。机构类型和活动方式多种多样。在体制上，有公办的、民办的，也有公民合办的；在功能上，有大型多功能的机构（如既充当科技中介机构，又从事具体项目的开发等），也有小型单一功能的组织。因此，科技成果间接转化可通过专门机构实施科技成果转化，如通过高校设立的科技成果转化机构实施转化，通过科技咨询公司开展科技成果转化。

五、护理科研经费管理

科研经费泛指各种用于发展科学技术事业而支出的费用。科研经费通常由政府、企业、民间组织、基金会等通过委托方式或者对申请报告的筛选来分配，用于解决特定的科学和技术问题。护理科研经费管理主要是针对科研项目经费进行管理，其目的是规范科研成本预算与核算，提高科研经费使用效益，充分调动广大科研人员的积极性，促进护理科研发展。

（一）管理原则

（1）科研经费管理严格执行国家、学校及医院相关经费管理办法，如《关于进一步完善中央财政科研项目资金管理等政策的若干意见》（中办发〔2016〕50号）、《国务院关于深化中央财政科技计划（专项、基金等）管理改革的方案》（国发〔2014〕64号）、《国务院关于改进加强中央财政科研项目和资金管理的若干意见》（国发〔2014〕11号）等国家和相关部委有关规定。

（2）凡以学校或医院名义获得的科研项目经费均为学校或医院收入，应全部纳入学校财务部门统一管理，专款专用。任何单位和个人无权截留、挪用。

（3）科研项目经费依据管理性质不同，分为纵向科研经费、横向科研经费、基本科研业务费，以及校设、院设科研经费等。

① 纵向科研经费，是由国家和相关部委、地方政府等部门直接下达或通过项目负责单位转拨的各类科技计划项目经费。

② 横向科研经费，是指除纵向科研经费之外，学校或医院受境内外企事业单位、社会团体委托开展的技术开发、技术转让、技术咨询、技术服务等科研项目经费。

③ 基本科研业务费，是指中央高校基本科研业务费资助的科研项目经费。该类经费按照学校基本科研业务费相关管理办法管理。

④ 校设、院设科研经费，是指校内或院内设立的科研项目经费。该类经费管理按照学校或医院相关规定和要求执行。

（二）管理职责及内容

（1）科研经费管理各学校或医院一般实行"统一领导、分级管理、责任到人"的科研经费管理体制。高校或医院是科研经费管理的责任主体，校长或院长对科研经费管理承担领导责任；分管科研和财务的副校长或副院长在各自权责范围内对科研经费管理负直接领导责任。科研、财务、资产、人事、审计和监察等职能部门各负其责、相互协作、密切配合。

（2）科研项目实行项目负责人制。项目负责人是科研经费使用的直接责任人，对科研经费使用的合规性、合理性、真实性和相关性承担法律责任。项目负责人负责据实编制项目经费预算和决算并按规定使用经费，及时办理项目结题结账手续，自觉接受上级和学校相关部门的监督与检查。

（3）护理部参与督促本单位护理科研项目的正常开展，督促项目负责人按照项目立项书、合同约定和项目预算顺利开展各项科研工作。

① 预算管理：项目经费预算是经费收支的基本依据。项目负责人应当根据项目研究开发任务的特点和实际需要，按照目标相关性、政策相符性和经济合理性原则，科学、合理、真实地编制项目经费预算。项目经费预算包括经费来源预算和支出预算，均应按管理要求编制，不得简单按比例编列，交财务管理部门审核并备案，严禁提供虚假经费配套承诺。科研项目依据经费开支范围，可总体划分为直接费、间接费和管理费。

直接费是指在项目研究开发过程中发生的与之直接相关的费用，一般包括设备费、材料费、测试化验加工费、燃料动力费、差旅费、会议费、国际合作与交流费、出版/文献/信息传播/知识产权事务费、劳务费、专家咨询费和其他支出等。

间接费是指高校在组织实施科研项目过程中发生的无法在直接费中列支的相关费用，主要包括高校为项目研究提供的现有仪器设备及房屋，日常水、电、暖消耗，有关管理性费用以及高校为提高科研工作绩效安排的绩效奖励等。

② 收入管理：以学校或医院名义取得的科研经费统一拨入本单位指定的银行账户。项目负责人经查询确认经费到账后，应按相关规定及时办理经费入账手续，进入财务管理。

③ 支出管理：项目负责人应严格按照批复预算或合同书（任务书）的支出范围和标准使用经费，严禁以任何方式挪用、侵占、骗取科研经费。严禁违规将科研经费转拨、转移到利益相关的单位和个人；严禁借科研协作之名，将科研经费挪作他用；严禁编造虚假合同、虚构经济业务、使用虚假发票套取科研经费；严禁虚列、伪造名单，虚报冒领科研劳务性费用；严禁购买与科研项目无关的设备、材料；严禁在科研经费中报销个人家庭消费支出；严禁设立"小金库"。各类纵向科研项目按照立项单位的有关规定、批复预算或任务书、合同书中相应条款，据实列支劳务费，用于研究生助研补贴和临时聘用人员劳务费用。有工资性收入的在职人员不得在科研项目经费中领取劳务费，相关经费管理办法或项目合同另有规定除外。

④ 决算及结题结算：项目负责人应根据项目预算批复（或任务书、合同书）及财务管理部门提供的项目收支明细账目，严格按照科研项目主管部门具体要求，如实编报项目经费财务决算，提交高校或医院财务管理部门审核后上报科研项目主管部门。

六、护理科研绩效管理

绩效管理是实现组织战略目标、培养核心竞争力的重要手段。通过护理科研绩效管理促进护理团队立项课题、论文、专利等数量提升，还能有效地调动全院护理人员开展护理新技术和广泛进行学术交流的积极性，激发护理人员勇于担当学术职务的勇气。通过开展新技术，提高医疗水平和医护服务质量。护理科研绩效管理通过设定绩效标准，为护理人员对开展护理科研的认识和行为方式提供统一的方向和标准，并向员工发出行为导向的信号。其主要管理举措有以下几点。

（1）制定护理科研绩效管理规定，建立以创新质量和贡献为导向的绩效评价体系，准确评价科研成果的科学价值、技术价值、经济价值、社会价值、文化价值。避免"唯论文、唯职称、唯学历"的评价。纳入护理科研绩效评价的项目可包括各级各类课题、专著、论文、专利、新技术、小发明、小革新、学术交流、护理品质实证竞赛、学术任职等。

（2）科研立项课题严格依据任务书开展综合绩效评价。强化契约精神，严格按照任务书的约定逐项考核结果指标完成情况，对绩效目标实现程度作出明确结论，不得"走过场"，无正当理由不得延迟验收，应用研究和工程技术研究要突出技术指标刚性要求，严禁成果充抵等弄虚作假行为。

（3）制定基于护理科研项目计分标准的激励机制和具体奖励办法。奖励可采用发放奖金的物质奖励，也可以发放奖状给予荣誉表彰奖励，还可以奖励外出培训和参加学术会议等。

（4）加强绩效评价结果的应用。绩效评价结果应作为项目调整、后续支持的重要依据，以及相关研发、管理人员和项目承担团队业绩考核的参考依据。推动从重数量、重过程向重质量、重结果转变。对绩效评价优秀者，在后续项目支持、表彰奖励等工作中给予倾斜；对因科研不确定性未能完成项目目标和因科研态度不端导致项目失败者加强管理。鼓励大胆创新，严惩弄虚作假。

视频讲解（上）　　　视频讲解（下）　　　随堂测试　　（黄　金　周　雯　姚兴旺）

思考题

1. 护理科研管理的基本原则有哪些？
2. 护理科研管理委员会有哪些职责？
3. 如何开展护理科研培训？
4. 如何进行护理科研项目的申报？
5. 如何将科研成果进行转化与应用？

案例分析题

某医院护理部为促进护理学科发展，强化临床护士科研意识，提高自主创新能力，培养护理科技人才，拟启动护理科研基金项目申报工作，资助有独立进行科学研究能力的临床护士开展科学研究，凡该院在职护士均可申报。护理科研管理委员会拟定了申报指南，并将指南下发到各临床护理单元。

【问题】

（1）护士王某，硕士学位，从事心血管内科临床护理工作8年，拟申请本次课题，接到通知后，他该如何准备进行课题申报？

（2）护理科研管理委员会应如何对已立项的科研项目进行管理？

参考文献

［1］张庆玲，宋彩萍，王亚玲，等．护理科研绩效管理及成效［J］．护理学杂志，2017，32（12）：11-13.

［2］叶文琴，朱建英．现代医院护理管理学［M］．上海：复旦大学出版社，2004.

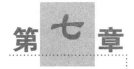

第七章

绩效管理

第一节　概　述

护理绩效管理是医院护理管理和优质护理服务的核心内容，其本质是利用特定的工具和方法，对组织、护士的工作行为和效果进行评价。护理管理者应当了解绩效和绩效管理的相关内容，从而通过有效的绩效管理，达到促进组织和个人成长，优化组织流程，保证组织目标实现的目的。

一、绩效

（一）绩效的概念

1. 绩效的概念

绩效（performance）来源于英文"performance"，《牛津现代高级英汉词典》对其的解释是"执行、履行、表现、成绩"。不同学者对绩效的理解有所不同，目前归纳起来主要有三种比较典型的观点，即绩效是结果，绩效是行为，绩效是结果和行为的统一。

绩效是结果的观点认为，绩效是组织为实现其目标而展现在不同层面上的有效输出（即做了什么）；绩效是行为的观点强调，绩效是组织或个人的所作所为（即如何做）；绩效是结果和行为统一的观点认为，绩效既指组织或个人实施和完成某项工作任务或计划的过程，以及在这个过程中的行为表现，同时也指组织或个人在实施计划或执行任务之后实际达成的结果或取得的成绩。综上所述，绩效是成绩与成效的综合，是一定时期内的工作行为、方式、结果及其产生的客观影响。绩效按实施主体分为组织绩效、团队绩效和员工绩效三个层面。

2. 绩效的研究进展

1993 年美国学者柏曼（Walter Broman）等人在综合以往研究的基础上，明确将工作绩效划分为任务绩效与关系绩效两个维度。任务绩效是组织所规定的、与工作任务效率直接相关的行为，和特定工作任务中核心的技术活动有关，反映直接工作成果对组织的价值。关系绩效指那些可促进任务绩效，从而提高整个组织有效性的自发性行为，如自愿承担本不属于自己职责范围内的工作，协助团队成员等。关系绩效是与工作任务间接相关的自发行为、组织公民性、组织奉献精神以及与特定任务无关的绩效行为，它为核心的技术活动提供组织的、社会的和心理的环境。然而在 21 世纪，由于经济全球化进程的加快及企业外部竞争的日趋白热化，变化和动态性成为现代组织的主要特征之一，这就要求员工面对经常不确定的工作情境，不断学习新的技术和方法以及创造性地解决问题。针对这种情况，美国学者艾尔沃斯（Elizabeth Allworth）等人提出的三维绩效理论认为，有必要在任务及关系绩效的基础上增加关注员工应对变化的适应性绩效成分，并通过实证研究证明了适应性绩效确实独立于任务绩效和关系绩效。

（二）绩效的特征

1. 多因性

绩效的好坏要受到外部环境和内部条件等多因素的影响。主要影响因素有护士技能、外部环境、内部条件及激励因素。其中，护士技能是指护士具备的岗位胜任核心能力，是内在因素，经过培训和开发可以提高；外部环境是指组织和个人面临的不为组织所左右的因素，是客观因素，是完全不能控制的；内部条件是指组织和个人开展工作所需要的各种资源，也是客观因素，在一定程度上能改变内部条件的制约；激励因素是指组织和个人为达成目标而工作的主动性、积极性，是主观因素。

2. 多维性

绩效要根据一定的维度进行综合性考核评价。多维性是指一名护士绩效的优劣应从多个方面、多个角度去分析，才能取得比较合理的、客观的、易接受的结果。如一个护士的绩效包括工作数量、工作质量、病人体验、个人成长、资源占用情况等。所以在考评时要注意全方位，不能忽略重要的组成部分。

3. 动态性

动态性即一名护士的绩效在一定时期内会发生变化，而不是一成不变，它强调的是一定时期内的行为与结果。比较常见的情况是，随着时间的变化、经验的丰富、知识的积累、技能的熟练，护士绩效会提升；也可能因为新技术、新流程、新设备的因素，使本来绩效不错的护士出现绩效不佳；也可能因为职位的升迁，使得原本绩效非常优秀的护士短期内绩效明显下降。所以，要通过持续的绩效管理来不断改善护士绩效、促进组织绩效。

4. 可衡量性

绩效必须是可衡量或可评估的。可以按照护士的工作行为或工作结果对组织、部门或个人的目标实现是否做出贡献，来评判这些行为或结果的价值。无论是绩效构成中的行为还是结果，都必须可以通过定量或定性的方法来测量，不能衡量和评估的绩效没有任何意义。

二、绩效管理

（一）绩效管理的概念

绩效管理（Performance Management，PM）起源于20世纪70年代美国企业管理中的绩效评估。随着对管理学研究的深入，西方学者提出了不同的观点。有学者认为，所谓的绩效管理是"识别、衡量以及开发个人和团队绩效，并且使这些绩效与组织的战略目标保持一致的一个持续过程"。也有学者将绩效管理定义为"管理者为确保员工的工作活动和产出与组织目标保持一致而实施的管理过程"。这两种定义中都包含两个很重要的内容，一是绩效管理的目的是保证组织战略目标的实现，二是绩效管理是一个持续的过程。因此，绩效管理是各级管理者和员工为了达到组织目标而共同参与的制订绩效计划、绩效辅导沟通、绩效考核评价、绩效反馈、绩效结果应用、绩效目标提升的持续循环的过程。

（二）绩效管理的主要作用

1. 绩效管理促进组织和个人绩效的提升

绩效管理发挥效果的机制是对组织或个人设定合理目标，建立有效的激励约束机制，使护士向着组织期望的方向努力，从而提高个人和组织绩效。通过定期有效的绩效评估，肯定成绩、指出不足，对组织目标达成有贡献的行为和结果进行奖励，对不符合组织发展目标的行为和结果进行一定的约束。通过这样的激励机制促使护士自我开发、提高能力素质、改进工作方法，从而达到更高的个人和组织绩效水平。

绩效管理通过对护士进行甄选与区分，保证优秀人才脱颖而出，同时淘汰不适合的护士。通过绩效管理能使内部人才得到成长，同时能够吸引外部优秀人才，使人力资源满足组织发展的需要，促进组织绩效和个人绩效的提升。

2. 绩效管理促进管理流程和业务流程优化

组织管理涉及对人和对事的管理，对人的管理主要是激励约束问题，对事的管理就是流程问题。所谓流程，就是一件事情或者一个业务如何运作完成，涉及"为什么要做、由谁来做、如何去做、做完了传递给谁"等四个方面的问题，上述环节的不同安排都会对产出结果有很大的影响，极大地影响着组织的效率。

在护理绩效管理过程中，各级护理管理者都应从组织整体利益及工作效率出发，分析各方面的影响因素，逐步通过优化组织管理流程和业务流程，使组织运行效率不断提高。

3. 绩效管理保证组织战略目标的实现

绩效管理本质上是一种过程管理，它是将组织中、长期的战略目标分解成各部门年度、季度、月度绩效目标。各个部门向每个岗位分解核心指标就成为每个岗位的绩效目标。在不断督促护士实现、完成绩效目标的过程中，实现部门的绩效目标，从而保证组织战略目标的实现。

课程思政

我国古代的绩效管理思想

我国的绩效管理思想可以追溯到先秦时期，那时的"绩效管理"主要被用来奖勤罚懒、扬善惩恶、进贤退拙。尧选舜做接班人就是重复考核、长期评估的结果。秦朝建立了上计制度，构成了中央到地方的考核系统。唐朝对官员的考核不仅注重绩效行为，更注重能力素质，包括操守、才干、作风。宋代建立吏部考核体系，但考核体系实际上却开始走向保守，论资排辈。明清时期设立了专门的考察部门，并从京察和外察两方面来考察臣吏。总体来说，虽然我国古代已有绩效管理思想的发展和应用，但受中庸的思维习惯、内敛的传统风格的影响，我国古代的绩效考核体系尚存在考核权力过于集中、考核标准存在虚化弱化的因素、考核制度的社会监督不足、依据结果奖惩但缺乏精细化管理等问题。传统文化对现代绩效管理也不乏深远的影响。在现代绩效管理实践中，管理者应注意扬长避短，更为科学、合理地应用现代绩效管理理念、工具和方法。

视频讲解

随堂测试

（张丽娜）

第二节　绩效管理流程

一个完整的绩效管理流程应包括前期、中期、后期。前期主要是组织战略目标分解；中期即计划实施，包括绩效计划、绩效辅导、绩效评价、绩效反馈；后期即结果的应用。任何一个环节的缺失或不足都会对绩效管理结果产生不利影响。在护理管理实践中，这几个环节首尾相连形成一个循环，持续改善着个人、部门和组织的绩效（图7-1）。

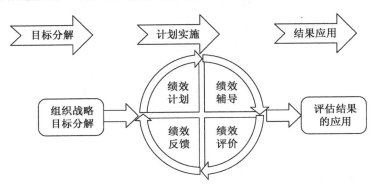

图7-1　绩效管理流程

一、目标分解

虽然各个组织管理方式不同、内部组织结构不同、组织文化及所处的内外环境不同，但它们绩效管理系统的基本结构流程是相同的。绩效管理是指绩效与组织的战略目标保持一致的一个持续性过程，有了目标才能确定员工的工作，因此绩效首先就是通过对医院发展环境的总体分析，结合医院自身实际，确立组织战略目标，然后对组织战略目标再进行分解。

二、计划实施

（一）制订绩效计划

制订绩效计划（performance planning）是绩效管理的基础环节，是确定组织对护士的绩效期望并得到护士认可的过程，是关于工作目标和工作要求的契约。

制订绩效计划要遵循一定的原则，包括绩效目标应与组织发展战略目标和年度绩效计划相一致；目标分解要有连贯性且各层级目标要相互衔接；目标要明确、可行、可测量；确立具体的绩效评估指标（performance evaluation index）和指标权重，形成客观公正、重点突出的绩效评估指标体系；要全员参与。

形成绩效计划的过程是护理管理者与护士双向沟通的过程，通过互动式的沟通手段，使护理管理者与护士在如何实现预期绩效的问题上达成共识。在这个过程中，护理管理者应向护士说明以下几点：一是组织的整体目标，所处业务单元的目标；二是为达到这样的目标，组织对护士的期望是什么；三是工作的标准以及完成的期限。护士应向护理管理者表达的内容则包括对工作目标以及如何完成工作的理解，对工作存在的疑惑和不解之处，工作的计划和打算，工作中可能遇到的问题和需要的资源。在这个阶段，要确立绩效目标、绩效指标及绩效标准，管理者与员工的共同投入和参与是基础。

（二）绩效辅导

绩效辅导（performance coaching）是指管理者与员工围绕绩效计划的实施，讨论有关工作的进展情况、潜在的障碍和问题、解决问题的办法、员工取得的成绩及存在的问题、管理者如何提供帮助等的过程。

绩效辅导的意义：一是能及时纠偏，有效保证护士工作与组织绩效目标相一致，通过及时了解护士的工作情况，有效把握工作方向；二是便于前瞻性地发现问题，在问题出现之前提供必要的信息与资源支持解决问题；三是能使护理管理者与护士的关系更密切，管理者与护士经常性地就存在的问题和解决方法进行讨论，有利于加深双方的信任与理解；四是及时发现组织内外环境的变化对绩效计划的影响，有利于对绩效计划进行适当的调整，从而有效保证绩效计划的完成。因此，绩效辅导是绩效管理的重要环节。

绩效辅导的具体实施包括辅导前准备、辅导沟通、辅导追踪三个步骤。辅导前准备要注意收集相关信息，了解护士的工作情况，选择合适的时间、地点，并正式通知护士；辅导沟通要与护士一起讨论工作进展，充分肯定成绩，共同指出问题所在，制订改进计划；辅导追踪主要关注护士执行的情况，并提供必要的资源支持和培训支持。

（三）绩效评价

绩效评价（performance appraisal）又称绩效考核、绩效评估、绩效考评。通常在一个绩效周期结束时进行，目的是对员工和组织的绩效做出准确的衡量，是绩效管理的核心环节，是绩效管理模型发挥效用的关键。这个环节出现问题将会给绩效管理带来严重的负面影响。因此，绩效评价应遵循以下原则。

（1）公平、公正原则：公平、公正是确立和推行绩效评价制度的前提。不公平就不可能发挥绩效评价应有的作用。

（2）基于本职原则：考评内容取决于组织战略目标和护士个人所承担职位的职责，这两者共同决定了护士需要承担的绩效考评项目。

（3）单头考评原则：考评的实施必须由被考核者的"直接上级"进行。直接上级相对来说最了解被考核者的实际工作表现，如工作成绩、能力、适应性等，也最有可能反映真实情况。间接上级（即上级的上级）对直接上级做出的考评评语不应擅自修改。单头考评明确了考评责任所在，并且使考评系统与组织指挥系统取得一致，更有利于加强组织的指挥机能。

（4）严格考评原则：考评不严格就会流于形式。形同虚设的考评不仅不能全面反映护士工作的真实情况，还会产生消极的后果。考评的严格性包括要有明确的考核标准、严肃认真的考核态度、严格的考核制度、科学而严格的程序及方法等。

（5）客观考评原则：人事考评应当根据明确规定的考评标准，针对客观考评资料进行评价，尽量避免掺入主观性和感情色彩。

（6）差别考评原则：考核的等级之间应当有鲜明的差别界限，不同的考评评语在工资、晋升、使用等方面应体现明显差别，使考评带有激励性，鼓励护士的上进心。

（7）结果公开原则：考评的结论应对本人公开，这是保证考评民主的重要手段。这样做一方面可以使被考核者了解自己的优点和缺点、长处和短处，从而使考核成绩好的人再接再厉，继续保持先进性，也可以使考核成绩不好的人心悦诚服，奋起上进；另一方面有助于防止考绩中可能出现的偏见及种种误差，以保证考核的公平与合理。

（四）绩效反馈

绩效反馈（performance feedback）是绩效管理的重要环节。它通过考核者与被考核者之间的沟通，就被考核者在考核周期内的绩效情况进行意见交换，在肯定被考核者成绩的同时，找出被考核者工作中的不足并使其加以改进。反馈好比一面镜子，它让被考核者知道自己到底做得怎么样，在同事眼中、在上级心目中是什么样子。通过反馈，护士知道上级的评价和期望，从而根据要求不断提高；通过反馈，上级能够了解护士的业绩和要求，有的放矢地对其进行激励和指导。只作评估而不将结果反馈，评估便失去其重要的激励、奖惩与培训的功能，而这又恰恰是很多组织容易忽视的地方。

绩效反馈有多种途径，但其中最直接、最有效的是直接上级与下级之间就下级的绩效评估结果进行面谈。绩效评估面谈（performance appraisal interviews）不但可以准确地将绩效评估的结果告知下级，更重要的是在面谈中上级与下级可以面对面地交流，双方可以针对评估结果，共同讨论研究制定出改进的方案。绩效评估面谈首先应做到对事不对人，将焦点置于以数据为基础的绩效结果上，不要急于责怪和追究护士的责任与过错，不带威胁性；其次是要拿出具体结果来支持结论，援引数据，列举实例；最后通过双向沟通，找出绩效较差的原因，共同商量制订相应的改进计划。此外，绩效评估面谈应选择不受干扰的地点，并留有足够的时间。

一般而言，在绩效评估面谈结束后，至少应能达成以下几个目的：面谈双方能够对个人的工作绩效评估达成一致；能明确指出被评估者的优、缺点所在；就被评估者的某项缺点或不足制订绩效改进计划；议定下一个评估阶段被评估者所要达到的绩效目标。

三、结果评价

绩效评价结果应用是绩效管理取得成效的关键。如果运用不合理，那么绩效评价对个人绩效改进和能力提升的激励作用就得不到充分体现。绩效考核的结果一般适用于以下四种情形。

1. 用于薪资调整

绩效考核结果用于薪资调整将有利于提高薪酬的内部公平性，体现对护士的激励作用。对于绩效不良的护士降低其绩效工资，促进其尽快改善；对于绩效优良的护士进行薪资调整，形成一个客观的衡量尺度，根据绩效优良程度进行不同等级的加薪。

2. 用于分析培训需求

管理者在进行培训需求分析时，应把绩效考核的结果作为一个重要材料进行深入研究，从中发现护士表现与所在职位要求的差距，进而判断是否需要培训以及需要什么样的培训。

3. 用于提出人事调整方案

绩效考核的结果为护士的晋升与降级提供依据。对于绩效考核成绩连续优良的护士，可以将其列入晋升的名单；对于连续绩效考核不良的护士，就要考虑降级或者辞退；对于不适应现有岗位而造成的不良结果，则可以考虑通过岗位轮换来帮助护士改善。

4. 用于制订护士职业发展规划

每个人在实现组织目标的同时，也在实现着个人的职业目标。考核作为一种导向和指引，明确了组织的价值取向。考核结果的运用一方面强化了护士对组织价值取向的认同，明确了个人的职业发展目标；另一方面通过对护士绩效和组织发展战略的分析，有利于护士职业发展规划的制订。

课程思政

潜在的绩效评价问题

员工的晋升、职业发展情况及心态是否平和一定程度上取决于管理者对其绩效的评价结果，而评价技术本身可能会存在导致评价不公平的因素，因此在绩效评价时如何避免一些潜在问题显得尤为重要。比如，不同管理者简单用"优秀"

"良好"、"一般""较差"进行等级评价可能会得出不同结果；评价者可能会采用对被评价者的总体印象来评价其某个具体特征，即所谓的晕轮效应；许多管理者在进行评价时倾向于把所有员工绩效都确定在平均水平上，即居中趋势，或者对员工作出与实际情况相比较高或较低评价，即宽大或严格倾向；还有很多研究表明，"在各种可以观察到的绩效评价误差中，绝大部分都是评价者的个人偏见所导致的"。因此在进行绩效评价时，评价者应根据绩效评价的原则，正确使用绩效评价工具，如使用陈述性语句来具体界定和描述某个绩效特征，使其更具一致性和可解释性；使用明确的行为等级评价标尺或排序法；加强对评价者的绩效评价培训等来避免这些问题的出现，从而得出更为公平、合理、客观的绩效评价结果。

视频讲解　　　　随堂测试　　　　　　（张丽娜）

第三节　绩效管理常用工具

绩效管理的工具很多，但目前尚缺乏一种普适性的工具，组织必须根据组织目标和特点选择具体的绩效管理方法。根据医院绩效管理的现状，现对医院应用较多的几种管理工具进行简要介绍。

一、目标管理法

目标管理法（management by objectives，MBO）是由美国著名管理学大师彼得·德鲁克首先提出的。目标管理是以目标为导向、以人为本、以成果为标准，通过共同的目标愿景，使组织和个人取得最佳业绩的现代绩效管理工具。目标管理法属于结果导向型的考评方式，目标管理法首先要设定战略性的整体总目标，然后分解为各个具体目标，并制定出完成目标的周密计划，最后进行实施、反馈。目前该法已被许多医院应用于绩效考核体系的构建，其指标包括社会效益和经济效益两大方面，在实施前先与员工确定一个双方互相认同的绩效评价标准，然后再定期检查和考核工作目标的完成情况。目标管理具有参与式、自主式、整体式等管理特点，强调及时奖惩和有效反馈，既重视结果又控制过程，有利于提高效益和工作质量。目标管理法有明确的管理目的，具有凝聚和激励作用，在管理过程中对于个人体现了一种"自控管理"。但是也有其缺点：经济指标权重过大，不够重视质量控制指标、社会服务等指标，以及会助长科室和员工的趋利性等。有学者认为，目标管理法对于医院文化底蕴的要求比较高。

二、关键绩效指标法

关键绩效指标法（key performance indicator，KPI）的理论基础是"二八"原理，是由意大利经济学家帕累托提出的一个经济学原理，即一个企业在价值创造过程中，每个部门和每一位员工的80%的工作任务是由20%的关键行为完成的，抓住20%的关键，就抓住了主体。"二八"原理为绩效考核指明了方向，即考核工作的主要精力要放在关键的结果和关键的过程上。关键绩效指标是把组织的战略目标经过层层分解转化成可以操作的战术目标，是一整套的评价、衡量、反映组织业务动作情况的，可以量化的关键性绩效指标。确认关键绩效指标的方法通常采用头脑风暴法和鱼骨图分析法，要保证所选的 KPI 是对组织整体价值和业务重点影响相对大的，是可衡量的，有明确的定义、计算方法、评分标准及数据采集方法，便于操作且不容易产生歧义。

关键绩效指标提供了有价值的信息，帮助管理者做出如加薪、晋升、表彰和奖励等重要决策；指标的量化体现了公平公正；聚焦有效考核，使得重点突出；"二八"原理为绩效考核指明方向，发挥了绩效考核牵引与导向作用。当然也有其缺点，在指标界定、指标设计等方面有难度；KPI 更多是倾向于定量化的指标，所以 KPI 会使考核者误入机械的考核方式之中。有学者认为，KPI 不是对所有的岗位都适用，比如不适合职能性及绩效周期较长的岗位。

三、平衡计分卡

平衡计分卡（career smart balanced score card）是哈佛大学教授 Robert Kaplan 与诺朗顿研究院的执行长 David Norton 在 1990 年研究未来组织绩效衡量方法时，得出的绩效评价体系。平衡计分卡是从财务、客户、内部运营、学习与成长 4 个维度，将组织的战略落实为可操作的衡量指标和目标值的一种新型绩效管理体系，目的是建立"实现战略为导向"的绩效管理系统，从而保证组织战略得到有效的执行。现在平衡计分卡在我国医院绩效考核管理方面得到了广泛应用。它是根据医院的特点，将医院的整体战略目标转换为可以用目标值衡量的 4 个维度而组成的一种新型绩效管理指标体系综合评价医院绩效管理的方法。在评价的过程中一定要注意每个维度指标的量化以及各个评价指标的权重问题。运用平衡计分卡法时，要做到不同指标之间的均衡。

平衡计分卡的四个方面是相互联系、相互影响的，其他三类指标的实现最终保证了财务指标的实现。它注重各科室之间的协作，有利于提高医院整体管理效率，提高员工的参与意识，使各科室对医院的发展战略和要求有最直观的了解，优化医院管理中的资源配置，实现经济与社会效益的共赢，完善医院考核指标系统等。在我国，对平衡计分卡主要是应用在医院经济管理中。平衡计分卡也有其缺点：指标选取和量化存在一定的主观性；平衡计分卡指标数量多，实施工作量较大，而且部分指标难以量化；考核的重点不突出，考核较复杂；考核投入成本较高，时间较长；质量控制指标的权重太小，无法实现质量和效益兼顾。有学者表示，平衡计分卡对企业的管理水平及企业规模有一定的要求。

四、360 度绩效考核法

360 度绩效考核法（360-degree feedback）也被称作全视角考评，在 20 世纪 80 年代发展成熟并兴起，有别于自上而下的由上级领导直接考核下属员工的方式，而是由上级、同级、下属、自己及顾客就员工的行为进行评价，找出影响其成功的关键因素，促进个人和集体的发展。360度绩效评估法最早由被誉为"美国力量象征"的典范企业英特尔首先提出并加以实施，这种考评模式是全方位、多视角以及多层次的综合测评模式。360度绩效考核法广泛应用于人力资源管理，用于对组织成员进行绩效考核。

360度绩效考核法的应用一直存在着一些争议。它具有更有效的评价渠道，多维度引导员工，促进员工全面发展，全方位多角度收集信息使得结果更加客观公平等优点。当然也有其缺点：在自评过程中往往自我估计过高或过低；存在评价者的个人偏见；有利害关系的权衡；考核成本高；成为某些员工发泄私愤的途径，甚至沦为"人缘考核"等。为此有学者认为，360度绩效考核适合以下几种情形：处在成熟期的公司、组织中高层、有一定规模的组织、行政类和研发类的人员。不适用于高度集权的组织，而在以团队方式进行管理的组织中比较适于采用此法。

视频讲解　　　　随堂测试　　　　（张丽娜）

第四节　护理绩效评估指标体系构建

护理绩效评估指标是护理绩效管理的重要组成部分，对实现组织目标发挥着重要的指挥棒作用。因此，护理管理者应掌握护理绩效评估指标的制定依据、设计方法和具体内容，从护理单元、临床护士、护士长三个层面设计合理的绩效评估指标，从而引导组织和个人的绩效行为和结果。

一、护理绩效评估指标体系构建的依据

（一）公立医院绩效管理

三级公立医院绩效考核指标体系由医疗质量、运营效率、持续发展、满意度评价4个方面的指标构成。国家制定《三级公立医院绩效考核指标》供各地使用，同时确定部分指标作为国家监测指标。各地可以结合实际，适当补充承担政府指令性任务等部分绩效考核指标。

绩效管理学者普遍认为，公立医院绩效管理是管理者运用特定的绩效考核指标体系，依照医院发展战略制定考核标准，通过预设的绩效考核方案和程序，通过定量和定性的对比分析，对公立医院一定时期的医疗服务效率、社会满意度、医疗质量、综合管理能力做出客观准确的综合评价，按照考核结果评定医院服务范围和等级，进一步规范公立医院的医疗服务行为，有利于提高医院的专业技术水平和综合竞争能力，满足广大患者的就诊服务需求。

（二）护理绩效管理

卫医政发〔2012〕30号文件《卫生部关于实施医院护士岗位管理的指导意见》指出，护士绩效考核要"以岗位职责为基础，以日常工作和表现为重点，包括护士的工

作业绩考核、职业道德评定和业务水平测试"。其中"工作业绩考核主要包括护士完成岗位工作的质量、数量、技术水平以及病人满意度等情况;职业道德评定主要包括护士尊重关心爱护病人,保护病人隐私,注重沟通,体现人文关怀,维护病人权益的情况,其中护理管理岗位还应当包括掌握相关政策、理论、管理能力、德才兼备的情况;业务水平测试主要包括护士规范执业,正确执行临床护理实践指南和护理技术规范,为病人提供整体护理服务和解决实际问题的能力"。该意见对护理绩效指标构建的要素和内容做了明确指示,为护理绩效指标的建立提供了依据。

二、护理绩效评估指标的设计方法

前面已阐述绩效评估指标设计的常用方法有目标管理法、关键绩效指标法、平衡计分卡和360度绩效考核法等。具体构建时可以将几种方法结合使用,关键是要符合部门或职位的职责和工作特征。这里将重点介绍如何实施。

（一）设计原则

护理绩效评估指标的设计应遵循以下原则:① 以定量指标为主、定性指标为辅。定量指标有利于确定清晰的标度,从而提高评估的客观性;定性指标也可运用数字工具进行量化,使得评估结果更为精确。② 少而精。结构简单的评估指标能有效缩短绩效评估的信息处理过程,从而让评估者比较容易了解评估系统,掌握相应的评估方法和技术,也让被评估者容易接受。③ 目标一致原则。各绩效评估指标所支持的最终绩效目标都应与组织的战略目标保持一致。

（二）设计步骤

护理绩效评估指标的设计可以参照以下步骤:首先,在组织层面,设计者应采用不同的方法,构建适合组织特点和战略目标的组织、部门的绩效评估指标库,如工作量、工作质量、满意度、成本效益、学科发展等。其次,护理部门可针对不同护理单元和护理岗位的职责和工作特征,选择具体的绩效评估指标。如对于护理单元,评估重点是业绩,因此常用工作量、工作质量、成本效率、病人满意度等进行评估;对于临床护士,常从工作态度、工作能力、工作完成情况等方面进行评估;对于护士长,则由于其角色的多元性,指标构建时还应注重多维性,可以从任务绩效、关系绩效、适应性绩效三方面进行评估。再次,确定具体绩效评估指标的权重,其中最重要的影响因素是组织的战略目标,具体可以通过专家咨询等方法进行认证。最后,绩效评估指标是一个组织战略目标在具体部门和岗位的体现,随着战略目标的调整,各层级的绩效指标项目、权重都应做相应的调整。

三、护理绩效评估指标的构建

护理绩效评估指标的建立实质上是对组织战略目标层层分解的过程。一般来说,可以根据组织战略目标,先通过平衡计分卡和岗位分析确定部门或岗位在财务、客户、内部运营、学习与成长四个方面的一级指标及其权重;然后应用KPI法确定每一个一级指标下的二级指标及其权重;再将二级指标层层分解,最终形成部门绩效评估指标或个人绩效评估指标。具体指标和权重可以通过专家咨询等方法认证。具体构建时可以结合多种工具和方法,关键是符合部门或职位的职责和工作特征。此外,绩效评估指标是一个组织战略目标在具体部门和岗位的体现，随着战略目标的调整，各层级的绩效指标项目、权重都应做相应的调整。此处引用以往研究成果，示例三级医院护理单元、护士和护士长的绩效评估指标。

（一）护理单元绩效评估指标

护理单元的绩效评估指标包括工作质量、工作效率、工作效益 3 个一级指标。其中，工作质量指标主要包含特级护理质量、一级护理质量、整体护理质量、护理病历质量、消毒隔离质量、护理单元管理质量、抢救物品完好率、业务考核质量、护理教学质量、出院病人满意度、护理投诉、护理缺陷等二级指标；工作效率指标主要包括占床日数、出科人数、出院患者病例分型、手术例数、等级护理量、治疗工作量等二级指标；工作效益指标主要是指成本效益（表 7-1）。

表 7-1 三级综合性医院护理单元的绩效评估指标

一级指标	二级指标	加、减分标准	备注
工作质量	特护、一级护理质量	合格率 95%，低于标准 1% 减 10 分	
	整体护理质量	合格率 90%，低于标准 1% 减 10 分	
	护理病历质量	合格率 95%，低于标准 1% 减 10 分，不合格病历 1 份减 10 分	
	消毒隔离质量	95 分合格，低于标准 1 分减 10 分	
	病区管理质量	90 分合格，低于标准 1 分减 10 分	
	抢救物品完好率	95 分合格，低于标准 1 分减 10 分	
	业务考核质量	85 分合格，1 人次不合格减 10 分	
	护理教学质量	95 分合格，每增减 1 分加减 5 分	
	出院患者满意度	合格率 95%，每增减 1% 加减 20 分	
	护理投诉	每起减 10 分	
	护理缺陷	四级医疗事故减 200 分，护理缺陷视情节减 20 ~ 50 分	
工作效率	占床日数	每 1 床 1 分	
	出科人数	每人 1 分	
	出院患者病例分型	每人：D 型 10 分，C 型 8 分，B 型 5 分，A 型 3 分	非手术科室使用
	手术例数	每例：特大手术 12 分，大手术 8 分，中手术 5 分，小手术 3 分，分娩 14 分	手术科室使用
	等级护理量	每 1 床日：特级护理 14 分，一级护理 2 分，二级护理 1 分，三级护理 0.5 分	
	治疗工作量	每人次 0.1 ~ 1 分	
工作效益	效益分值	效益分 = 科室总收入 - 科室成本效益分，效益分值 = 1 000 × 每千元价值数	

资料改编自：叶文琴，王筱慧，张伟英. 实用医院护理人力资源管理学［M］. 北京：科学出版社，2014.

（二）临床护士绩效评估指标

临床护士绩效评估指标包括工作质量、工作量、工作能力、工作态度 4 个一级指标。其中，工作质量包含护理质量、护理安全、教学质量 3 个二级指标；工作量包含岗位、班次、工作时间 3 个二级指标；工作能力包含业务能力、工作经验、数学能力、科研能力 4 个二级指标；工作态度主要是指服务态度。详见表 7-2。

表 7-2　三级综合性医院临床护士的绩效评估指标

一级指标	二级指标	三级指标
工作质量	护理质量	重患者护理（特级、一级护理合格率）
		消毒隔离
		病区管理
		抢救物品
		护理文书
	护理安全	发生跌倒
		发生非难免压疮
		差错已成
		事故
		导管意外
		发生坠床
	教学质量	—
工作量	岗位	责任护士岗位
		辅助班岗位
	班次	白班
		晚班
		夜班
	工作时间	—
工作能力	业务能力	理论考核
		操作考核
	工作经验	助理护士
		1～3 年护士
		≥3 年护士
		护师
		主管护师
		副主任护师及以上

一级指标	二级指标	三级指标
工作能力	教学能力	院内讲课
		院外讲课
		教学查房、病例讨论
		见习带教
		临床带教新护士
		临床带教大专生
		临床带教本科生
	科研能力	SCI 期刊
		统计源期刊
		主编或副主编
		参编
		院基金
		校/区、县基金
		市基金
		省部级基金
		国家级基金
		专利
		大会交流、发言
工作态度	服务态度	患者表扬到科室
		患者表扬到护理部（或医院）
		院外表扬
		医、药、护科室或个人的批评
		省部级以上奖励
		市级奖励
		院级奖励
		校/区、县级奖励
		参加质控活动
		劳动纪律

资料改编自：叶文琴，王筱慧，张伟英. 实用医院护理人力资源管理学 ［M］. 北京：科学出版社，2014.

（三）护士长绩效评估指标

护士长绩效评估指标包括任务绩效、关系绩效和适应性绩效 3 个一级指标。其中，任务绩效包含护理质量管理、人力资源管理、教学管理、行政及业务管理4个二级指标；关系绩效包含工作态度和工作责任心和人际合作能力2个二级指标；适应性绩效包含创新及学习新知识能力和处理突发事件的能力2个二级指标。详见表7-3。

表7-3 三级综合性医院护士长的绩效评估指标

一级指标	二级指标	三级指标
任务绩效	护理质量管理	基础护理
		重症护理
		病房管理
		护理文件书写质量
		应急抢救
		健康教育
		消毒隔离
		患者满意度
		落实护理不良事件上报制度并整改
		落实规章制度且具备本科室护理工作流程
		召开患者及家属座谈会
	行政及业务管理	工作计划和落实情况
		执行力
		个人理论知识水平
		个人专业技能水平
		组织并指导危重疑难病例护理
		物资合理使用及管理
	人力资源管理	弹性合理排班
		人才梯队建设
		绩效分配
	教学管理	业务学习、护理查房
		学生对科室带教满意度
		教学能力
关系绩效	工作态度和工作责任心	仪表、礼仪、服务行为符合规范
		爱岗敬业、以身作则，有奉献精神
		出勤率
		处事公正、实事求是
		医德医风
		敢于承担责任
		批评与自我批评的作风

续表

一级指标	二级指标	三级指标
关系绩效	人际合作能力	与下属
		与护理部
		与科主任
		与医生
		与相关科室
		与患者及家属
		具备良好的沟通技巧
适应性绩效	创新及学习新知识能力	个人发表论文情况
		科室人均发表论文情况
		课题项目和科研成果
	处理突发事件能力	具备应急预案
		对突发异常事件有判断处理能力

资料来源：饶艳，冯志仙，邵荣雅，等. 护士长绩效考核指标体系构建的研究［J］. 中华护理杂志，2011，46（6）：533－536.

视频讲解　　　　随堂测试

（蒋银芬　张丽娜）

思考题

1. 如何理解绩效和绩效管理？
2. 绩效管理的流程是什么？
3. 请根据医院或科室的实际情况，选用一种或几种绩效管理工具，设计临床护士考核指标。

案例分析题

小李是某三甲医院的呼吸科护士，大专毕业，今年是参加工作第二年。虽然能够完成本班工作，但经常需要组长的指导和提醒，护理质量一般。近一个月来迟到一回，无故不参加科会，上班看手机，接连发生漏用药和皮肤压疮的护理不良事件。经了解，小李来自单亲家庭，目前和父亲一起生活，父亲认为护士工作辛苦想让她辞职，小李最近思想有所波动。

【问题】

（1）作为护士长，您如何评价该护士的绩效？

（2）作为护士长，您准备如何对该护士进行绩效沟通/辅导？

参考文献

［1］姜小鹰，李继平．护理管理理论与实践［M］．北京：人民卫生出版社，2017．

［2］叶文琴，王筱慧，张伟英．实用医院护理人力资源管理学［M］．北京：科学出版社，2014．

［3］刘瑞红，陈蓉，万晶晶．关键绩效指标在护理绩效管理中的应用进展［J］．中国护理管理，2017，17（2）：225－228．

［4］南锐伶，白庆琳，陈桂兰，等．国内护理绩效管理的研究进展［J］．护理管理杂志，2015，15（1）：41－43．

［5］高蓓蕾，李秋洁，洪素．临床护士绩效考核指标体系的研究现状［J］．护理学杂志，2014，29（3）：92－94．

［6］饶艳，冯志仙，邵荣雅，等．护士长绩效考核指标体系构建的研究［J］．中华护理杂志，2011，46（6）：533－536．

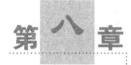

第八章

护理信息管理

学习目标

识记：（1）信息、护理信息、信息管理的相关概念。
　　　（2）医院信息系统的组成。
　　　（3）护理信息的特点及种类。
　　　（4）护理信息系统的应用及相关内容。
理解：（1）信息、医院信息的特征。
　　　（2）信息、护理信息系统的作用。
运用：能结合临床护理工作，评估医院护理信息系统的应用现状。

人类的生活离不开信息，早在远古时代，我们的祖先就懂得了用"结绳记事""峰火告急""信鸽传书"等方法来存储、传递、利用、表达信息。在如今互联网日益升级的时代，信息如洪水猛兽般产生在我们的日常生活与工作学习中，伴随着信息化时代的到来，人们的生活方式、服务模式都发生着翻天覆地的变化。借助信息化，我们能够处理日益复杂的信息。护理信息是医院信息的重要组成部分，护理信息管理是实现科学管理必不可少的手段，它将现代信息技术运用到护理工作中，通过信息交流提高工作效率、降低医疗成本和提升护理服务质量。

第一节　信息概述

一、概念

（一）信息的概念

信息（information）原义是指通信系统传输和处理的对象，泛指消息和信号的具体内容和意义。通常须通过处理和分析来提取。而在外来词汇中，信息则是指人类社会可以传播的一切内容。理解信息的概念，应该抓住几个要点：（1）信息是认知主体对物质运动的本质特征、运动方式、运动状态以及运动有序性的反映和揭示，是事物之间相互联系、相互作用状态的最新反映。（2）信息是经过加工后的数据，它对接受者的决策或行为有现实或潜在的价值。通俗地讲，信息就是有用的消息。（3）信息是减少或消除事物不确定性的东西。

（二）护理信息学的概念

护理信息学是患者照顾领域中新兴的一个学科，美国护士协会定义护理信息学的特点是促进数据、信息、知识和智慧的融合，从而支持患者、护士及其他医疗服务者的决策制定。护理信息学的核心部分是：（1）所有的数据、信息、知识均与护理相关；（2）具备典型的护理问题。目前面临的挑战是确定常规护理和高级护理实践中所需具备的护理信息能力，以及如何教育临床工作者。

二、信息管理

信息管理（information management）是人类为了收集、处理和利用信息而进行的社会活动，是指对人类社会信息活动的各种相关因素（主要是人、信息、技术和机构等）进行科学的计划、组织、控制和协调，以实现信息资源的合理开发与有效利用的过程。信息管理的实质就是对信息从获取到利用全过程中各信息要素与信息活动的组织与管理。

三、信息的特征

1. 载体性

信息不能独立存在，需要依附于一定的载体——信息载体。其载体有文字、图形、声波、光波等。人类通过视、听、嗅等感官感知、识别、利用信息。没有载体，信息就不会被感知，信息也就不会存在，同一个信息可以依附于不同的载体。

2. 价值性

信息只有被人们利用，才能体现出其价值，而有些信息的价值尚未被我们发现。

3. 时效性

信息只有满足"价值"条件时，才具有时效性，信息的时效性有长短之分。信息在某一特定时刻的状态，会随着时间的推移而变化。因此，只有加快信息的传输，才能减少滞留时间。

4. 共享性

信息资源可共享，信息可以被一次、多次、同时利用，大大提高了信息的使用率和人们的工作效率；信息共享不会丢失和改变，也就是说在使用过程中信息不会被消耗。

四、信息的种类

信息广泛存在于自然界、生物界和人类社会。信息是多种多样，多方面、多层次的，信息的类型亦可根据不同的角度来划分。了解信息的类型不仅有助于我们加深对信息内涵及其特征的认识，也有助于丰富我们信息检索的知识。

1. 从产生信息的客体性质分类

根据产生信息的客体性质，信息可分为自然信息、生物信息和社会信息。自然信息是指瞬时发生的声、光、热、电，形形色色的天气变化，缓慢的地壳运动，天体演化等。生物信息是指自然界中具有生长、发育和繁殖能力的各种动物、植物和微生物之间相互传递的种种信息。如遗传信息、生物体内信息、动物种群内的信息等。社会信息是指人与人之间交流的信息，既包括通过手势、身体和眼神所传达的非语义信息，也包括用语言、文字、图表等语义信息所传达的一切对人类社会运动变化状态的描述。按照人类活动领域，社会信息又可分为科技信息、经济信息、政治信息、军事信息、文化信息等。

2. 以信息所依附的载体为依据分类

以信息所依附的载体为依据，信息可分为文本信息、声音信息、图像信息、数据信息等。文本信息指文本所表达的内载信息，以文字、符号、声像信息为编码的人类精神信息，是信息的主要存在形态；声音信息是指人们用耳朵听到的信息，如无线电、电话、录音机等都是人们处理声音信息的工具；图像信息即人们用眼睛看到的信息；数据信息是指计算机能够生成和处理的所有事实的结果，数字、文字和符号等，这种信息的优点是易识别、易保存、易传播，使人类精神信息能传于异地，留于异时，缺点是不能随外界的变化而变化。

3. 按照信息的传播范围分类

按照传播范围划分，信息可分为公开信息、内部信息、机密信息。公开信息是指应当向市场主体、市场运营机构和公众公开提供的数据和信息，信息的传递和使用范围没有限制；内部信息是指反映系统内部情况的信息，信息的传递范围没有限制，但只供内部掌握和使用；机密信息是指必须严格限定使用范围的信息，可将机密信息进一步划分为秘密信息、机密信息和绝密信息。

视频讲解　　　　　随堂测试

第二节　医院信息管理

一、概述

随着我国经济与社会的快速发展，医院信息化建设已经逐渐成为当今社会医学发展现代化的主要趋势，医院信息管理系统也应运而生。医院应该以患者为中心，为患者提供高质量的医疗服务。近年来，医院存在的管理问题越来越突出，其信息化建设水平已经成为衡量其是否具有良好社会形象及先进管理水平的重要标志。而医院信息管理系统的建立恰好可以妥善地解决当前存在的问题，并且有利于建立完善的、标准的管理体系。

1. 医院信息（hospital information）

医院信息指在医院运作和管理过程中，产生和收集到的各种医疗、科研、教学、后勤等信息的总和。

2. 医院信息管理（hospital information management）

医院信息管理指在医院活动中围绕医疗服务而开展的医院信息的收集、处理、反馈和管理等活动，即通过信息为管理服务，把管理决策建立在信息的充分利用基础上。

3. 医院信息系统（hospital information system，HIS）

医院信息系统亦称"医院管理信息系统"，是指利用计算机软硬件技术、网络通信技术等现代化手段，对在医疗活动各阶段产生的数据进行采集、储存、处理、提取、传输、汇总、加工生成各种信息，从而为医院的整体运行提供全面的、自动化的管理及各种服务的信息系统。

二、医院信息管理系统

（一）发展历程

20 世纪 60 年代初美国、日本、欧洲各国开始建立医院信息管理系统。到 70 年代已建成许多规模较大的医院信息系统。随着信息技术、网络技术和计算机技术的进步，计算机开始在医院的各个方面得到广泛使用，并逐渐形成当前完善的医院管理系统。我国医院信息管理研究及开发开始于 20 世纪 80 年代，发展较快，总体上经历了三个阶段：第一阶段即单项的业务应用阶段，其特征为各单机相互独立，没有联网，信息不能共享，如收费模块和药费模块各自独立运行。第二阶段即部分与方面级别的应用，这一阶段的特点是每个局部系统内部联网，信息可共享，但局部系统和局部系统之间相互独立，不能完善地集成，如病房与门诊系统之间相互独立，不能有效地交换信息。第三阶段为比较完整的医院信息管理系统，也是目前正在发展的阶段。其主要特征是从医院的总体上把握信息系统的功能，围绕病人在医院活动的各个环节构造系统的整个框架结构，各系统之间信息高度共享。

现阶段我国医疗卫生信息化的发展热点是实现区域卫生信息化，其目标是通过建立医院信息交换共享，将各类医疗器械直接联机，并将附近各医院乃至地区和国家的医院信息系统联成网络，使不同系统中的病历登记、检测、诊断指标等都标准化。医院信息系统的高级阶段将普遍采用医疗专家系统，建立医疗质量监督和控制系统，进一步提高医疗水平和保健水平。

（二）医院信息管理系统的内容

（1）临床诊疗部分：医生工作站、护士工作站、临床检验系统、医学影像系统、输血及血库管理系统、手术麻醉管理系统。

（2）药品管理部分：数据准备及药品字典、药品库房管理功能、门急诊药房管理功能、住院药房管理功能、药品核算功能、药品价格管理、制剂管理子系统、合理用药咨询功能。

（3）经济管理部分：门、急诊挂号系统，门、急诊划价收费系统，住院病人入、出、转管理系统，病人住院收费系统，物资管理系统，设备管理子系统，财务管理与经济核算管理系统。

（4）综合管理与统计分析管理部分：病案管理系统、医疗统计系统、院长查询与分析系统、病人咨询服务系统。

（5）外部接口部分：医疗保险接口、社区卫生服务接口、远程医疗咨询系统接口。

（三）医院信息管理系统的分类

（1）行政管理系统：包括人事管理系统，财务管理系统，后勤管理系统，药库管理系统，医疗设备管理系统，门诊、手术及住院预约系统，病人住院管理系统等。

（2）医疗管理系统：包括门诊、急诊管理系统，病案管理系统，医疗统计系统，血库管理系统等。

（3）决策支持系统：包括医疗质量评价系统、医疗质量控制系统等。

（4）各种辅助系统：如医疗情报检索系统、医疗数据库存系统等。

（四）医院信息管理系统的作用

医院信息管理系统是医院现代化管理的重要工具和手段，是医院深化改革、强化管理、提高效益、和谐发展的重要保障，对提高医疗质量、促进资源共享、扩展信息服务、支撑教学研究、提高医院竞争力等具有重要的意义。医院信息管理系统最主要的作用体现在以下几点。

（1）优化就医环境，提高工作效率。医院信息系统的应用，能够提高工作效率，节约患者看病时间，减轻医护人员的劳动强度，提高信息的正确性、完整性、连续性、共享性，并且提高患者对医院的满意度。如计算机自动实时划价收费减少了患者排队等候时间及次数，医生通过自己的用户名密码信息可以调阅病人的病历资料等。

（2）科学管理，提高运营质量和经济效益。通过在医院实施大规模信息化建设，充分利用计算机网络存储数据及信息的功能，改变医院原来的手工作业方式，实现医疗经费、药品和物质的更有效管理，降低成本，减少浪费，节约和充分利用卫生资源，提高医院的经济效益。

（3）加强过程控制，提高医疗护理质量。医院信息系统的应用可以使医院管理者及时发现医疗护理过程中各个环节出现的问题，并有针对性地及时采取相关措施解决问题。同时医护人员可以在医疗护理过程中及时准确地掌握诊疗相关信息，有效避免可能引起的漏洞，优化工作安排，提高医疗护理质量。

（4）增加医院透明度，提高医院信誉。医院管理系统一方面可以最大限度地减少医院医疗经费管理的漏洞，保护医患双方的经济利益。例如，在药品和物质材料管理中，通过计算机随时动态地掌握每种物质材料和药品的库存使用情况，通过对每种物质材料和药品消耗规律的计算和分析，确定并设置每种物质材料和药品在一定周期内合理库存的最低和最高限额，达到低限额时须尽快购置。另一方面可以保证医院按标准收费，避免漏收、错收费用，全面地进行住院费用查询，维护病人的合法权益，增加病人对医院的信任，从而提高医院信誉。

（5）实现卫生资源共享，提高信息利用水平。数据共享是国家信息化建设的根本目标，只有共享才能发展。信息共享是医院和区域卫生信息化的关键，医院信息化建设将从以医院财务和医疗业务为中心转化到以病人为中心，电子病历的建立和完善将成为核心。区域卫生信息化将在区域内以电子病历记录为核心，与医院电子病历有效衔接，消除各家医院独立发展造成的"信息孤岛"。

总之，通过医院信息管理系统的实施，可以有效促进医院信息化建设，实现医院内部管理一体化、员工工作高效化、部门协作关系简单化、科室收益透明化、患者费用清单化、诊疗信息电子化，使医疗服务过程更加高效、有序、规范，给医院和患者带来全新的诊疗环境和更加完善的医疗服务。

视频讲解　　　　随堂测试

第三节　护理信息管理

一、概述

护理信息管理是医院信息管理的重要组成部分，建立一套完整的护理信息系统，有助于提高护理服务质量和护理水平，从而提高护理工作效率，减少护理差错事故的发生。

（一）概念

1. 护理信息（nursing information）

护理信息是指在护理活动中产生的各种情报、消息、数据、指令、报告等，是护理管理中最活跃的因素。

2. 护理信息管理（nursing information management）

护理信息管理是指对护理信息资源进行计划、组织、领导、控制和管理的活动过程。

3. 护理信息系统（nursing information system，NIS）

护理信息系统是指一个由护理人员和计算机组成的能对护理管理和临床业务技术信息进行采集、存储、传输和处理的系统，是我国医院信息系统的重要组成部分，是信息系统在护理工作中的应用体现。

（二）护理信息的特点

护理信息来源于临床护理实践，因此，护理信息除具有信息的一般特点外，还有其专业本身的特点。

1. 生物医学属性

生物医学属性护理信息主要是与病人健康有关的信息，因此具有生物医学属性的特点。在人体这个复杂的系统中，由于健康和疾病处于动态变化状态，所以护理信息具有动态性和连续性。如脉搏就汇集着大量的信息，既反映人体心脏的功能、血管的弹性，还反映血液的血容量等信息。

2. 相关性

护理信息的相关性是指护理信息和多方面有关，涉及的部门和人员很多，各方面的密切配合很重要。有护理系统内部信息，如护理工作信息、病人病情信息、护理技术信息等；有护理系统外部信息，如医生要求护士共同治疗病人，医院各医技部门及科室要求护理人员配合、参与等信息。这些信息往往是相互交错、相互影响的。

3. 准确性

信息必须及时获取、准确判断，并做出迅速的反应。医院护理信息的收集需要许多部门和人员的配合，加之护理人员分布广泛，给信息的收集和传递造成了一定的困难。护理信息中的一部分可以用客观数据来表达，如病人出入院人数、护理人员出勤率、病人的血压及脉搏变化、病人的平均住院日等，而一部分则是来自主观的反应，如病情观察时病人的神志、意识的变化，心理状态信息等。后者直读性差，需要护理人员准确地观察、敏锐地判断和综合地分析。否则，在病人病情突变危及生命时，信息判断、处理失误会造成不可挽回的损失。

4. 大量性和分散性

护理信息涉及面广，信息量大，种类繁多且分散。有来自临床的护理信息，来自护理管理的信息，以及来自医生医疗文件的信息；有数据信息、图像信息、声音信息、有形和无形信息等。对这些信息的判断和处理，直接关系到护理质量和管理效率。

（三）护理信息的分类

医院的护理信息种类繁多，主要分为护理科技信息、护理业务信息、护理教育信息和护理管理信息。

1. 护理科技信息

护理科技主要是用科学的方法反复地探索、回答和解决护理领域的问题，直接或间接地指导护理实践的过程，是推动护理学科发展，促进护理理论、知识、技能的有效措施。护理科技信息包括国内外护理新进展、新技术、护理科研成果、论文、著作、学术活动情报、护理专利、各种疾病的护理常规、卫生宣传等。

2. 护理业务信息

护理业务信息主要指来源于护理临床业务活动中的一些信息，这些信息与护理服务对象直接相关，如出入院信息、医嘱信息、护理文书资料信息等。

3. 护理教育信息

护理教育的主要任务包括培养合格的人才、开展护理科学教育研究及社会服务。护理教育信息主要包括教学计划、教学安排、教学会议记录、继续教育学习、业务培训、业务学习等。

4. 护理管理信息

护理管理信息是指在护理行政管理中产生的一些信息，这些信息往往与护士相关，如护士个人信息、护士配备情况、排班情况、奖惩情况、考核评价情况等。

二、护理信息系统

（一）护理信息系统的内容

护理信息系统主要包括护理管理信息系统和临床护理信息系统两大块。

1. 护理管理信息系统

护理管理信息系统包括护理质量管理信息系统，护理人力资源管理信息系统，护理科研、教学、行政、业务管理信息系统等方面。

（1）护理质量管理信息系统：护理质量管理系统主要包括护理质量管理计划、护理单元质量管理、护理风险动态评估、护理不良事件管理、护理文书书写质量监控、护理质量考评结果、各重点部门消毒隔离监测结果记录等。各医院结合实际情况制定具体的考核标准，建立数据库，录入正确信息，由计算机对这些信息进行存储、分析和评价。管理者通过信息反馈及时得知各护理单元的护理质量状况，从而发现问题并解决问题，有效改进护理工作质量，减少护理差错事故发生。

（2）护理人力资源管理信息系统：护理人力资源管理系统是当前医院科学化管理的一个重要组成部分，是护理管理系统的核心内容。由于医学模式的改变，整体护理的实施，病人对护理的需求量不断增加，护理人力资源配置不足的情况更显严峻。此系统主要应用于护理人力资源配置、培训考核、护士岗位管理及护士科研管理等方面，有效地解决了由传统护理人员统配方法而导致的护理人力资源分配失衡的问题，系统地对各科室护理人员进行科学合理的预算、聘用、排班及测评达标与否，有效地提高了护理质量，增加了护士对工作的满意度。

（3）护理科研管理信息系统：通过建立护理人员技术档案，对护理人员的业务情况做出比较全面的鉴定，为晋职、晋级、奖惩、任用等提供依据。

（4）护理教学管理信息系统：通过护理教学管理系统，制定教学计划、教学大纲、护理教学课程表、学习实习轮转安排，实现各种考试资料、各种教学评估资料及教学会议记录共享。

（5）护理行政管理信息系统：通过护理行政系统制作护理职责、制度、常规学习；完善护理人员编制、护士档案、考勤及奖惩；提供医院及有关护理管理信息的查询，如全院护理工作及护理部工作年度计划及具体安排。

（6）护理业务管理信息系统：通过护理业务管理系统实行动态管理，如了解护理业务管理制度、章程，活动记录，新业务、新技术的具体开展情况，护理人员外出进修学习情况等。

2. 临床护理信息系统

临床护理信息系统是指应用于临床护理过程中的系统，包括具备病人管理、医嘱处理、药品管理、费用管理等功能的住院护士工作站、临床护理记录系统以及各个专科护理系统，如重症监测系统、急诊护理系统、手术室护理系统等。国内的护理信息系统目前仍处于发展阶段，缺乏完整的知识库支持。

（1）住院病人信息管理系统：该系统的主要功能是病人基本信息和出入院信息管理。住院病人的管理作为医院管理的重要组成部分，耗用了医院大量的人力、财力、物力资源。此系统可将产生的信息反馈到医生工作站、药房、住院收费、检查检验等。病人办理住院信息后，病人信息、病区床位使用情况、一次性物品使用消耗等信息将在护士工作站电脑上显示。在医嘱录入系统后，护理站相关信息会随之自动更改，如护理级别，饮食情况，长期、临时医嘱，输液记录卡等。替代以前手写相关信息记录的同时也实现了相应部门间的资源共享，既强化了病人的动态管理，又节约了护士交接护理工作的时间。

（2）住院病人医嘱处理系统：医嘱处理系统在医院开展较早，且普及程度较高，由医生在电脑终端录入医嘱。该系统包括医嘱录入、审核与处理，病人生命体征相关项记录，长期、临时医嘱单打印，长期、临时治疗单的分类和维护，检查化验申请单打印等。护士通过工作站核实医生下达的医嘱，无疑问后确认即可产生各种执行积累单及医嘱明细表，药费自动划价后与收费处联网入账，住院费用及部分治疗项目按医嘱自动收费。该系统的使用使护士从烦琐、重复的劳动中解脱出来，给临床护理工作带来了便捷。

（3）住院病人药物管理系统：该系统在病区电脑终端设有借药及退药功能，在病人转科、出院、死亡及医嘱更改时可及时退药，并根据病人用药情况设有退药相应程序，避免人为因素造成误退药、滥退药现象。

（4）住院病人费用管理系统：医嘱及其执行情况作为临床诊疗的依据，也是医疗收费的依据。该系统根据医嘱录入、诊疗、药物使用、手术等病人住院整个过程信息的统计对费用进行管理，如对住院期间一次性材料、治疗费用、住院费用清单查询、病区费用使用情况、各项收入比例等随时统计，利于调整费用的结构，达到科学管理。

（二）护理信息系统的应用

1. 护理电子病历

临床护理电子病历是将计算机网络技术和信息技术应用于临床护理记录，并以此建立的一种以提高效率、改进质量为目的的信息系统。与手工书写的护理病历相比，电子病历提高了书写质量及临床护士的工作效率，且有利于保存及资源共享。护理电子病历包括体温单、生命体征记录单、医嘱执行单、护理记录单、护理计划单、健康教育计划单、护理评估单、病区护理交班记录等项目，是能够根据相应记录生成各类图表，实现存储、管理、传输和重现的病历资料。

护理电子病历属于护理文书，应遵循客观、真实、准确、及时、完整、规范的原则。书写内容应当与其他病历资料有机结合，保持医疗文书与护理文书的一致性。系统应设置护理人员审查、修改的权限和时限，登录护理电子系统完成各项记录操作并予以确认，操作人员对本人身份标识的使用负责。如护士只能修改自己的记录，护理管理者如护理组长、护士长可以修改所管辖护士的护理记录。

2. 移动护士工作站

移动护士工作站是指临床护理人员及护理信息管理者手中的基于无线通信网络的移动终端，通过网络调用或回写到医院信息系统的数据，将护理操作从护士站覆盖到患者身旁，从而改变护士工作模式，有效地拉近患者与护士之间的距离，实现患者信息与患者零距离接触、医嘱的全程跟踪。

移动护士工作站实现了医院信息系统向病房的扩展和延伸，同时也实现了无纸化、无线网络化办公。移动护士工作站可使护理记录程序简化，达到实时记录，实现床旁患者信息查询、生命体征录入、跟踪医嘱全程、护理工作量统计、条码扫描等功能，推动了医院护理的信息化建设，改变了护士的工作模式，在确保病人能够得到及时恰当处理的同时，避免护理工作多次重复，减轻工作强度，对工作流程实施优化，也有效降低了医疗事故的发生。

3. 预约挂号及辅诊系统

预约挂号及辅诊系统是指医院利用固定电话、网站、手机 APP、短信等渠道方便患者预约挂号、常规检查检验的辅助指导等功能。该系统可方便群众就医、缩短就医候诊时间，利于医院提升管理水平的同时，也降低了护理人力资源的配置。

4. 智能呼叫系统

智能呼叫系统是病人请求医护人员进行紧急处理或咨询的工具，可将病人的请求自动分配给具备相应技能的人员进行处理，并能记录、储存完整的通话信息。其最基本的一项功能是通过一种简便的途径使病人和医护人员迅速达成沟通。此外，还可收集病人对医院服务的评价，为医院服务改进提供辅助数据。

5. 护理风险评估预警系统

所谓"预警"，是指在危害或其他需要提防的危险发生之前，根据以往总结规律或观测得到的可能性前兆，向相关部门发出紧急信号，报告危险情况，以避免危害在不知情或准备不足的情况下发生，从而最大限度地减少危害造成的损失。风险预警是护理风险管理的首要步骤，应用信息技术及科学评价工具，帮助早期识别风险；护理风险评估预警系统主要是对护理服务的全过程实施动态监测，并对现有或潜在的不安全事件如护理差错事故、投诉事件、意外、并发症等进行识别和分析，预警和报警，从而为住院病人护理风险的预控及处理提供依据。如电子医嘱系统警示提醒模块主要对医生进行警示提醒，在医生对病人开具过敏药物时进行提醒和拦截，方便医生在查房时协助护理人员采取相应措施；护理风险隐患系统注重患者管道脱落风险、自杀风险、走失风险，对各类操作规范与流程缺陷风险进行网络直报，使风险处于实时监控中。该系统的应用加大了护理安全系数，提高了护理安全监控质量和效率，从而有效地降低了管理成本。

6. 其他应用系统

随着信息化技术的发展，条形码技术、重症监护护理管理系统、穿戴式护理监测、夜间安全巡查系统等也得到了开发与应用。条形码技术在各项护理操作中实现病人身份强制核对，使身份核对准确率达到近 100%；重病监护护理管理系统主要为医院重症监护病房的临床护士设计，覆盖了重症监护相关的各个临床工作环境，将重症监护的日常工作标准化、流程化和自动化，极大地降低了医护人员的工作负担；穿戴式护理监测系统能动态观察病人生命体征的变化趋势，自动化采集病人信息，并由专家系统及时对监测的数据进行分析，对异常信息进行及时报警，减少工作误差；夜间安全巡查系统能自动提取病区号，片区组长只有确实到达该病区后才可记录病区的巡视情况，才能保证巡视到位，达到约束其工作行为的目的，监测夜间病人安全。

（三）护理信息系统的发展方向

护理信息系统的发展方向包括整体护理、临床路径、临床护理专家、远程护理和医院护理一体化管理信息系统。

1. 整体护理

整体护理主要是对如何书写护理病历及其监控方法进行各式各样的探索和研究。它多功能的信息满足了多层次管理者的需求，实现了护理信息资源共享。在整体护理模式下，要求对病人的病情、健康情况进行全面记录和评价；针对问题，提出护理诊断依据并采取相应的护理措施。护理信息系统通过病人病情、护理诊断、护理措施等库的建立，对护理记录提供全面的支持，护士可以通过相关性选择完成护理记录，减少护理文书的书写时间，实现信息的全面采集、检查、分析和统计，从而提高护理工作质量，降低管理成本，满足不同层次护理人员的需求。

2. 临床路径

临床路径是指针对某一疾病建立的一套标准化诊疗、护理模式与程序，是多专业的合作，将所有诊断、就医流程和医疗方案等数据录入系统，针对患者的临床诊断及患病情况，自动生成可供选择的最佳治疗方案，包括住院天数、检查项目和治疗费用信息等。对病人的情况做最适当的有顺序和时间性的照顾计划，以减少康复的延迟及资源浪费，使服务对象获得最佳照顾质量。同时也节约了医疗成本，降低了患者医疗费用，提高了患者及家属满意度。

3. 临床护理专家

临床护理专家是指在某专科领域具有较高护理水平的人才，他们通过临床护理、教学、会诊、研究和变革等活动促进护理学的发展。在新的医疗模式下，临床护理专家系统主要用于解决临床护理和护理管理中的疑难问题。

4. 远程护理

远程护理是指利用远程通信技术、计算机多媒体以及信息技术来传输医学信息以进行诊断和治疗、护理和教学的一门应用学科。它的开展有利于缩小地区间护理发展水平的差距，缩小由于地区差异而造成的护理人员发展机遇和水平的不平衡，实现护理资源的合理化配置，从而降低护理教育成本、优化教育资源。

5. 医院护理一体化管理

医院护理一体化管理信息系统主要涵盖临床业务管理、科室业务管理、社区保健、护理管理自动化办公和系统查询等功能，是在医院信息系统统一平台实现的，是管理信息和临床信息的高度一体化和高度共享。只有形成医院整体信息网络共享，才能真正建立患者电子信息档案。

（四）护理信息系统面临的挑战

1. 改造与重建

改造与重建是指从以医疗护理事务支持为主的系统向全面支持护士的临床护理业务转变，支持护理实践，满足临床护理操作实务的要求。同时意味着传统的手工护理组织与流程要随着信息化的应用发生根本性的改造和重建。

2. 集成

集成是指护理信息系统与医院信息系统、病人电子病例、区域卫生信息网络的集成。要集成就必须解决信息模型、数据表达与传输的格式化与标准化问题。

3. 最佳护理知识库

智能化的信息系统能为临床护理提供决策支持，解决临床护理实际问题。护理知识库的建设是开发出高质量的临床护理决策支持系统的基础，同时也是护理知识信息交互与共享的一大挑战。知识库的建设单靠信息技术人员是不够的，需要具备一定专业知识与信息技术能力的护理专家，与信息人员共同努力完成问卷判断、确认与数据的挖掘，建立支持循证护理及以病人为中心的护理决策支持系统，促进护理信息系统的发展。

课程思政

智慧护理

随着大数据时代的到来，智慧护理已成为医院信息化、数字化、科技化的发展趋势，并逐渐被应用于临床护理实践。医疗机构通过构建护理信息一体化平台，实现了数据的互通共享，使得医护人员能够实时获取和处理患者的诊疗信息，在各个环节做好风险控制，保证了患者安全和护理服务质量。智慧护理的推行是医院落实"以病人为中心"服务理念的体现，更是政府对百姓医疗问题关心关切的体现，在智慧护理、智慧医院的建设中，国家扮演了关键推动者的角色，为改善患者就医体验而不懈努力，从中我们可以感受到国家对人民生命健康的高度重视和对国计民生问题的热切关注。

视频讲解　　　　随堂测试

（李　娟）

　思 考 题

1. 护理信息系统的内容和发展方向是什么？

2. 护理信息的特点有哪些？

3. 医院信息系统的功能和内容是什么？

案例分析题

　　某医院护理部为了更加明确地制订护理实习学生培训计划，全面了解在该医院实习结束护生的业务技术水平，拟建立全院护生电子技术档案。

【问题】

　　（1）如何收集护理实习学生的相关信息？

　　（2）如何将需要收集的信息进行分类？

　　（3）护理部如何更加有效地利用收集到的相关信息？

参考文献

　　［1］李继平．护理管理学［M］．3 版．北京：人民卫生出版社，2012．

　　［2］曹世华，章笠中，许美芳．护理信息学［M］．杭州：浙江大学出版社，2012．

　　［3］胡晋平，李葆华，许影婕，等．基于岗位胜任力的护士分层培训信息系统的开发与应用［J］．中国护理管理，2019，19（6）：885－890．

　　［4］俞梦盈，刘晓，裴彩利，等．国内外护理安全信息系统应用研究进展［J］．护理研究，2018，32（7）：997－1000．

第九章

全生命周期护理管理

学习目标

识记：（1）儿童常见健康问题的护理管理。
　　　（2）青春期患者常见的健康问题。
　　　（3）成年期常见疾病的护理管理。
　　　（4）老年综合评估的具体内容。

理解：（1）不同时期儿童患者的护理管理重点。
　　　（2）成年期患者进行人文关怀的重点。
　　　（3）临终关怀的原则。

运用：能够针对不同时期患者的重点护理问题进行个性化的护理。

第一节　儿童期患者的护理管理

儿童期是人生发育的最重要阶段，这一阶段儿童处在不断的生长发育过程中，每一年龄阶段的儿童在生理、心理和社会行为等方面均不相同，与成人有显著差异。因此，儿童一旦出现健康问题，护理工作内容更多、难度更大、要求更高，为进一步保持、促进或恢复儿童身心健康，提高儿童护理质量，护理人员应针对各年龄期儿童特点，为其提供个性化的护理。

一、儿童年龄分期及各期特点

不同年龄期儿童在解剖、生理、心理等方面各具特点，为了更好地做好儿童护理工作，根据不同年龄时期儿童的特点，将儿童年龄划分为七个时期。

（一）胎儿期

1. 胎儿期的定义

胎儿期（fetal period）是指从精卵细胞结合到小儿出生这一时期，约280天（40周）。

2. 胎儿期的特点

此期胎儿完全依靠母体生存，孕母的健康、营养、情绪及疾病等对胎儿的生长发育影响极大，尤其是妊娠早期对胎儿健康的影响更大。

（二）新生儿期

1. 新生儿期的定义

新生儿期（neonatal period）是指从胎儿娩出脐带结扎起至出生后 28 天。

2. 新生儿期的特点

新生儿脱离母体开始独立生存阶段，由于新生儿是胎儿的延续，体格生长继续保持旺盛的特点，至本期末体重可增加 1.5 kg，身长增加 5 cm 以上。此期新生儿生理调节和适应能力差，易发生窒息、感染等，发病率高，死亡率也高。

（三）婴儿期

1. 婴儿期的定义

婴儿期（infant period）是指从出生到 1 周岁前。

2. 婴儿期的特点

此期是儿童出生后生长发育最迅速的阶段，对能量和营养的需求相对较多，但消化吸收功能尚不成熟，易发生消化功能紊乱和营养吸收障碍；出生后 6 个月随着来自母体抗体的逐渐消失，加之自身免疫功能尚不成熟，易患感染性疾病；婴儿的皮肤角质层薄，容易脱落，易发生皮肤损伤与感染。

（四）幼儿期

1. 幼儿期的定义

幼儿期（toddler's period）是指从 1 周岁到满 3 周岁前。

2. 幼儿期的特点

此期儿童体格发育速度减慢，语言、思维和社会适应能力逐渐增强，智力发育加快；与外界接触增多，而自身免疫功能仍低，易发生感染性疾病；活动范围扩大、好动、好奇心强，对各种危险识别能力不足，易发生意外伤害；饮食发生转变，由乳类逐渐向成人饮食过渡。

（五）学龄前期

1. 学龄前期的定义

学龄前期（preschool age）是指从 3 岁到 7 岁入小学前。

2. 学龄前期的特点

此期儿童体格发育呈稳步增长的态势；智力发育更趋完善，求知欲强，知识面不断扩大；喜模仿但无经验，易发生意外伤害；免疫功能逐渐增强，感染性疾病发病率降低，但免疫性疾病如急性肾炎、风湿热等发病率升高。

（六）学龄期

1. 学龄期的定义

学龄期（school age）是指从 7 岁到青春期前（11 ~ 12 岁）。

2. 学龄期的特点

此期儿童体格发育仍呈稳步增长的态势，除生殖系统外，其他系统发育到本期末均已接近成人水平；智力发育更趋成熟，理解、分析、综合等能力开始增强，是接受科学文化教育的重要时期。

（七）青春期

1. 青春期的定义

青春期（adolescence）是指女孩从 12 岁到 18 岁的年龄阶段，男孩从 13 岁到 20 岁的年龄阶段。

2. 青春期的特点

此期儿童体格发育迅速，出现第二次生长发育高峰，生殖系统迅速发育，第二性征逐渐明显；神经内分泌的调节功能不够稳定，尚不能自觉控制自己的情感和支配自己的行为，且与社会接触多，受外界环境影响越来越大，易出现心理、行为方面的问题。

二、儿童期的护理管理

儿童期包括不同年龄分期，各期之间机体特点差异大。因此，儿童期的护理管理就是要根据不同年龄期的健康问题进行有针对性的护理管理。

（一）胎儿期的护理管理

（1）加强孕期保健，定期产检。

（2）加强孕母的营养、健康管理，保持孕母良好的情绪，防止因孕母情绪、疾病等原因对胎儿的生长发育产生影响，如孕母感染、药物滥用、接触放射性物质或营养缺乏等导致的胎儿先天性畸形、死胎、早产等。

（二）新生儿期的护理管理

1. 保暖

室温应保持在 22℃～24℃，湿度 55%。随季节气温的变化，调节环境温度，增减衣被。

2. 喂养

提倡母乳喂养，指导母亲正确的哺乳方法，尽早开奶，按需哺乳。

3. 护理

注意观察新生儿的精神状态、面色、皮肤、哭声、吸乳、体温、大小便、睡眠等情况。加强皮肤护理，每日沐浴，注意脐部、臀部及皮肤褶皱处的护理。选用柔软、吸湿、透气、浅色的全棉布料制作衣服、被褥和尿布，包裹不宜过紧，保持双下肢屈曲以利髋关节发育。

4. 新生儿疾病筛查

新生儿早期应进行先天性遗传代谢性疾病的筛查，包括先天性甲状腺功能减退症、苯丙酮尿症、半乳糖血症和听力筛查；同时推荐先天性髋关节发育不良的筛查。

5. 新生儿访视

新生儿期一般访视 2～3 次，对高危儿或者检查发现有异常者适当增加访视的次数。访视的目的在于早期发现问题，早期干预，从而降低新生儿疾病发生率或减轻疾病的严重程度。

6. 预防接种

新生儿出生后第 1 天接种乙肝疫苗，出生后 3 天内接种卡介苗。

7. 预防疾病和意外

保持室内空气清新，尽量减少亲友探视，避免交叉感染。2 周后帮助新生儿口服维生素 D，预防佝偻病。注意防止对新生儿包被蒙头过严或哺乳姿势不当，乳房堵塞新生儿口鼻而导致其窒息。

8. 早期教育

新生儿的视、听、触觉已初步发展，通过反复训练，培养新生儿对周围环境的定向力和反应能力；鼓励家长拥抱、抚摸新生儿，促进父母与新生儿的情感连接；父母对新生儿说话和唱歌，可促进新生儿的智力发育。

（三）婴儿期的护理管理

1. 喂养

提倡母乳喂养，对部分母乳喂养或人工喂养婴儿应选择配方奶。及时（4～6个月）添加辅食，指导家长添加辅食的顺序和原则、食物的选择和制作方法等。选择合适的断奶时机（10～12 个月，遇炎热季节或患病可延迟）。

2. 预防接种

按时接种各种疫苗，完成基础免疫，预防传染病。

3. 预防疾病和意外

定期进行健康体检，6 个月前每月 1～2 次，6 个月后每 2～3 月一次，以便及早发现问题，及时矫正，预防营养不良、佝偻病、营养性缺铁性贫血等疾病的发生。让婴儿远离火源、热源和电源，防止灼伤和烫伤；将婴儿放置在安全的地方，防止其跌倒或坠床。

4. 早期教育

培养良好的生活习惯，如饮食、睡眠、排便及卫生习惯；提供视、听、触觉刺激活动，促进婴儿感知觉、语言和动作的发育。

（四）幼儿期的护理管理

1. 营养

提供丰富、均衡的膳食，食物的种类和制作要多样化，以肉类、乳类、蔬菜水果、谷类、豆类及其五大基本食物为主，食物应细、软、烂、碎，易于咀嚼、吞咽和消化，并注意色、香、味、形，以增进食欲；鼓励并满足幼儿自我进食的欲望，培养其良好的进食习惯和独立进食的能力。

2. 护理

指导家长在促进幼儿的独立性，保证安全的同时培养其生活技能（饮食、睡眠、排便、爱清洁等）。一般晚上睡眠时间 10～12 小时，白天小睡 1～2 次。注意牙齿清洁，少吃易致龋齿的食物，如糖果、点心等。坚持户外活动，指导家长在儿童体格锻炼时充分利用空气、日光及水开展"三浴"锻炼，以增强体质。

3. 预防疾病和意外

每 3～6 个月进行一次生长发育监测，及时监测肥胖或营养不良，筛查铁缺乏，进行眼保健和口腔保健。加强免疫接种，预防异物吸入、烫伤、中毒、跌伤、电击伤、交通事故等各种意外。

4. 早期教育

培养儿童的良好习惯，鼓励和帮助儿童自己进食、洗手、穿脱衣服、系鞋带、整理自己的用物；加强品德教育，让儿童学会与他人分享、互助友爱、尊敬长辈、使用礼貌用语；重视与幼儿的语言交流，通过讲故事、唱歌、游戏促进儿童语言和动作的发育。

（五）学龄前期的护理管理

1. 营养

维持食物成分的均衡，保证食物多样化以促进食欲。蛋白质、脂肪、碳水化合物的供给量比例约为 1：1.1：6，优质蛋白比例占总蛋白的 1/2。饮食以谷类食物为主，粗、细粮交替，荤、素食搭配，常食鱼、禽、瘦肉、蛋，多食新鲜蔬菜及水果；每天饮奶，常食豆制品；一日三餐、两点心为宜；避免坚硬、辛辣、油腻的食物；应摄入足够的维生素、无机盐，如钙、磷、铁、碘、锌、铜等微量元素，注意避免儿童挑食、偏食。

2. 护理

指导儿童养成良好的卫生习惯，加强对其生活技能（饮食、睡眠、排便、爱清洁等）的训练。① 学龄前期儿童每日睡眠 11 ~ 12 小时，此期儿童想象力极其丰富，不敢一个人在卧室睡觉，常需要成人的陪伴。夜间常有怕黑和做噩梦的现象，家长要安抚儿童，可在室内开一盏小灯，入睡前可与儿童做一些轻松、愉快的活动以减轻其紧张情绪。② 学龄前期儿童十分活跃，他们从日常游戏和活动中可以得到较多锻炼，护理人员应指导家长让此期儿童继续进行户外活动、"三浴"锻炼。

3. 预防接种

进行预防接种，加强免疫，进一步开展体质锻炼，教导儿童从事力所能及的活动，增强其体质。

4. 预防疾病和意外

每年 1 ~ 2 次健康体检，继续生长发育监测，预防近视、龋齿及免疫性疾病。强化安全教育，防止意外事故如外伤、溺水、交通事故、食物中毒等发生。

5. 早期教育

儿童的早期教育以游戏为主，在玩中学，培养思维能力和想象力、创造力。① 寓教育于饮食、游戏及生活环节（穿衣服、盥洗、坐盆等）之中。② 在游戏中，培养儿童关心集体、遵守规则、团结协作、互相谦让、热爱劳动等品质。③ 有意识地培养儿童克服困难的意志，增强其自觉、坚持、果断和自制的能力。④ 安排儿童学习手工制作、绘画、弹奏乐器、唱歌和跳舞；安排儿童参观动物园、植物园和博物馆等活动，培养他们多方面的兴趣爱好、想象力、思维力。

6. 防止常见的心理行为问题

此期儿童常见的心理行为问题有吸吮手指和咬指甲、遗尿、手淫、攻击性或破坏性行为等，应指导家长针对原因采取有效措施。

（六）学龄期的护理管理

1. 营养

膳食中注意荤素搭配，保证优质蛋白的摄入，每天应喝一杯牛奶，多吃富含钙的食品，保证身体快速生长的需要。

2. 护理

此期儿童恒牙逐渐替换乳牙，注意保持牙齿清洁，限制含糖量高的食物摄入。鼓励孩子多参加户外活动，积极参加体育锻炼，增强体质，合理安排作息时间，保证儿童每日睡眠在 10 小时以上。

3. 预防接种

按时进行预防接种。

4. 预防疾病和意外

每年一次健康体检，定期口腔检查，预防龋齿。注意书写姿势，积极预防近视、斜视。加强安全教育，如失火、触电、溺水、食物中毒、煤气中毒等意外事故的防范。指导儿童遵守交通安全规则和增强游泳安全意识。

5. 防治常见的心理行为问题

学龄期儿童对学校不适应是比较常见的问题，表现为焦虑、恐惧或拒绝上学，家长一定要查明原因，采取相应措施。同时，学校和家长要相互配合，帮助儿童适应学校生活。学习困难儿童应排除注意缺陷多动障碍、情绪行为问题及特殊发育障碍。

青春期的护理管理详见本章第二节内容。

三、儿童健康评估

儿童期是不断生长发育的动态变化期，正确评估儿童的健康状况，并对潜在风险和存在的健康问题进行预防和干预，是保持或促进儿童健康的重要环节。

儿童健康评估的内容主要包括一般状况评估、体格生长评估、神经心理发育评估、家庭评估以及常见健康问题的评估。

1. 一般状况评估

评估方法是在询问健康史的过程中，观察患儿发育与营养状况、精神状态、面部表情、皮肤颜色、语言应答、活动能力、对周围事物反应、体位、行走姿势等，初步判断患儿的神志状况、发育、营养、疾病的严重程度以及亲子关系等。

2. 体格生长评估

儿童体格生长常用指标包括体重、身高（长）、坐高（顶臀长）、头围、胸围、腹围、上臂围、囟门、牙齿。常用的评价方法有均值离差法、中位数百分位法和生长曲线图评价法；均值离差法通常以均值加减 2 个标准差（含 95% 的总体）范围内的被检儿童视为正常；中位数百分位法以第 50 百分位（P_{50}）为中位数，通常以 $P_3 \sim P_{97}$（含 94% 的总体）范围内的被检儿童视为正常；生长曲线图评价法是将某项体格生长指标按性别和年龄标成正常曲线，制成生长曲线图，对个体儿童进行全程监测，可了解儿童目前的发育水平以及生长趋势和生长速度。

3. 神经心理发育评估

儿童神经心理发育水平的评估主要是对儿童感知、运动、语言和心理等过程中的各种能力评估，目前国内外采用的测验方法主要包括筛查性测验和诊断性测验两类。筛查性测验可短时间内粗筛出正常或异常，对异常者需进一步进行诊断性测验，诊断学测验测试范围广，内容详细，所需时间长，可诊断出发育商或智商。

4. 家庭评估

家庭评估是对儿童生长的家庭内环境、家庭外环境、家庭各成员基本资料、家庭生活方式与健康观念、家庭经济情况以及亲子关系等方面的评估。由于儿童年幼，多由家长照顾，所以儿童家庭的评估对促进儿童健康和预防儿童意外事件的发生有极为重要的意义。

5. 常见儿童健康问题的评估

常见的儿童健康问题有腹泻、肺炎、呼吸道感染、水痘、麻疹、佝偻病、缺铁性贫血、营养不良、近视、龋齿、心理行为异常及意外伤害等。意外伤害主要包括窒息、跌倒/坠床、烫伤、溺水、中毒、交通事故等。

儿童缺乏自我保护意识，容易发生意外伤害。我国的调查表明，意外伤害已成为我国儿童死亡的首位原因，儿童期意外伤害已被国际公认为 21 世纪儿童最重要的健康问题。因此，评估儿童健康问题或潜在风险，采取个性化的护理管理，对减少儿童疾患及意外事件的发生有重要意义。

四、常见儿童健康问题的护理管理

（一）蛋白质-能量营养不良的护理管理

蛋白质-能量营养不良（protein-energy malnutrition，PEM）是由于缺乏蛋白质和热量所致的营养缺乏症，除体重明显减轻、皮下脂肪减少和皮下水肿以外，严重者可伴有多器官功能紊乱和其他营养素缺乏而危及生命。临床上主要见于 3 岁以下的婴幼儿。儿科病人的营养状况与疾病的进展与预后有极其密切的相关性。因此，应重视住院患儿营养不良的早期识别即营养风险筛查，并对风险患儿进行营养评估及适当的营养干预。

1. 常见的儿科营养风险筛查工具

（1）儿科主观全面营养评估（subjective global nutritional assessment，SGNA）包括体重变化、膳食变化、反应能力、活动能力、肌肉消耗、胃肠道症状、肱三头肌皮褶厚度、踝水肿情况等 8 项评估内容。

（2）儿科 Yorkhill 营养不良评分（paediatric yorkhill malnutrition score，PYMS）包括体重指数（BMI）、近期体重丢失量、1 周内营养摄入及疾病影响 4 项评估内容，总分反映了患儿存在的营养风险程度，0 分为低风险，1 分为中度营养风险，≥2 分为高度营养风险。该工具主要适用于 1～16 岁儿童的营养筛查，不适用于体质量变化较快的新生儿和婴儿。

（3）儿科营养不良评估筛查工具（screening tool for the assessment of malnutrition in pediatrics，STAMP）筛查内容包括疾病因素、营养摄入情况、生长情况 3 个部分，评估

主要由护士执行，评估时间约 10 min，评分结果 0 ～ 1 分为低营养风险，2 ～ 3 分为中度营养风险，≥4 分为高度营养风险。该量表仅使用于 2 岁以上患儿，对于 2 岁以下患儿的应用还需要进一步研究。

（4）营养风险及发育不良筛查工具（screening tool for risk on nutritional status and growth，STRONGkids）包括主观临床评价、高风险疾病（包括神经性厌食、烧伤、乳糜泻等 23 种）、营养的摄取与丢失、体重减轻/体重增长过缓 4 个评估项目，评分结果 0 分为低风险，1 ～ 3 分为中等风险，4 ～ 5 分为高风险。2011 年南京儿童医院引用该评估工具对住院患儿进行调查，结果表明，STRONGkids 评估分数与住院时间、感染发生率、体重丢失等具有一定相关性。相比 STAMP，此工具更能反映患儿的营养风险。

（5）儿科营养风险分数（pediatric nutritional risk score，PNRS）包括食物摄入、摄入丢失（腹泻或呕吐）、疼痛、进食能量等 4 个评估要素，评分 1 ～ 2 分为中度风险，≥3 分为高度风险。

2. 重视营养不良风险因素的评估

高度营养风险是儿童营养不良的常见原因。引起蛋白质-能量营养不良的常见风险因素主要有 3 类。① 喂养因素：喂养不当，长期摄入不足是婴幼儿蛋白质-能量营养不良最主要的原因。了解患儿有无母乳不足又未及时添加其他乳品、配奶过稀、突然断奶未及时添加辅食、长期以淀粉类食物为主等情况，以便及时提供喂养指导。② 饮食习惯因素：询问患儿有无不良的饮食习惯，如喂养不定时、挑食、偏食等，让家长充分意识到改变不良饮食习惯的重要性与必要性。③ 疾病因素：详细询问患儿病史，评估有无影响患儿食物摄入、消化、吸收和利用的疾病如幽门梗阻、过敏性肠炎、迁延性腹泻、糖尿病、大量蛋白尿、唇裂、腭裂、恶性肿瘤等。以上因素单独或共同作用均可引起蛋白质-能量营养不良。因此，重视营养不良风险因素的评估，及时对住院患儿进行营养风险筛查，是早期预防营养不良的有效措施。

3. 警惕儿童蛋白质-能量营养不良常见的并发症

儿童处于不断生长发育的阶段，对营养素和能量的需求相对较多，一旦营养摄入不足且得不到及时的补充，将会出现一系列的并发症，常见的并发症有 4 种。① 营养性贫血：最常见，患儿常表现为皮肤干燥、苍白、毛发枯黄、食欲减退、乏力、不喜欢活动等；② 维生素及微量元素缺乏：常为维生素 A 缺乏，也可伴维生素 B、维生素 C、维生素 D 等的不足；③ 感染：由于儿童免疫功能不完善，易发生各种感染性疾病，尤其是婴儿腹泻，腹泻又是营养不良的诱因，会加重营养不良而导致恶性循环；④ 自发性低血糖：患儿出现面色灰白、神志不清、脉搏细弱、呼吸暂停、体温不升等，若不及时处理，警惕有死亡危险。

4. 重视蛋白质-能量营养不良患儿家长的健康教育

（1）合理喂养。提倡母乳喂养，对母乳不足或不宜母乳喂养者应及时给予指导，采用配方奶粉喂养，适宜添加辅助食品；纠正儿童偏食、挑食、吃零食的不良习惯，小学生早餐要吃饱，午餐应保证摄入足够的能量和蛋白质。

（2）合理安排生活作息制度。坚持户外活动，保证充足睡眠，纠正不良的卫生习惯。

（3）防治传染病和先天畸形。按时进行预防接种；对患有唇裂、腭裂及幽门狭窄等先天畸形者应及时手术治疗。

（4）定期进行体格检查。充分利用社区医疗资源，进行生长发育监测，指导辅食添加，如发现体重增长缓慢或不增，应尽快查明原因，及时予以纠正。

（二）窒息的护理管理

意外窒息是婴儿死亡的主要原因，也是儿童较为常见的意外事故。呼吸道堵塞导致的窒息主要见于 3 个月以内的婴儿，异物吸入导致的窒息多见于 6 个月以上的婴幼儿。

1. 警惕易发生窒息人群

（1）新生儿和小婴儿（3 月以内）。常见发生窒息的 3 类情况：① 不会抬头或不会翻身，由于包裹严实、被褥掩盖口鼻而发生窒息死亡；② 母亲哺乳时，乳房堵塞婴儿口鼻而发生窒息死亡；③ 喂哺后采取仰卧位睡眠，一旦发生呕吐，呕吐物流入气管，亦可引起窒息死亡。

（2）婴幼儿（6 月以上）。常见发生窒息的 2 类情况：① 玩耍时将小物品如豆类、硬币、纽扣、塑料小玩具等放入口中导致误吸；② 进食时哭闹、嬉笑或将异物含入口中，当哭笑、惊恐而深吸气时，将异物吸入呼吸道。

（3）危险疾病患儿。任何存在吞咽困难、昏迷/反射减弱或消失、痰多、呕吐或返流、麻醉后、口腔等手术后、镇静、呕吐、咯血等的患儿，都可能导致窒息的发生，护理人员应该加强防范。

（4）有呛咳史、呕吐史患儿。

（5）有窒息史的患儿。

2. 重视对家长的健康教育

让家长意识到窒息的严重后果，提高家长的敏感性。婴儿睡眠时注意观察有无口鼻被堵的现象；指导母亲尽量不要躺着哺乳，防止乳房堵住婴儿口鼻，喂乳后竖抱婴儿轻拍其背部，防止婴儿溢乳造成窒息；不要给孩子玩体积较小的物品，防止异物吸入引起气道堵塞；培养孩子良好的饮食习惯，进餐时避免大哭、大笑。

（三）跌倒/坠床的护理管理

儿童跌倒/坠床不仅是一种突发事件，也是非致命性伤害和残疾的首要原因。对于住院儿童来说，跌倒/坠床会导致疼痛、损伤、住院时间延长、医疗费用增加，进而会影响患儿的安全和健康。因此，早期识别具有跌倒/坠床高风险因素的患儿不仅是减少住院患儿跌倒/坠床发生的前提，也是指导家属和医护人员及早采取有效措施降低风险的手段之一，而识别的主要方法是运用跌倒风险评估工具。

1. 常见的住院患儿跌倒风险评估量表

目前，国内住院儿童跌倒评估量表有两种类型，分别是引进的量表和自行设计的量表。

（1）引进的住院儿童跌倒评估量表。主要包括 2 种：① 美国佛罗里达州迈阿密儿童医院编制的 Humpty Dumpty 住院儿童跌倒风险评估量表（Humpty Dumpty Falls Scale，HDFS）包括 7 个维度：年龄、性别、诊断、认知受损、环境因素、对手术麻醉反应、使用药物，23 个条目。分值范围是 7 ～ 23 分，7 ～ 11 分为跌倒低风险，≥12 分为跌倒高风险。得分越高，跌倒风险越高。② 美国加利福尼亚大学旧金山儿童医学中心编制的 Schmid 住院儿童跌倒评估量表（Schmid Fall Score Tool）包括 5 个维度：活动度、心理发展、排泄情况、跌落史、用药情况。评分≥3 分时，为跌倒高风险。该表目前已在上海儿童医学中心应用。

（2）自行设计的住院儿童跌倒评估量表。国内学者根据跌倒的风险因素，选择具有高预测性的跌倒风险因素自行设计了一些量表，常用的有以下 2 种：① 余白玉等制定的儿科门诊跌倒评估问卷，评估内容包括患儿的年龄、活动度、生理发展、排泄情况、既往跌倒史、目前用药等引起的跌倒高危因素。评分≥3 分时，提示存在跌倒高风险。② 北京儿童医院住院患儿坠床/跌倒危险风险管理记录单，评分≥12 分时，为高危险跌倒患儿。

2. 重视各年龄分期儿童跌倒/坠床的风险评估

随着儿童年龄的增加，其感知觉功能和平衡功能的发育也不断成熟，跌倒发生的风险随之降低。婴幼儿期是学习步行的发育阶段，平衡和跑步时通常会发生非受伤的跌倒。研究表明，1 ～ 4 岁患儿为意外伤害的高峰阶段，由于此期儿童活动能力逐渐增强、好奇心强且好动，对各种危险的识别能力和自我辨识方位及行动的能力不足，容易发生跌倒，应鼓励家长或监护人在任何时候都要保持在场，陪伴患儿移动（包括在病房、走廊和卫生间内）。

3. 警惕易跌倒/坠床人群

（1）危险诊断。神经病学诊断、氧合功能改变（呼吸诊断、脱水、贫血、厌食、晕厥、头晕等）、肢体残疾、心理/行为疾病等可能会引起患儿意识、活动、自我行动能力等改变的危险诊断都可能导致跌倒的发生，护理人员应加以重视。

（2）既往有跌倒史的人群。

（3）手术或使用镇静/麻醉剂人群。如患儿手术、使用镇静剂或麻醉剂，会引起意识、活动、自我行动能力等改变，增加跌倒/坠床的风险。护理人员应该重视对危险人群的评估。

4. 重视用药情况的评估

儿童机体发育尚不成熟，药物在体内的代谢因年龄而异，容易发生药物代谢不充分而引起毒副作用。详细询问患儿的用药史，如是否使用镇静剂、抗抑郁药、利尿剂、降压药、止痛药、泻药、麻醉剂等，应告知家长注意事项并应对儿童严加看护，警惕其跌倒/坠床的发生。

5. 重视环境的评估

跌倒/坠床是住院患儿发生的常见意外伤害之一，而环境因素是诱发儿童跌倒/坠床的主要原因。常见的环境因素有以下 3 类。① 地面因素：过滑、不平、潮湿、走廊的障碍物；② 家具及设施因素：病房光线过暗或过明、床栏过低或缝隙过大、床头柜过低或过高，且未妥善固定、座椅过低或过高、病床靠窗；③ 居住环境的改变：患儿及家长对环境的不熟悉也是导致儿童跌倒的危险因素。重视环境的评估，及时发现环境中的隐患并做出调整，是预防儿童跌倒/坠床的有效措施。

6. 重视对患儿及家长的健康教育

（1）对易跌倒/坠床人群应鼓励家长随时陪伴在患儿身边，家长若暂时离开病房，须告知床位护士。

（2）患儿必须在家长陪护下活动，穿合脚、防滑鞋，禁止奔跑、嬉闹。

（3）培训患儿及家属熟悉环境。

（4）患儿在轮床上被运送期间，床栏必须拉起，同时进行持续不间断的监护。

（5）妥善固定带轮的床和桌椅。

（6）患儿使用轮椅时要有安全带，以确保安全。

（7）禁止患儿在不安全的地方玩耍，如窗台、桌子上等。

（8）对达到一定年龄的患儿，指导其学会床头铃的使用，确保床头柜和其他常用物品在患儿伸手可及范围内。

（9）严格落实陪护制度，提高家长的依从性。

视频讲解　　　　随堂测试

（姚文英　　张　芳）

第二节　青春期患者的护理管理

无忧无虑的童年为什么会转瞬即逝？洋娃娃的裙子还未缝好，为什么妈妈就已经全部将我的玩具装箱送人？走过童年，忽然会有一天，孩子们对自己有了一种从未有过的异样感觉——这就是青春期。

青春期阶段的孩子们有着极强的自尊心与自我意识，对于自己身体器官的发育、第二性征的出现、遗精、月经等现象的出现可能都会选择闷在心里，羞于向父母、老师求教。因此，怎样帮助他们顺利度过青春期、保证他们身心健康发展就成了重要的教育内容，科学的指导是青春期孩子们健康成长的重要保障。

一、青春期的定义

从第二性征出现到生殖功能基本发育成熟、身高停止增长的时期称为青春期，一般女孩是从 12 岁到 18 岁，男孩从 13 岁开始到 20 岁。

（1）青春期分期：可分为早、中、晚三期。

（2）青春早期：2～3 年，生长明显加速，出现身高的突增高峰，性器官和第二性征开始发育。

（3）青春中期：2～3 年，性器官、第二性征迅速发育，性器官基本成熟；女孩月经初潮、男孩首次遗精来临。

（4）青春后期：2～3年，体格生长发育逐渐减慢，直至骨骺完全融合而停止；性器官、第二性征继续发育，直至成人水平。

二、青春期的护理人文管理

1. 生理关怀

（1）均衡营养，培养良好的生活习惯。青少年在青春期会出现第二个体格发育高峰期，身体在迅速地生长，加之脑力劳动和运动消耗的能量增加，必须给予充足的能量、蛋白质、维生素等营养元素。对于住院的青春期患儿，应该注意其食物的多样化，要色香味俱全以保证患儿对食物的摄入；社区护士应该指导家庭及青少年养成良好的饮食习惯，保持健康的体质，正确看待减肥这件事；同时应该加强对少女经期的卫生指导，保持良好的生活规律。

（2）合理引导性教育，建立正确恋爱观。性教育是青少年教育的一个重要方面，而目前国内开展的性教育并不多。社区护士可以利用社区资源及学校资源进行性知识的相关教育，消除青少年对于性的困惑，提倡男女生之间正常的交往，对青少年今后的两性观及人际交往都有重要的意义。

2. 心理关怀

（1）建立平等关系，包容叛逆。该时期的青少年有较强的独立意识，对待事物开始有了自己的判断，希望受到认可与尊重，对于住院期的青少年，护士应该与其建立平等的关系，尽量不使用命令或强制性的语言，有事情多进行沟通，让其了解自己的病情及治疗过程，从而使其有一种参与感。同时引导患儿父母多关注患儿的心理变化，耐心沟通，交流想法，建立和谐平等的家庭关系。

（2）尊重生命、善待生命。自杀已经成为我国青少年非正常死亡的一大重要因素。此阶段身心发展的不平衡，会使得青少年面临许多心理危机，出现一些异常的行为。因此应该重视对青少年的生命教育，让其正视生命中的挫折与不如意，理解生命的可贵，从而引导其尊重自己及他人的生命，善待生命。此外，应该引导青少年正视自己的心理问题，心理跟身体一样也会生病，在生病时可以找专业的心理医生进行咨询。

三、青春期常见疾病的护理管理

对青春期常见病如过度肥胖、高血压等早发现、早干预、早诊断、早治疗、早康复。

1. 青春期肥胖的护理管理

肥胖易发展为心血管疾病和2型糖尿病。研究已证实，排除人群和种族等混杂因素的干扰，肥胖的严重程度与代谢综合征及胰岛素抵抗的发生率呈高度的正相关。儿童及青春期肥胖定义为BMI≥同年龄同性别的95百分位数。超重定义为BMI≥85百分位数且＜95百分位数。研究指出，无论肥胖程度如何，内脏脂肪蓄积与儿童期及远期代谢综合征和心血管疾病发生率显著相关。内脏脂肪一般可用腰围、腰臀比及核磁成像来评价，但由于儿童参考范围数据的缺乏妨碍了它在儿童肥胖常规评估中的应用。在儿童中，常用腰围与身高的比值，如腰围/身高＞0.6，预示着代谢综合征及心血管疾病发生风险的升高。

（1）制定合理的饮食计划，指导患者选择食物。应当考虑到患者的喜好和健康状态，允许灵活、个体化的饮食方式，以减少热量摄入。不要选择过于严格的、营养不均衡的饮食，因为长期下来不但没有效果，反而对人体有害。限制脂肪和含糖量高的食物，补充维生素、膳食纤维，多吃蔬菜水果、粗杂粮。对于超重和肥胖的青少年，总热量摄入还是应当低于其能量消耗，这一点通过合理化饮食结构和增强体育锻炼两方面都能够得以实现。

（2）鼓励病人进行锻炼。2014 年版 NICE《儿童青少年与成人超重和肥胖的识别、评估与管理》指南建议减少静坐时间，鼓励多做运动，每日的运动可以集中进行，也可以分散为几个不少于 10 分钟的时间段，可根据自身的生活工作学习情况因地制宜。

2. 青春期高血压的护理管理

（1）青春期高血压的危险因素。

① 遗传因素。相关研究发现，遗传主要是通过其改变钠、水重吸收，钠在细胞膜的转运缺陷等机制影响高血压的发生。

② 盐敏感性与高钠饮食。高钠低钾饮食是高血压发生的重要危险因素，且随着钠摄入量的增加，高血压发生风险随之增加。据报道，我国人群 60% 为盐敏感型及饮食高钠低钾的特点，我国 14 组人群研究表明，膳食钠盐摄入量平均每天增加 2 g，收缩压（SBP）和舒张压（DBP）分别增高 2.0 mmHg 和 1.2 mmHg。我国大部分地区，人均每天盐摄入量 12 g 以上。既往的研究显示：饮食中钠盐的摄入、肾脏对钠的排泄能力、钠敏感性等因素与高血压的发生有重要关系。盐敏感性是指相比于高钠饮食，低钠饮食后收缩压的下降超过 15 mmHg。

③ 高尿酸血症。许多研究已经证实，高尿酸血症是高血压的独立危险因素。高尿酸血症引起高血压发生风险升高主要与血尿酸进入血管平滑肌细胞，刺激其增殖、改变盐敏感性、肾脏缺血激活肾素、血管紧张素-醛固酮系统等有关。

④ 性格及心理因素。高血压为心身疾病，生活环境、性格、心理状态、品行问题等因素与血压密切相关。国外一项针对心理因素与高血压关系的随访研究发现，具有时间焦虑感/时间紧迫性、充满敌意性格的青少年发生高血压的风险显著升高。

⑤ 肥胖。肥胖是高血压发生的重要危险因素。随着经济状况的改善、生活方式的调整，高脂饮食、长期久坐、缺乏体育锻炼等不良生活习惯使近年来肥胖的发生率显著增加。一项针对 5 ~ 16 岁的 25 000 名在校学生的调查研究显示：体质量正常组、超重组、肥胖组高血压的检出率分别为 10.10%、17.10%、18.32%，提示随着体质量的增加，高血压的发生风险也不断增高。有资料表明：肥胖引起高血压发生风险升高可能与胰岛素抵抗、钠滞留、交感神经系统兴奋性增加、肾素、血管紧张素-醛固酮系统激活、血管功能改变等相关。

（2）青春期高血压的预防。

青春期高血压患病率呈增长态势，成年期心血管病、糖尿病、肾脏疾病等疾病发病风险增加，故重视青春期高血压的防治，对于改善人群生活质量、提高人群预期寿命、减轻医疗资源消耗具有重要意义。积极开展限钠补钾活动、非高血压儿童、高血压前期儿童进行饮食调整，以家庭为基础的干预对于预防高血压的发生具有重要意义。目前随着对青春期患者高血压研究的不断深入，高血压危险因素的识别为高血压的早期预防提供了重要的科学依据。

视频讲解　　　　　随堂测试　　　　（张　岚）

第三节　成年期患者的护理管理

一、成年期的定义

经历了青少年时期的成长与磨炼，人生便进入了一个较为成熟的时期，即成年期。这一时期人体的生长发育已经趋于平衡水平，达到成熟稳定的状态，在个体的一生发展中起到定位的作用。在我国，成年期一般指个体从 25 岁到 60 岁的时期。

成年期患者的护理管理主要是针对各类慢性非传染性疾病的管理，如糖尿病、心血管疾病、高血压、癌症、慢性肺疾病等。随着社会经济的发展，人们生活水平的提高，人们生活方式的改变，人口老龄化的加剧，慢性非传染性疾病已成为危害人们健康的杀手，它具有发病率高、病程长、病变隐匿、并发症多、致残性高等特点，严重影响着人们的生活质量和危害着人们的生命安全，成为社会的沉重负担。

二、成年期的护理人文管理

1. 生理关怀

（1）保持良好的生活方式，注意劳逸结合。成年人的生长发育已经趋于成熟稳定的阶段，是处于健康和功能状态的最佳时期。成年人由于工作或社交等原因，会有较多的应酬，成为影响其身体的一大因素，而保持良好的生活方式是维持其健康的重要手段。饮食上，少吸烟、不酗酒，避免摄入过多的油脂，平衡膳食结构，保证必要营养物质的摄入；保持良好的作息习惯，不过度熬夜，保证充足的睡眠时间；规律运动，控制体重，劳逸结合，促进身心和谐发展。

（2）定期体检，调节亚健康。这一时期的成年人面临着工作、家庭及社会等各方面的压力，这些压力会对其生理及心理都造成一定的负担，导致许多成年人处于亚健康的状态。因此，社区护士可以结合新媒体手段，让成年人意识到健康的重要性以及健康的脆弱性，增强其保护健康的意识，让其做到定期体检，早期发现问题，改善亚健康的状态。

2. 心理关怀

（1）调整心理平衡，提高社会适应能力。成年人会面临恋爱、结婚、择业及事业发展等各种问题，有较多的冲突与困难，因此应该引导成年人正确认识自己，明确个人定位，自己的身心特点、社会角色等，以保持乐观、积极平衡的心态和心境，适应社会，积极面对人生的各种机遇与挑战。

（2）正视心理问题，合理释放压力。长期、持续地接触应激源，会使人的心理一直处于应激的状态，如果得不到较好的疏导，会导致一系列的心理问题。面对心理问题，很多人的态度是觉得难以启齿或逃避，要让成年人知道，心理与生理一样，出现了问题同样需要进行及时的解决，如果个人无法很好地处理，可以寻求其他人的帮助，如跟自己的亲朋好友倾诉，找专门的心理咨询师或心理医生进行咨询等。面对压力，要找到适合自己的释放方式，如择期旅游、发展个人的兴趣爱好、与好友畅谈等，避免压力的长期积累，以免影响身心健康。

（3）定期体检、增强自我保健意识。成年期后由于体内激素水平的改变，可能会增加骨质疏松、心血管系统等疾病发生的概率，应该建议患者定期进行体检，做好一级预防，早期发现问题，解决问题。医护人员应该指导该时期的患者养成良好的生活习惯，健康饮食，合理运动，保持心情的愉悦等，进而保持良好的身体状态。

三、成年期常见疾病的护理管理

通常人们把成年以后易患的一些疾病，如心脑血管疾病、肿瘤、糖尿病及肥胖症等称为成年期疾病。

1. 心血管病

心肌和血管自身的缺血、炎症、感染和损伤等均可以导致心血管疾病的发生，常见的疾病包括冠心病（心绞痛、心肌梗死等）、心肌病、感染性心内膜炎、风湿性心脏病、血管病变（高/低血压、动脉粥样硬化等）、先天性心脏和血管疾病等，其中最常见的要数高血压和冠心病。

（1）高血压：高血压指的是收缩压≥140 mmHg 和（或）舒张压≥90 mmHg。将收缩压在 130 ～ 139 mmHg 或舒张压在 85 ～ 89 mmHg 定义为血压正常高值。高血压分为轻、中、重度。收缩压介于 140 ～ 159 mmHg 或舒张压介于 90 ～ 99 mmHg 为轻度高血压；收缩压介于 160 ～ 179 mmHg 或舒张压介于 100 ～ 109 mmHg 为中度高血压；收缩压≥180 mmHg 或舒张压≥110 mmHg 为重度高血压。遗传因素和后天环境因素都可能是导致高血压的危险因素。高血压患者的健康管理包括：

① 疾病知识指导：指导患者了解自己的病情和高血压的危险因素，了解血压控制和终身治疗的必要性。教会其正确测量血压的方法。指导其调整心态，避免情绪激动，减少压力，以免诱发血压升高。

② 饮食指导：减少钠盐的摄入，增加钾盐的摄入，限钠是高血压膳食管理的核心指导。减少饱和脂肪酸及总脂肪的摄入，多食用家禽、鱼、坚果和豆类而不是红肉；摄入低脂和无脂乳制品而不是全脂乳制品；多食用蔬菜和水果而不是零食和高糖甜食；用全谷类食物替代白面制品；食用水果本身而不是果汁；食用多不饱和及单不饱和烹调油，如橄榄油、菜籽油、大豆油、花生油、玉米油、花籽油或红花油，而非黄油、椰子油或棕榈仁油；增加粗纤维的摄入，预防便秘，因为便秘者排便时用力，血压会上升；戒烟限酒；控制总热量摄入，控制体重。

③ 指导患者正确用药：强调长期药物治疗的重要性，指导患者遵医嘱服用正确的药物。告知患者有关药物的名称、剂量、用法、作用和不良反应，告知其不可随意增量或减量，要按时、按量服用，将血压控制在较理想水平。很多患者血压高时就吃药，血压低就停药，这种间断服药不仅不能使血压稳定，还可使病情发展，导致和加重各种并发症。

④ 适度运动：指导患者根据年龄、血压水平和身体情况选择合适的运动方式，如步行、慢跑、太极拳等。运动强度因人而异，常用的运动强度指标是运动时最大心率达到（170－年龄）次/分，一般每周3～5次，每次持续30～60分钟。运动时注意劳逸结合，中、重度高血压患者应避免高强度的运动。

⑤ 监测血压：教会患者和家属正确的家庭血压监测方法，定时测量并记录血压。定时测量血压，也是调整用药最可靠的依据之一，有遗传史的人群尤其应该注意监测血压变化。

⑥ 定期复诊：根据患者危险度分层情况及血压水平决定复诊时间。属低危或中危患者，可每1～3个月随诊1次，高危患者每月随诊1次。

（2）冠心病：冠状动脉粥样硬化性心脏病是冠状动脉血管发生动脉粥样硬化病变而引起血管腔狭窄或阻塞，和（或）因冠状动脉功能性改变（痉挛）造成心肌缺血、缺氧或坏死而导致的心脏病，简称为冠心病，亦称为缺血性心脏病。

不同类型冠心病患者的治疗及预后有所不同，但在健康指导上有很多共性，具体有以下几点：

① 调整饮食与生活方式：依据冠心病的危险因素调整饮食，如少盐饮食，降低胆固醇，戒烟限酒，多食鱼和新鲜蔬菜、水果等。

② 规范治疗相关疾病：高血压、糖尿病及高脂血症等都与冠心病的发生息息相关，指导患者遵医嘱配合治疗，以降低冠心病发生的概率。患者要遵医嘱按时正确服药，了解药物的常见不良反应。注意定期返院复查。

③ 心理指导：冠心病以及相关疾病往往需要终身治疗，且病情急性发作时患者有濒死恐惧感，应指导患者了解疾病加重的常见症状，使患者学会及时自救和呼救。教会冠心病患者自我急救和防护措施，如发生心肌梗死时，含服硝酸甘油和口服阿司匹林等。给冠心病患者随身携带硝酸甘油药片及小卡片（注明紧急联络人、姓名、电话、疾病），告知其胸闷、胸痛时立即舌下含服药片，当服药无效或发病时勿惊慌，应安静体息，争取时间送医院救治。

④ 适当运动：合理的运动可让患者身心舒畅，预防冠心病的发生；发病后的康复运动可以帮助患者提高心理健康水平和生活质量，延长存活时间。运动时建议强度适中，循序渐进，持之以恒，注意运动安全，糖尿病患者运动前提防低血糖。

2. 脑卒中

脑卒中，又称脑中风或脑血管意外，是指原来患有脑血管疾病的人，因各种诱发因素引起脑内动脉狭窄、闭塞或破裂，造成突然起病的脑血管循环障碍性疾病。脑卒中以其高发病率、高死亡率、高致残率、高复发率和多并发症成为世界性健康问题之一，也成为医学界研究和关注的热点之一。对于脑卒中患者的护理，主要按照三级预防来进行。

（1）一级预防：包括维持健康生活方式和积极控制各种危险因素。

① 控制高血压：使血压保持在正常范围内。血压高于 140/90 mmHg 时为高血压。高血压患者应认真规范地服降压药，不能只凭自己的感觉来服药，要定期测量血压，使血压控制在正常范围。

② 保持正常体重：预防超重和肥胖，保持血脂的正常。衡量成年人是否超重或肥胖的指标是体重指数，体重指数 = 体重（kg）÷ [身高（m）]^2，成年人的体重指数在 $18 \sim 24$ kg/m^2 为正常，$\geqslant 24$ kg/m^2 为超重，$\geqslant 28$ kg/m^2 为肥胖。目前超重和肥胖发生的主要原因是热量摄入过多和运动量不足。对超重和肥胖的人来说，应当使摄入的总热能略低于消耗的热能，同时增加运动量。动脉粥样硬化的三大危险因素为血脂异常、高血压和吸烟。预防和治疗血脂异常的常用方法是控制饮食，同时避免进食含胆固醇高的动物内脏、鱼子、蟹黄、蛋黄等食物。

③ 坚持合理膳食：膳食纤维是食物中一类不能被人体消化吸收的物质，有降血脂、降血糖的作用，对心脑血管疾病有预防的作用。膳食纤维的来源是蔬菜、水果、麦麸、米糠等。因此，应增加蔬菜和粗粮的摄入，增加维生素的摄入，减少食盐与脂肪的摄入。抗氧化的营养素有 β 胡萝卜素、维生素 E、维生素 C 和微量元素硒，它们有清除氧自由基、防止或减轻动脉粥样硬化的作用。

④ 戒烟和控制饮酒：吸烟是动脉粥样硬化的危险因素之一，也是脑卒中和冠心病的重要危险因素。预防脑卒中，吸烟者必须戒烟，饮酒要有控制。每日饮用一份乙醇饮料（相当于 150 mL 葡萄酒、350 mL 啤酒或 30 mL 白酒）可能有助于降低脑卒中的危险。少量的红葡萄酒因其中含有黄酮苷，有益于预防心脑血管疾病，但过量的饮酒，特别是烈性酒，摄入乙醇过量可增加脂质过氧化物，反而易造成动脉粥样硬化，不利于预防脑卒中。

⑤ 经常进行体育锻炼：经常进行体育锻炼能提高人体的抗氧化能力和免疫功能，有利于预防动脉粥样硬化。经常锻炼还能降低血脂，扩张血管，降低血压，促进血液循环，改善脑供血，有利于预防脑卒中。

⑥ 重视精神心理卫生：精神紧张、心理负担过重会造成人体血管收缩，血压升高，易得高血压，强烈的精神刺激常常是脑卒中的重要诱因。因此，要劳逸结合，性格开朗。

⑦ 勿乱投医用药：中老年人患病概率高，不少人甚至集数病于一身。有病就要用药，但不少药物可能改变正常的血管紧张度和血液的流动与黏稠度，导致脑卒中发作，如大剂量服用某些降压药、镇静药、止痛药、利尿药等，可造成药物性脑卒中。要去有条件的医院，按照医嘱用药，才会取得满意的防治效果。

⑧ 识别脑卒中的症状、体征：头痛、眩晕、口眼歪斜、软弱无力、平衡失调、视力模糊、语言不利等，都可能是脑卒中的前兆。一旦出现可疑的脑卒中发作，应立即就诊，争取在发病最初的 3 小时以内获得治疗，效果最好。

⑨ 起床时养神 3 分钟：据临床报告，脑卒中多发生在夜间或清晨从睡眠中醒来的一刹那，特别是从卧位变为坐位或突然下床活动的时候最危险。症结在于血管来不及应变，致大脑缺血，故醒来时养神 3 分钟再开始活动，可化险为夷。3 分钟的分配方法是：1 分钟醒来睁开眼睛，1 分钟坐起身，再 1 分钟下地穿鞋。

（2）二级预防：对于已经具有危险因素的人群，要密切注意，出现下列症状，及早送往医院：① 突然头晕、眩晕，或头痛程度突然加重，肢麻、面麻、舌麻、唇麻、口角歪斜。② 暂时性吐字不清或讲话不灵。③ 一侧肢体无力或活动不灵，有的出现肢体抽筋或跳动。④ 不明原因突然跌倒或晕倒。⑤ 短暂意识丧失或个性和智力的突然变化。⑥ 全身明显乏力伴出汗，肢体软弱无力。⑦ 恶心、呕吐或血压波动。⑧ 整天昏昏欲睡，处于嗜睡状态。⑨ 一过性视物不清。

（3）三级预防：脑卒中后长期缓慢的康复过程其实就是一个各种功能再学习的过程。具体康复治疗方法包括物理疗法、运动疗法、作业疗法、言语疗法、心理疗法等，要针对性地帮助患者恢复肢体活动功能、语言能力等，缓解其心理压力和不良情绪。

视频讲解　　　　随堂测试　　　　　　（张　岚）

第四节　老年患者的护理管理

随着社会的进步和发展，人类的健康期望寿命逐渐延长。随着老龄化社会的不断发展，老年健康问题逐步凸显，为了提高老年人的健康水平和生活质量，护理人员应该重视老年群体的健康需求，进行个性化的护理。

一、老年综合评估

老年综合评估（comprehensive geriatric assessment，CGA）是指采用多学科的方法评估老年人的躯体健康、功能状态、心理健康和社会环境状况等方面所具有的能力和存在的问题，并制定和启动以保护老年人健康和功能状态为目的的治疗计划，最大限度地提高老年人的生活质量。CGA 和多学科管理的目的是尽可能使老年患者保持健康，使其身体机能恢复自主独立性，详细的评估对于好的护理来讲价值无法估量。

CGA 的内容比较广泛，主要包括一般医学评估、躯体功能的评估、精神心理评估、社会环境评估、环境评估、生活质量评估及常见老年综合征或问题的评估等。

1. 一般医学评估

一般医学评估即传统意义上的医学诊断，是一种以疾病为中心的诊断方式。评估的方法是通过病史的采集、查体、医学影像学检查、实验室检查和其他特殊检查等，以确定患者患病的种类及疾病的严重程度，最后得出诊断的过程。

2. 躯体功能评估

老年人的躯体功能评估一般为日常生活能力（activities of daily living，ADL）的评估。ADL 评估可以分为基本日常生活活动能力（basic activities daily living，BADL）评估和工具性日常生活活动能力（instrumental activities of daily living，IADL）。BADL 的评估一般采用 Barthel 指数，包括大便、小便、修饰、如厕、吃饭、移动、活动（步行）、穿衣、上楼梯以及洗澡 10 项内容。IADL 的评估常采用 Lawton-Brody 工具性日常生活活动能力评估量表（Lawton-Brody IADL scale），包括购物、家务、理财、食物储备、交通、使用电话、洗衣及服药 8 种能力的评估。

3. 精神心理评估

精神心理评估包括精神状态及认知功能的评估。精神状态的评估包括抑郁及焦虑。认知功能的评估是早期发现与诊断痴呆的重要手段之一，目前临床上常用的认知评估量表主要有临床痴呆评定量表（clinical dementia rating，CDR），简易智能评估量表（mini mental state examination，MMSE）及蒙特利尔认知评估量表（Montreal cognitive assessment，MoCA）。在痴呆和谵妄的评估中，进行认知功能的评估是一种非常重要且有效的方法。

4. 社会评估

社会评估可以帮助人们更好地理解老年人的社会功能，并正确指导老年人积极参与社会活动。社会评估的内容主要包括社会支持系统、角色和角色适应、经济状况、医疗保险和老年虐待等多方面的评估。目前常采用肖水源设计的社会支持评估量表（SSRS）对老年人的社会支持系统进行评估。

5. 环境评估

环境评估是对老年人生存的物理环境、社会环境、精神环境和文化环境等的评估。其中在物理环境的评估中，老年人的居家安全评估是最主要的，对预防老年人的跌倒和其他意外事件的发生有极为重要的意义。

6. 生活质量评估

根据 WHO QOL 工作组的定义，生活质量是指不同文化和价值体系的个体对与他们目标、期望、标准和所关心的事情有关的生活状况的体验。对老年人生活质量的综合评估对衡量幸福度具有重要意义。

7. 常见老年综合征或问题的评估

常见的老年综合征有跌倒、痴呆、尿失禁、晕厥、谵妄、帕金森综合征、失眠、抑郁、慢性疼痛和综合用药等；常见的老年问题有压疮、便秘、吸入性肺炎、深静脉血栓等。运用 CGA 的方法，通过多学科整合管理团队的协调，共同为患者制订综合的诊疗、康复和照护计划，尽可能减少老年残疾的发生。

二、常见老年综合征的护理管理

（一）多重用药的护理管理

多重用药通常指患者使用了一种潜在的不适当药物或者同时服用了 5 种以上的药物。多重用药非常复杂，不仅仅指患者所服用的药物的数量，还涉及药物与药物之间的相互作用及其产生的不良反应等。老年人由于机体老化及慢性疾病的原因，多重用药在老年人中相对普遍。

1. 重视对老年人多重用药的评估

（1）动态评估：医护人员应该定期或常规性检视老年患者用药的目的，治疗效果及继续治疗的必要性，以期尽可能避免不必要用药，减少药物不良反应和药物伤害。

（2）警惕老年人用药常见的不良反应：老年人由于体内各脏器的生理功能减弱，对药物的应激反应变得脆弱，因此药物的治疗量与中毒量之间的安全范围变小，容易发生药物的中毒或不良反应，如意识不清、肠胃出血、心律不齐、低血压、增加跌倒风险等。不要单纯以为是老年人年龄大、太劳累的原因，而忽略可能是药物引起的不良反应。

（3）重视对老人及主要照护照顾者的健康教育：让老人意识到多重用药的危害，严格按照医嘱用药，不自行调整药物，不随意相信各种"秘方"。同时，老人的照护者是老人最重要的监护者，应该监督老人的用药情况，并注意易使老人产生不良反应的药品，有状况发生时，及时告知医师。

2. 老年人用药的护理管理

（1）老年人用药的受益原则：老年人要有明确的用药适应证，还要保证用药的受益/风险比 >1，若老人有适用证但用药的受益/风险比 <1，就不应该予以该种药物治疗。

（2）老年人用药的"5 种药物"原则：老年人同时用药种类最好不要超过 5 种。当用药种类超过 5 种时，就应该考虑每种药是否都是必需用药，应从依从性和药物不良反应等方面综合考虑。

（3）详细评估老年人的病史及基本资料：了解其既往病史及用药史，包括疾病的诊断、病情的评估、目前是否用药（含中药和健康食品）、药物反应及不良反应等。

（4）定期检查老年患者的用药情况：老年患者每次就医时或住院期间，应帮其整理一下所服用药物（包括中药及保健食品），并告知不需要或者没有疗效的药物应及早停止并将其丢弃。

（二）跌倒的护理管理

老年人跌倒不仅是老年人的一种突发事件，而且是一种健康问题的并发症或疾病。意外事故是老年人死亡最常见的原因，而跌倒被认为是最常见的意外事故，与跌倒相关的死亡率随年龄增长而增加。

1. 警惕易跌倒人群

（1）危险疾病：任何导致步态不稳、肌肉功能减退（如帕金森病、小脑综合征、神经系统疾病等）或晕厥前期状态、晕厥的急慢性疾病（如主动脉供血不足、心律失常、直立性低血压、代谢紊乱等）都可能导致跌倒的发生，护理人员应该重视。

（2）躯体功能改变人群：老年人随着年龄增长，维持肌肉骨骼运动系统的生理功能均有减退，老年人步态的协调性、平衡的稳定性及肌肉力量均会有所下降，因此，进行老年躯体功能的评估对预防老年人跌倒尤为重要。需根据老年人的具体情况进行躯体功能的评估，包括日常生活能力的评估、平衡与步态功能评估、视力与听力的评估、起立和行走试验及营养状况的评估。

（3）认知功能下降人群：研究证明频繁跌倒可能是老年痴呆最早期的特征，阿尔兹海默病发展到一定的程度会影响到老年人的运动协调能力。因此，在老年跌倒的综合评估中，应该重视对危险人群认知功能的评估。

2. 重视环境的评估

不良的环境因素是诱发老年人跌倒的常见原因。常见的环境危险因素有以下3类。① 地面因素：过滑、不平、潮湿、过道上的障碍物；② 家具及设施因素：座椅过低或过宽、缺扶手、床过高或床垫过于松软、坐便器过低、台阶间距过宽、楼梯无扶手、室内光线过暗或过明；③ 居住环境的改变：刚进入陌生环境的老年人也是跌倒的危险人群。重视环境的评估，及时发现环境中的隐患并做出改变，是预防老年人跌倒的有效措施。

（三）老年认知障碍的护理管理

人的认知功能会随着年龄的增长而下降。与年龄相关的认知下降往往较慢，不会影响到老年人的日常生活能力。如果认知功能的下降与其年龄不符，可能就已经进入了病理性的认知功能减退，进一步发展可能会导致老年痴呆的发生，老年痴呆一旦发生便是不可逆的全面退化。因此，认知功能的评估是早期发现与诊断痴呆的重要手段之一。

1. 常用的老年认知筛查工具

（1）简易智能评估量表（MMSE）是目前临床上运用最广泛的痴呆筛查工具之一，主要包括定向力、执行功能、注意力和计算力、回忆能力和语言能力5个认知领域共30分的内容。

（2）蒙特利尔认知评估量表（MoCA）是一个用来对轻度认知功能异常进行快速筛查的评定工具，目前MoCA量表有30多个版本，中文版本的有北京版、长沙版、香港版及台湾版等，各版本可以从www.mocatest.org网站上免费下载。MoCA量表是一个他评量表，完成该测试大概需要10分钟，本量表总分为30分，英文原版的测试结果显示正常值为≥26分。

（3）临床痴呆量表（clinical dementia rating，CDR）对痴呆患者认知功能和社会生活功能损害的严重程度进行临床分级，适用于阿尔兹海默病（AD）或其他类型的痴呆。该量表也采用他评的方式，对受试者进行记忆、定向力、解决问题能力、社会事务、家庭生活及生活自理能力6方面的评估。根据评估，可以评出健康、可疑痴呆、轻度痴呆、中度痴呆和重度痴呆5级。

2. 轻度认知障碍老人的非药物干预

在没有特效药治疗的情况下，《中国痴呆与认知障碍诊治指南（2015年版）》提出认知障碍的防治原则包括：识别及控制危险因素；早发现、早诊断、早治疗的"三早"措施；在不能根治的情况下，尽量延缓病情进展，预防并发症，提高患者的生活质量。

（1）合理用脑："用进废退"是自然界的普遍规律，也同样适用于人的认知。因此，应该鼓励老年人保持用脑的习惯，如经常性的阅读，做一些益智类的游戏（如打麻将、拼图、搭积木等），保持学习的习惯（如学习使用智能手机、学习一项新的技能等）。

（2）坚持有益的兴趣爱好：有研究表明，具有良好兴趣爱好的老年人较没有兴趣爱好的老年人患上认知功能疾病的概率低。因此，培养老年人适当的兴趣爱好对老年人是十分有益的，既可以保持其心情愉悦，也可以预防其认知功能的衰退。

（3）健康的生活方式：在影响认知功能的因素中，生活方式是我们可以控制和改变的因素之一。健康的饮食习惯、适当的运动以及充足的休息能够预防认知功能的衰退。研究发现，睡眠障碍是导致老年人认知功能衰退的因素之一，大脑得不到充分的休息会降低其功能，长此以往便会影响其认知功能。

视频讲解　　　随堂测试　　　　（李惠玲）

第五节　临终期患者的护理管理

课程思政
"优逝"的内涵？   　　中国历来有"善终"观，西方有"安乐死"观，其共同本质都是追求临终的安详与尊严。安宁疗护的核心是在医护共同合作的前提下，让病人在最后的生命历程里，没有或少有痛苦和创伤，干净、平静、宁静地享受生命的最后一束阳光，有尊严地达到"优逝"的境界。优逝＝无痛苦（生理）＋有尊严（心理）。

临终患者是指处于各种疾病终末期，治疗无效，器官日益衰竭，即将进入临终阶段的患者。对临终患者关怀的目的是舒缓临终患者身心的极度痛苦，维护患者的尊严，帮助他们安宁地度过生命的最后阶段。

一、临终关怀的理念

（1）重视人本身，而不是疾病。

（2）重视生活质量，即不促进也不延迟死亡。

（3）舒缓治疗。疼痛及诸多不适症状的控制非常重要。

（4）肯定生命的价值，正确认识死亡。

（5）通过正面、积极和技巧性沟通，开展工作。

（6）以团队形式提供积极、全面的照护。

二、临终关怀的原则

1. 重视整体护理

临终关怀涉及患者的生理、心理及灵性特征，因此护理人员在关怀临终患者时应该重视躯体症状缓解、精神心理以及社会等要素的整体照护。

2. 以缓解症状、提高生活质量为中心的适度治疗与护理

临终患者的基础疾病已经没有治愈的可能，延长生命也不应该是延长痛苦，所以治疗及护理应该以缓解患者症状和减轻其痛苦为主。

3. 重视死亡教育

生老病死是自然规律，面对死亡的恐惧也是与生俱来的。重视死亡教育，认识到生和死不是对立的，选择积极面对人生，同时也就选择了积极面对死亡。通过死亡教育，让患者不回避死亡，也可以让临终患者更好地规划人生的最后一段时光。

4. 为家属提供哀伤辅导

临终患者的家属往往也承受着极大的心理痛苦，哀伤辅导是专业人员协助丧亲者或即将离世患者的家属在合理时间内产生正常悲伤，以使其能够重新开始正常生活。

三、临终患者的护理关怀内容

1. 生理关怀——减轻患者躯体的痛苦

护士要做好临终患者的基础护理，让患者保持身体上的洁净；与医生合作，通过药物或非药物的手段积极控制或缓解患者躯体上的疼痛；为患者创造安静的环境，尽量减少人员的走动，控制探望的人数，让患者能够保持良好的休息。

2. 心理关怀——恢复内心的平静

临终患者的心理发展一般会经历 5 个时期，包括否认期、愤怒期、协议期、忧郁期及接受期，针对不同心理状态的患者，护理重点是不同的。护理人员要识别患者目前所处的心理状态，根据患者的心理特点给予个性化的护理关怀。

3. 精神关怀——寻求生命的终极意义

不同人的文化背景不同，个人喜好及追求也存在差异，护理人员应该充分尊重临终患者个人的意愿，引导患者释怀和原谅过去，鼓励患者表达个人的诉求，医护人员及患者家属应该尽可能满足患者的需求，使他们无憾地度过人生最后阶段。

视频讲解　　随堂测试　　（李惠玲）

思 考 题

1. 儿童期共包括哪些阶段？
2. 综合老年评估一般包括哪些内容？
3. 医护人员对临终患者进行临终关怀的原则是什么？

案例分析题

患儿，男，9个月，因生后母乳不足，4个月时断奶行人工喂养，至今未添加任何辅食，经常出现腹泻、便秘交替及肺炎。查体：身长 70 cm，体重 6 kg，体温 36.8℃，脉搏 120 次/分，呼吸 32 次/分，精神差，面色苍白，腹壁脂肪 0.3 cm，肌张力低下。辅助检查：血红蛋白 100 g/L，尿常规（－），粪常规（－）。初步诊断为中度营养不良。

【问题】

1. 简述该患儿的年龄分期。患儿目前存在哪些健康问题？
2. 如何对该期患儿进行护理管理？

参考文献

[1] 宋岳涛. 老年综合评估 [M]. 北京：中国协和医科大学出版社，2012.

[2] 王月菊，林璐. 老年认知功能障碍医护指导手册 [M]. 苏州：苏州大学出版社，2018.

[3] 李惠玲，景秀深. 生命周期健康护理 [M]. 上海：上海科学技术出版社，2016.

[4] 李惠玲. 护理人文关怀 [M]. 北京：北京大学医学出版社，2016.

[5] 中国心血管病预防指导（2017）写作组. 中国心血管病预防指南（2017）[S]. 中华心血管病杂志，2018，46（1）：10-25.

[6] 李琦. 儿童护理 [M]. 南京：江苏教育出版社，2013.

[7] HULST J M, ZWART H, HOP W C, et al. Dutch nationl survey to test the STRONG kids nutritional risk screening tool in hospitalized children [J]. Clin Nutr, 2010, 29（1）：106-111.

［8］MCARTHY H，DIXON M，CRABREE I，et al. The development and evaluation of the screening tool for the assessment of malnutrition in paediatrics（STAMP）for use by healthcare staff［J］. J Hum Nutr Diet，2012，25（4）：311 –318.

［9］王亚静. 住院患儿跌倒风险评估量表的研究进展［J］. 中华现代护理杂志，2016，22（12）：1774 –1776.

［10］PAULEY B J，HOUSTON L S，CHENG D，et al. Clinical relevance of the humpty dumpty falls scale in a pediatric specialty hospital［J］. Pediatr Nurs，2014，40（3）：137 –142.

［11］余白玉，李昃，陈小灵，等. 基于国际医院标准实施儿童门诊患儿护理初始评估的体会［J］. 中国实用护理杂志，2013，29（24）：36 –37.

［12］管怡博. 住院患儿坠床/跌倒安全管理模式［A］∥中华护理学会学术部. 2012 全国儿科护理学术交流会议论文集，桂林，2012. 北京：中华护理学会，2012：298 –300.

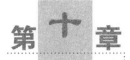

第十章

项目管理

学习目标

识记：（1）项目管理的相关概念。
　　　（2）项目管理的基本要素及实施过程。
　　　（3）压力的概念。
　　　（4）临床护士、管理者压力来源。
理解：（1）项目管理的研究意义。
　　　（2）压力过大的危害。
运用：（1）能结合临床护理工作，对项目管理者的素质进行评价。
　　　（2）能结合临床运用压力应对策略，解决护士及管理者压力问题。

第一节　项目管理

课程思政

项目管理知识体系引入 20 年硕果累累

　　2001 年中国加入世界贸易组织后，中国企业开始加快步伐进军海外，中国的国际化进程方兴未艾。但缺乏系统的项目管理知识，和国际企业的项目管理"语言不通"，对中国企业构成了越来越严峻的挑战。中国国际人才交流基金会与国际项目管理协会（PMI）合作，共同推动项目管理在中国的职业化和专业化发展，增加项目管理在各类组织和机构的普及。从世界上最长的港珠澳大桥、"八纵八横"中国高速铁路网，到 5G 移动通信、人工智能、量子信息技术，这些巨型工程或前沿科技，从伟大构想到成为现实，都是通过项目、项目集或项目组合的形式实施落地的。

　　人类的管理实践源远流长。项目管理是一种计划管理理论与管理方法相结合的新兴学科，是在第二次世界大战后期发展起来的重大管理技术之一，最先起源于美国。20 世纪 60 年代，项目管理局限应用于建筑、国防和航天等少数领域，随着其在美国的阿波罗登月项目中取得巨大成功，开始逐渐风靡全球。20 世纪 90 年代开始应用于医院管理领域，护理项目管理将护理管理和项目管理的特点加以融会贯通，经过了近 20 年的探索与实践，逐步形成了系统的管理学科体系。大到一个国家，小到一个企业，甚至一个组织团体，要想有稳定、持续的发展，项目建设及管理必不可少，如：美国海军的"北极星计划"，历时 17 年有 113 万大移民的三峡工程，令世界各国为之震撼的 2008 年北京奥运会及 2000 年悉尼奥运会，每年"5·12"国际护士节庆祝活动……这些大大小小的事件，每一个事件都是一个项目。

一、项目管理的概念

项目管理（project management，PM）是指在有限资源的约束下，项目管理者运用系统观、方法和理论，对项目从决策到实施全过程中涉及的所有工作进行有效的管理，包括计划、组织、指挥、协调、控制和总体评价，以实现项目的特定目标并满足项目相关人员的需求。

美国项目管理学会标准委员会在《项目管理知识体系指南》1996 年版中对项目管理下的定义为：项目管理就是把理论知识、技能、工具和技巧应用到项目的活动中，以便满足甚至超越项目关系人对项目的需要和期望。而《项目管理知识体系指南》2000 年版中对项目管理的定义是：把各种知识、技能、手段和技术应用于项目之中，以满足项目的要求。按照 2000 年版的规定，项目管理工作需要考虑范围、时间、费用、风险和质量等方面互相冲突的要求，需求和期望不同的项目关系人以及已明确表示出来的要求。

项目管理是一次性的、临时性的任务，是动态的过程。其具有以下特征：① 一次性和暂时性。项目有明确的起始时间和结束时间，不会重复和持续，没有可以完全照搬的先例，也不会有完全相同的复制。尽管项目是一次性和暂时性的，但不意味着一定是短期，可以是 1 年、3 年、5 年或更长。② 独特性。每个项目都是独特的，因此其项目过程亦是独一无二的。③ 目标的确定性。项目管理必须有确定的目标，如时间性目标、成果性目标、约束性目标等。④ 活动的整体性。项目可以分解为一系列相互关联的活动，这些活动构成一个整体。活动不是越多越好，多余的活动是不必要的，而缺少某些活动必将损害项目目标的实现。⑤ 组织的临时性和开放性。为了完成项目而成立的组织是临时性的，没有严格的边界，其人数、成员、职责是在不断地调整和变化的。⑥ 成果的不可挽回性。每个项目都是唯一的、独特的，当其在一定条件下启动后，一旦失败就永远失去了重新进入项目的机会，有较大的不确定性和风险。

二、项目管理的意义

1. 综合控制，避免浪费

项目管理过程中，护理管理者可以合理安排各项任务的先后顺序，有效利用资源，特别是关键资源和重点资源，从而有效减少资源和时间的浪费，保证项目顺利实施。

2. 加强团队合作，提高团队战斗力

一个项目的实施往往需要各方相关人员的参与。实施过程中，护理管理者要与各个项目相关人进行沟通，增强团队合作精神，提高各成员的工作士气和效率，以保证项目目标的实现。

3. 增强项目成员的综合能力

护理管理者通过对项目成员进行有效管理，充分挖掘其工作潜力和优势，并在项目实施过程中为成员的个性化发展创造机会，提升成员的个人职业价值。

4. 加强知识和技术的积累

项目管理中强调项目结束时对项目进行总结，以便将更多的项目经验转换为组织的财富，为今后类似护理工作的开展提供参考。

管理案例

胸痛中心创新管理项目
——构建区域协同护理联盟，提高急性心肌梗死患者救治率

【项目背景】

胸痛患者发病急骤、死亡率高，及时发现、准确鉴别、规范救治和安全转运是临床护理工作的重点和难点。胸痛中心通过多学科合作，为胸痛患者提供快速而准确的诊断、危险评估和及时正确的治疗手段。某三甲综合医院自成立胸痛中心以来，团队制定了院内急性胸痛救治流程，大大提高了患者在院内得到治疗和处理的速度。但该院地处贵州省北部，属于欠发达地区，所覆盖的基层医院基础设施薄弱，医务人员及公众急救意识不强。地处偏远山区发病的急性胸痛患者，由于自身认识不足、基层医院处理不规范常常得不到及时的救治。霍勇教授指出，我国急性胸痛救治中95%的患者因不能得到有效的治疗而影响预后，因此建立区域协同护理联盟，提高急性胸痛患者救治率成为迫切需要解决的问题。

【项目实施】

（一）构建区域协同护理联盟，形成贵州省急性胸痛患者救治网络

项目启动后，项目组联合医疗团队深入各基层县级和社区医院进行现场调研，该院先后与省内42家基层医院签署合作协议，并以现场指导、网络授课和来院参观等形式，指导和协助联盟单位建设基层胸痛中心，实现急危重症患者的快速诊治和转诊。并形成以该院为核心，周围区域基层护理联盟为卫星辐射单位的网络，进而将胸痛中心的救治理念延伸至更基层的乡镇卫生院、村卫生室和诊所等，使胸痛中心救治体系存在于每个急性胸痛患者身边。

（二）以护士为主导的"滚雪球"式培训普及胸痛救治相关知识

通过"先特殊群体，再普通人群"，"先学校、单位，后社区、广场"的方式使"雪球"由小滚大，越滚越大，把培训对象作为"种子选手"带动相应地区急性胸痛知识培训的开展，并根据艾宾浩斯遗忘曲线原理定期复训。

（三）向联盟医院推广急性心梗标准化急救护理流程

录制急性心梗急诊救治视频供联盟单位学习；下基层为联盟医院演练标准化的急性心梗急诊救治；现场观摩、指导联盟医院演练；协助联盟医院制定适合院情的制度与流程。

（四）优化院内外急性胸痛患者救治流程，对急性心梗患者实施"前伸后延"全程管理

1. 优化院内外急性胸痛患者救治流程

本项目以贵州省区域胸痛中心联盟为平台，构建区域协同护理联盟，通过多学科协作的急性胸痛患者快速反应团队"滚雪球"方式对联盟单位及公众进行培训，以遗忘曲线为依据定期复训，提高联盟单位的救治能力及公众的普及率，最终为及时发现并救治急性胸痛患者提供安全、有效、快速的急救"绿色通道"。

2. 实施"前伸后延"全程管理

通过微信、手机和互联网等帮扶手段对急性胸痛患者实行"前伸后延"的全程管理。向院外延伸：使从基层转诊急性胸痛患者在入院前、入院时得到及时、规范的救治，同时针对出院后的患者进行长期随访，对双向转诊的患者向基层医院提供专科指导。

（五）加强质量控制，不断优化急性心梗急救护理流程

1. 院内

在继续加强急性心梗护理快速反应团队建设的基础上，成立"急性心梗护理质控小组"，定期组织召开质控会并建立微信沟通方式，收集每次抢救配合流程中相应时间节点，讨论其中不足之处，优化各环节配合流程，使团队配合更默契、反应更迅速。

2. 区域协同护理联盟

下基层协助建立急性心梗护理快速反应团队及质控小组，指导开展急性心梗急救护理质量自查；通过定期现场核查以及对联盟单位转诊的急性心梗患者进行评估，观察其急性心梗急救护理质量，及时给予反馈，督促其整改。

【项目成果】

（1）缩短了 D-TO-B 时间。该项目实施后，患者 D-TO-B 月平均时间由约100 分钟降至最低 75.57 分钟，其中开展介入手术的联盟医院平均时间为 82.35分钟。大大缩短了急性心肌梗死患者罪犯血管开通的时间，改善了临床预后。

（2）缩短了患者平均住院时间，降低了平均住院费用，患者的满意度增加。患者平均住院时间由 7.9 天降至 6.9 天，患者平均住院费用由 59 677 元降至 54 181 元，为患者节省平均约 5 000 元费用，减轻了患者经济负担，患者满意度由 90.5% 提升至 96.4%。

（3）急诊抢救室首份心电图时间、肌钙蛋白从抽血到获取报告的时间、导管室启动时间更加快速、及时。项目实施以来，区域联盟医院和该院急性胸痛患者在急诊抢救室首份心电图时间从月平均大于 10 分钟降至最低 5.55 分钟，肌钙蛋白从抽血到获取时间从大于 20 分钟降至最低 16.35 分钟，导管室启动时间降至最低 14.04 分钟，均低于国家标准水平。

（4）来院就诊的急性胸痛患者人数逐年增加。该项目开展以来，同医疗团队联合与省内 42 家基层医院签订了合作协议，协助其中 14 家通过中国胸痛中心总部认证，帮扶区域覆盖贵州省黔北、黔东南、黔西南地区，初步建成了围绕胸痛中心的急性胸痛区域救治网络，使患者得到了快速转运及救治，真正实现了院前急救与院内绿色通道的无缝衔接，带动该省进一步提高了急性胸痛的救治水平。来院就诊的急性胸痛人数逐年增加，区域协同单位向该院输送的急性患者也越来越多。

从上述管理案例可以看出，胸痛中心以区域协同护理联盟的创新管理项目不仅解决了边远山区患者快速转运及救治问题，还辐射带动了该地区急性胸痛的救治水平，增加了患者就诊人数，提高了医院知名度。

视频讲解　　　　　随堂测试

三、项目管理的基本要素

1. 项目

项目是创造独特产品、服务或其他成果的一次性工作任务。如某医院为解决病人的排队取药的问题，拟建立药房摆药系统，医院为此就可以建立一个项目，这个项目从提出摆药系统的计划开始，到真正实现病人立等拿药结束。

2. 活动

活动是项目执行的基本工作元素。一个活动通常涉及预计的时间、成本和资源需求。活动有起点和终点，通常与任务相互通用。

3. 项目相关人

项目相关人包括参与项目的各方人员，他们通过合同和协议联系在一起，共同参与项目，常常需要跨部门人员。如建立医院药房自动摆药系统的项目相关人就可能涉及医院、投资方、代理商、设计人、咨询顾问、药房、使用科室、信息科、设备科等。

4. 资源

资源是指一切具有现实和潜在价值的物质，可分为自然资源和人造资源、内部资源和外部资源、有形资源和无形资源。如实现药房摆药系统既需要计算机终端、摆药机等有形的资源，也需要网络、医院信息系统等无形的资源，合理高效地使用资源对项目管理尤为重要。

5. 目标

目标是项目所能达到的最终结果。一般分为必须满足的规定目标和附加获取的期望目标。

6. 需求

需求是制定项目目标的前提。要求项目管理人对各方需求加以协调，统筹兼顾，与相关人密切合作，保证项目顺利完成。不同的相关人对项目的需求和期望不同，关注的方面也常常相差甚远。如医院对项目的进展十分关注，而受益人则更关注项目的意义。

四、项目管理的实施过程

1. 项目的提出和选择

项目既可以来源于人民生活及社会发展的要求、临床工作的需要，也可以来源于科学研究和科学发现，还可以来源于体制改革的要求。首先根据需要提出项目需求，然后进行项目识别，即根据实际需求，明确做什么项目可以满足需求。项目选择是在综合分析多种因素，对项目设想进行比较、筛选、研究后，最终付诸实践的过程。这个过程包括三个阶段：① 项目构思的产生和选择。借鉴他人经验提出项目的过程称为项目构思。项目构思包括创新和突破两种方法，创新是将新技术运用到项目中，但仍生产原产品或提供原服务，如医院已经开展经造口护理，在此基础上，引进新型造口袋以提高患者的满意度及自尊感；突破是应用新技术来生产新产品或提供新服务，如专科护士在门诊开展造口护理等新的服务项目。可通过基础调查和研究形成以创新或突破为手段的构思，并获得权力部门的批准。② 建立项目的目标，明确项目的定义。制定项目目标加以说明形成项目定义，包括项目构成、界限的规定及项目说明。③ 项目的可行性分析。需要针对实施方案进行全面的论证，以确定立项的依据。

2. 项目的确定和启动

针对拟定的项目，以书面形式说明项目目标、项目必要性、可产生的效益、需要投入的资源等，申报权力部门批准。

3. 项目的计划和制定

项目计划是项目组织根据项目目标，对组成项目实施工作的各项活动做出的周密安排。目的是保证项目能够在合理的时间内，用尽可能低的成本和尽可能高的质量完成。在项目计划制订过程中必须明确 5 个基本问题：做什么，即项目要实现什么样的技术目标；如何做，即制定工作分解结构图，将技术目标分解到具体的可实现的工作清单中；谁去做，即明确人员使用计划，并在工作分解结构图中注明；何时做，即明确进度计划，在何时实施、需要多长时间、需要哪些资源等；用什么方式做，即明确费用计划，实施项目需要多少经费。项目计划是项目实施和完成的基础和依据，其质量是决定项目成败、优劣的关键性因素。

4. 项目的执行和实施

首先通过项目实施的准备，进行计划核实和签署，执行项目，开展工作。建立项目管理组织机构，负责组织工作及协调项目内各子系统和项目内外的关系和衔接，以保障项目的顺利实施和完成。项目管理者应定期了解项目进展情况并提供项目进展报告。

5. 项目的追踪和控制

为保证项目按照计划完成，必须对项目进行控制。项目控制过程包括制定控制目标，建立项目绩效考核标准，根据项目进展的状况，对比目标计划，衡量工作状况，获取偏差信息，分析偏差产生的成因和趋势，研究纠偏的措施。项目控制是跟踪实际绩效，持续监测项目进度和分析项目进展情况，根据需要重新调整计划的过程。项目控制的方式包括前馈控制（事先控制）、过程控制（现场控制）和反馈控制。控制的内容包括进度控制、费用控制和质量控制等。

视频讲解　　　　随堂测试

五、项目管理在护理管理中的应用

项目管理作为一种全新的运作模式，为护理管理人员提供了具体的观念、工作和管理思路，护理管理者在运用项目管理时需要把握以下几个关键点。

1. 领导支持

由于项目管理方法是在原有组织职能不变的情况下，打破传统管理结构中的条块分割和各自为政的局面，将相关部门紧密联合在一起，项目实施需要有某一职能部门负责，需要其他部门协助配合，需要对部门的职能权力进行再分配，所以领导的支持是确保项目成功的关键。护理管理者在进行项目管理时，应首先获得医院领导的授权，再牵头负责并与其他部门协作，共同解决问题。如某大型三甲综合医院的护理部在"5·12"国际护士节要举行庆祝活动，护理部主任（项目管理者）应首先获得医院领导的授权，再进行庆祝活动的安排，需要与临床护理单元、大型会议管理部门、后勤保障部门等协调，相互协作，确保庆祝活动顺利举办。

2. 全面沟通

护理工作具有相对独立而又与其他部门密切配合的特点，日常工作中护理管理者更要与上下级之间、与病人之间、与不同部门和相关科室之间不断进行沟通，因此沟通对于成功的项目管理是非常必要的。有效沟通能防止问题产生，或者在问题产生时将其对项目目标的影响最小化。其中，与服务对象的沟通尤为重要，如果护理管理者能将服务对象作为一个合作伙伴，使其积极参与到整个项目过程中，则能更好地推动护理项目的成功。如医院建立护理信息系统，护理部主任（项目管理者）就要与上级院领导沟通取得支持和授权，与下级临床护士沟通了解她们的需求，与设备处沟通信息系统硬件引进情况，与信息科沟通项目实施过程中的困难和障碍等。其中，最重要的沟通就是服务对象，即临床护理人员，了解她们工作中的需求才是建立护理信息系统的核心。

3. 周全计划

项目开始前制订一个周全的计划，对任何护理项目的成功都是必要的，可以使护理项目在合适的时间向着既定的方向前进，以保证项目目标的实现。

4. 明确目标

一个好的护理项目必须有一个明确界定的目标，这个目标可能是一个期望的结果和服务。目标具有方向性，可以避免由于走弯路而造成资源的浪费及护理项目目标的延迟。

5. 定期监测

及时、定期监测项目实际进程，并与计划进程相比较是有效护理项目管理的关键。如发现问题，则立即采取纠正措施。如医院护理信息系统的建设工作，在工作的推进过程中一定要根据工作进度节点定期、及时监测，了解每个节点实际工作状态和效果，遇到问题及时修正。每完成一项功能模块都要及时在临床护理工作中调试，确保把工作一次做到位，避免重做、返工带来的资源和时间的浪费。

6. 及时评估和总结

项目结束后护理管理者应注意听取服务对象和项目团队的反馈，对项目绩效进行评估，这样如果未来执行一个相似项目，则可知晓能够从哪些方面加以改进。

医疗服务不是孤立的简单活动，而是涉及医疗技术、服务态度和服务环境等方面综合性的需要医护技多学科团队合作的系统活动。每个护理管理者都可以通过项目管理形式充分发掘和利用现有资源，在项目的实施中，不断优化护理工作流程，改善护理质量，为患者提供超越其心理预期的优质服务，提高患者满意度，最终提高护理管理水平。以下是项目管理经验锦囊、项目管理常犯错误及项目管理者管理能力的自测量表（表10-1），供管理者参考和自评。

管理案例

用爱之手　培育造口玫瑰
——构建基于场论的肠造口患者全程照护策略

近年来，大肠癌发病率不断上升，肠造口患者数量逐年增加。造口患者由于改变了正常的排便方式，在生理、心理、经济等多重因素的影响下，其生活质量严重降低。大部分患者的自我护理能力处于中等水平，导致患者造口并发症发病率较高（16.3%～53.8%）。因此，对肠造口患者的全程护理引起了科室管理者的高度重视。

根据德裔美籍心理学家库尔特·勒温场论心理学的主张：场是一种分析各种关系起因与建立科学体系的方法，任何行为都产生于相互依存事实的整体，且存在动力作用；心理动力的来源并非存在于个体本身，而是来自人与环境之间的相互作用。由此看出，人的行为随着人本体与环境的变化而变化；场对人的行为产生影响并作用于人的行为；场论被广泛应用于心理、经济、管理等领域。

为有效提高肠造口患者的生活质量，改善护理服务，深入持续推进优质护理，某三甲综合医院胃肠外科造口专业护理团队分别从患者本体、环境行为两方面入手，构建了基于场论的肠造口患者全程照护策略。

为使项目顺利开展，该院投入 18 万元进行项目实施。首先，组建造口专业护理团队，包括国际造口治疗师 4 名，硕士研究生 2 名，另参与项目的在培研究生 4 名。团队成员外出学习至少 10 人次/年，曾参加南非、韩国等国内外专科交流、学习，以丰富的专科知识，提升专科业务能力，支持本项目顺利开展。其次，制定肠造口患者护理操作流程、患者评估流程及随访方案等，严格执行操作流程，采用品管圈把控环节质量，规范护理行为，使造口护理规范化、常态化。最后，构建基于场论的肠造口患者全程照护策略。

本项目首次将场论引入肠造口患者的全程照护中，通过由造口治疗师、责任护士和造口志愿者等形成的积极的场，对正在经历痛苦的新造口患者的意识转变、知识提升、行为塑造产生正面影响和有效引导，帮助患者早日接受造口的存在，提高患者的自我护理能力。通过造口门诊、电话随访、微信平台、"玫瑰讲堂"、联谊会等多种形式的延续护理为造口患者提供延续护理服务。基于场论的肠造口患者全程照护策略的构建，将对患者的服务由单纯的院内延伸至院外，囊括患者就医全程，以场论为理论基础，为患者就医全程营造"造口人"互助、关爱场，有利于提高患者的适应能力及生活质量，使者对医护人员更加信任，有利于缓和医患关系，构建和谐社会。

通过提供以健商为基础的连续性护理，健康教育覆盖率几乎达到 100%，有效提高了肠造口患者的自我护理能力，造口并发症发生率明显降低，由 22.73% 降至 6.82%，改善了患者的生活质量。通过拓展护理服务项目，电话随访率达到 100%；门诊患者逐年增多，复诊率由 65% 提高至 88%，使患者出院后也能感受到来自医院的帮助和关心；平均患者满意度由 93.9% 提升至 98.2%，护理纠纷和投诉率为 0。项目开展以来，收获锦旗 30 余面，造口治疗师获"贵州省百名优秀护士"荣誉称号，发明了造口灌肠器和造口患者专用裤，培养了护士在工作中发现问题、解决问题的思维能力，提升了护士的管理水平及科研水平。

一、管理经验分享

成功的项目管理者，往往都是在一次次的经验总结中及持续不断的改进中锻炼出来的，因此学习别人的经验非常重要。

1. 制订计划时，注意分析未来发展趋势，灵活采取相应的措施，使组织活动均衡发展。

2. 明确组织的宗旨和战略目标，制订与之相一致的项目管理计划。

3. 善于不断分析环境变化，控制和调整项目进度。

4. 项目管理过程中充分综合运用多种管理理论及模式。

5. 引导团队成员朝着正确合理的方向前进，保持护理团队的战斗力。

6. 当产生分歧时，不要支持某一个成员来反对另一个成员。

7. 在解决争议时管理者要尽量保持不偏不倚的态度。

8. 不要在其他人面前严厉批评某个成员。

9. 鼓励所有护士坦诚表达自己的意见或建议。

10. 不要期望每个成员都具有同样的奉献精神。

11. 在组建项目团队之前，项目管理者首先要明确自己想要做什么。

12. 要把项目团队的目标向所有团队成员解释清楚。

13. 在分配任务时要考虑到每个成员的长处和弱点。

14. 要为项目团队的整体业绩设立较高的奋斗目标。

15. 要对项目团队的工作进程加以监控，做到心中有数。

16. 牢记自己的职责，勇于承担责任。

17. 对项目团队成员提供多种形式的、适合的培训。

18. 针对项目特点，设法找到具备专项特长的成员。

19. 确保每一个项目成员清楚自己和其他成员的岗位角色。

20. 当项目较大时，及时进行工作分解，逐步梳理排序。

二、项目管理者易犯的错误

最好的学习是从别人的错误中学习。在实际工作中，年轻的或缺乏经验的项目经理常常会犯错，以下列出了20种最常见的错误，当然工作中远不止这20种，其中有些错误是与个人和行业相关的。但是，列举出的这20种错误内容能帮助我们理解：很多困境的产生是源于项目者的决策。

1. 认为一名优秀的项目领导人员应该多多关注细节。

2. 假装知道得很多，不虚心或不乐意与真正的专家沟通。

3. 试图让下属准备一份要求过高的进度计划，但执行人员很难支持这个计划。

4. 过度依赖重复性的、缺乏弹性的过程。

5. 总是忽视问题，认为问题总会解决的。

6. 不能与职能经理共享成功与失败。

7. 提供不必要的功能，给可交付成果"镀金"。

8. 不知道项目成员和项目发起人想要获得什么。

9. 不能全面理解需求。

10. 拒绝寻求帮助。

11. 忽视那些需要项目管理者亲自解决的问题。

12. 相信救世主和奇迹，不相信有效的领导。

13. 试图以不能做到的承诺激励团队成员。

14. 不能理解本项目和其他项目之间的相关性。

15. 拒绝向客户承认错误。

16. 耍大牌。

17. 不能理解内部政策和外部政策给项目带来的影响。

18. 不愿意说"不"。

19. 不能决定哪些障碍需要去克服。

20. 不知道何时去克服存在的障碍。

表 10-1　管理者项目管理能力自测量表

该自测量表从 18 个方面进行评估，请管理者根据自己管理过程中实际情况进行填写，在符合的数字选项上打"√"，然后计算每个领域的分值，最后将得分与题后【计分标准】进行比较。

评价方面	具体内容	分值				
1.项目认知	（1）确保该项目与该组织的关联性，并且该项目能够解决某个专项问题	5	4	3	2	1
	（2）评估行业和技术发展带来的影响	5	4	3	2	1
	（3）在理想的技术方法和项目范围与项目期限和优先事件之间进行权衡，以便找到最优的折中方案	5	4	3	2	1
	（4）迅速适应变化的周围环境	5	4	3	2	1
	项目认知总分（　　　）					
2.部门合作	（1）在整个项目生命周期，不断与项目团队成员沟通，确保各成员充分了解项目，以便找到最优的折中方案	5	4	3	2	1
	（2）在设计过程中，寻找相关部门的支持与协作	5	4	3	2	1
	（3）进行针对业务的预排普查	5	4	3	2	1
	（4）组织项目队伍的活动，使项目系统员工与合作部门密切工作	5	4	3	2	1
	部门合作总分（　　　）					

评价方面	具体内容	分值				
3.质量控制	（1）推行效率更高的做事方式	5	4	3	2	1
	（2）对自己和别人建立并加强高质量标准	5	4	3	2	1
	（3）根据项目计划制定质量控制计划	5	4	3	2	1
	（4）对照质量计划和目标，监控项目执行情况	5	4	3	2	1
	质量控制总分（　　　）					
4.积极性	（1）当遇到障碍或限制时，发挥创造性方法	5	4	3	2	1
	（2）冒适当的风险	5	4	3	2	1
	（3）采取持久行动克服障碍并解决问题	5	4	3	2	1
	（4）尽一切努力把工作完成	5	4	3	2	1
	积极性总分（　　　）					
5.信息收集	（1）主动获取来自可能会影响项目进展的团体支持	5	4	3	2	1
	（2）为论证一个问题，主动多渠道收集信息和资料	5	4	3	2	1
	（3）识别那些可以加速项目活动或可以提供帮助的个人或团体，并向他们请教	5	4	3	2	1
	（4）获得足够的信息来支持设计和执行决策	5	4	3	2	1
	信息收集总分（　　　）					
6.分析思维	（1）制订一个总体项目计划，包括资源、预算和时间进度	5	4	3	2	1
	（2）将战略目标转化为项目目标，并进一步将项目目标分解转化为详细的工作分解结构	5	4	3	2	1
	（3）利用项目管理软件制订计划和跟踪项目进展	5	4	3	2	1
	（4）找到并提出合乎逻辑的合理的备选方案	5	4	3	2	1
	分析思维总分（　　　）					
7.概念思维	（1）以更宽的视野看今后数年内行业技术将如何变化，在这一背景下考虑这一项目	5	4	3	2	1
	（2）利用对业务和技术目标的理解有效地优先排序	5	4	3	2	1
	（3）预测和计划本项目对其他系统的影响	5	4	3	2	1
	（4）制定一个有关可提交成果的清晰图像或概念模型	5	4	3	2	1
	概念思维总分（　　　）					
8.自信心	（1）表现出自信和积极的态度，为项目队伍设定正确的基调	5	4	3	2	1
	（2）快速并直接处理与他人的问题	5	4	3	2	1
	（3）在紧张状态下控制自己的感情和行为	5	4	3	2	1
	（4）在压力之下有效地工作	5	4	3	2	1
	自信心总分（　　　）					

续表

评价方面	具体内容	分值				
9.灵活性	（1）对工作环境的变化及时调整	5	4	3	2	1
	（2）根据人员和情况的不同，调整自己的管理方式	5	4	3	2	1
	（3）为了最好地完成组织目标，使用或分享资源	5	4	3	2	1
	（4）向他人分派任务和活动	5	4	3	2	1
	灵活性总分（　　）					
10.人际关系认知	（1）努力了解队伍成员，弄明白什么能激励他们	5	4	3	2	1
	（2）了解其他个人和团组所关心的问题	5	4	3	2	1
	（3）注意并解释非言语行为	5	4	3	2	1
	（4）协调队员之间冲突时要有针对性	5	4	3	2	1
	人际关系认知总分（　　）					
11.组织认知	（1）确认有关项目关系人，并寻求他们的支持	5	4	3	2	1
	（2）主动让团组和个人承担技术监督责任	5	4	3	2	1
	（3）花时间弄清楚和考虑项目中包括的各有关团队的政治关系	5	4	3	2	1
	组织认知总分（　　）					
12.影响预测	（1）为取得一种特定的影响效果，采取一定的方式或方法	5	4	3	2	1
	（2）通过保证能够提交承诺的事情来管理期望	5	4	3	2	1
	（3）安排一位管理层人员参加初次项目会议，并解释项目使命和目标	5	4	3	2	1
	（4）考虑项目决策的短期和长期影响	5	4	3	2	1
	影响预测总分（　　）					
13.影响力的机智应用	（1）制定解决其他人最关心的问题战略	5	4	3	2	1
	（2）谋求领导的支持以便影响其他成员	5	4	3	2	1
	（3）通过征求人们独特的专业意见谋求合作	5	4	3	2	1
	（4）让项目队伍成员参与项目的详细计划制订，以便他们成为该计划的拥有者	5	4	3	2	1
	影响力的机智应用总分（　　）					
14.激励其他人	（1）确保项目队伍成员了解项目的目标和目的	5	4	3	2	1
	（2）达到里程碑时对有关人员奖励和赞赏	5	4	3	2	1
	（3）发动非正式活动以提高团队工作成效	5	4	3	2	1
	（4）采取适当行动，帮助指导那些勉强够格的人	5	4	3	2	1
	激励其他人总分（　　）					

评价方面	具体内容	分值				
15.沟通	（1）定期组织召开管理小组会，该管理小组由来自受项目影响的名个方面的代表组成	5	4	3	2	1
	（2）计划并经常定期召开项目队伍会议，讨论项目状况，解决问题，沟通信息	5	4	3	2	1
	（3）确保讲话材料被很好地整理	5	4	3	2	1
	（4）修改语言文字，使听众容易听懂	5	4	3	2	1
	沟通总分（　　　）					
16.开发其他人	（1）给项目队伍成员安排任务或培训，提供成长和发展机会	5	4	3	2	1
	（2）针对其他人工作情况，对他们提供直接的、具体的和有建设性的反馈和指导	5	4	3	2	1
	（3）向项目队伍成员授权，以挑战和施展他们的能力	5	4	3	2	1
	（4）对没有经验的人进行严格管理	5	4	3	2	1
	开发其他人总分（　　　）					
17.计划	（1）制订一个详尽的总计划，该总计划应标明资源需求、预算、时间进度和要做的事情	5	4	3	2	1
	（2）经常评估项目设计和执行方法，以保证项目正确地处理了所要解决的问题	5	4	3	2	1
	（3）确保对项目范围和目标及随后的变更有共同的理解和协议	5	4	3	2	1
	（4）对于接受的项目计划变更要保持控制，并保证针对任何一个变更与所有项目队伍成员都进行了沟通	5	4	3	2	1
	计划总分（　　　）					
18.监督和控制	（1）定期从项目队伍成员那里获得有关他们任务执行情况的信息，监督资源使用、进度变化，使项目按进度进行	5	4	3	2	1
	（2）对于要求的或下达的范围变更，要确定它们将会带来的经济后果和进度后果，并将此与管理层沟通	5	4	3	2	1
	（3）接受解决项目问题的责任，集中了解问题、提出建议和采取行动	5	4	3	2	1
	（4）进行项目后评估，以确定什么做得好、什么应以不同的方式来做，以及应当汲取什么教训	5	4	3	2	1
	监督和控制总分（　　　）					

【计分标准】

非常赞同 =5 分；同意 =4 分；中立 =3 分；不同意 =2 分；坚决反对 =1 分

【分值说明】

4 ～ 7 分：没有到达最低项目管理能力水平；

8 ～ 10 分：达到项目队伍领导者最低能力水平；

11 ～ 15 分：达到项目管理层最低能力水平；

16～18分：达到项目高级管理层能力水平；

19～20分：达到大型项目管理能力水平。

视频讲解

随堂测试

（吴　琼　王小鹏　邵　星）

第二节　压力调节

心理压力一直是管理者们经常讨论的话题之一。压力存在于生活的各个方面，可能来源于生活、工作，也可能两者兼有（本节重点讲解工作压力）。有研究者指出，压力既可以是促使我们前进的强大推动力，也可以是影响工作绩效和身体健康的重要因素。正确认识压力，并采取有效的措施去调节和应对压力，对工作积极性的调动、工作群体的氛围建设、组织绩效都极为关键。

一、工作压力的概念

工作压力（work stress）是指人们在工作过程中，在应对自认为难以应对的情况时，所产生的情绪和身体上的异常反应。它是个体对外界刺激做出的生理、心理和行为反应的综合模式，因此同样的刺激对不同的个体产生的压力是不一样的。工作压力是不可避免的，适度的压力会使员工以积极的心态迎接挑战；过大的压力则会使员工感到某种程度的威胁和不安。有研究表明，中等压力能使员工激发出能量和热情。决定压力大小、积极或消极的因素不是压力本身，而是个体对压力做出的反应和承受力。

二、工作压力的来源

工作压力源有多种形式，工作环境中的任何事件都可能成为人的压力源。归纳起来主要有以下几种。

1. 工作内在因素

工作量过多，工作任务难度太大，工作结构不明确，工作灵活性较大都可能产生压力。

2. 组织的作用

工作目的、要求、规范、纪律、任务数量和质量、完成时间等含糊不清，则会给员工带来巨大的精神压力。当每个成员或群体不能满足多种期望要求时，也会造成员工的挫折感。

3. 组织的特征

组织的特征如组织气氛，对某些员工来说也能成为工作压力的来源。若他感觉组织中充满敌意、疏远和不友好的气氛，员工之间就难有平等磋商，就会感到惴惴不安。

4. 工作发展需求

人的工作和生活经历中的许多事件，如工作安全、升职、调换工作、发展机会等都可成为工作压力。

5. 组织内部的关系

不良的指挥和合作关系会影响个人和部门目标的实现而成为工作压力源之一。

三、工作压力过大的后果及危害

1. 工作压力与身体健康

工作压力过大对人的健康有极大危害，常使人感到身体不适。如血压升高、大量出汗、呼吸加快、肌肉紧张、头痛、胃部不适、背痛等，还常常伴有失眠、神经衰弱等机能失调症状。也可能诱发一些危重疾病，如心脏疾病、肿瘤、溃疡性疾病等，还可能引起酗酒、吸毒等。

2. 工作压力与心理健康

工作压力过大对人的心理最主要的影响是焦虑感增加，也可引起易激动、发怒、意志消沉、智力降低等。当人承受较大的工作压力时，会觉得自己对工作、环境的控制力降低，容易受到周围人和事物的伤害，会遭遇自己无力解决的困难，怀疑周围隐藏着威胁，为此产生了巨大的精神压力。

3. 工作压力与工作绩效

工作压力过大可能引发员工工作行为的改变，如工伤事故率高、难以集中精力、缺勤率高等而影响工作绩效，当个人感受到的压力较低时，工作绩效也处于较低的水平。随着工作压力的增大，员工积极完成具有挑战性的工作，工作绩效会逐渐增高，随着压力的进一步增加，工作压力达到最优水平。此时，人们的工作效率最高、工作绩效最大。如果压力继续增大，超出了员工承受的范围，会引起工作绩效的降低。可见，工作中人们在适度的压力水平时达到最佳工作绩效，压力过低或过高都会使工作绩效降低，每个人能承受的压力水平高低不同，没有一个对任何人都适用的最佳压力水平。

4. 工作压力与工作要求和控制能力

工作要求是组织对工作数量、质量、时间限度、与他人合作程度、采用的方法和技术手段等方面的要求。控制能力是员工在完成工作任务过程中对工作数量、质量、方法等的决定权。工作要求和控制能力相互结合，将产生4种工作格局，带给员工的工作压力不同。① 高要求低控制的工作带来的工作压力最大。② 低要求高控制的工作带来的工作压力最小，员工受到的挑战和促进提高的动力也最小。③ 低要求低控制的工作对个人的压力较小，如长期处于这种工作环境中，员工会丧失独立判断能力和接受挑战性工作的能力。④ 高要求高控制的工作对个人提出了较高要求，甚至使员工感到吃力，但由于个人对工作的控制力强，有较多的机会参与决策，因而员工受到的激励较大，员工的满足程度最大。

5. 工作压力与个人决策

员工在工作过程中需要随时做出决策，尤其是工作的变化性因素较多，需要个人通过思考判断进行工作时。当人们感到有压力时，会倾向于拖延和回避决策，有时会拖延到最后一刻才做决定，由于在拖延的时间内难以集中精力，丧失了收集有助于做出更好决策所需信息的机会和时间。因此，在高工作压力状态下，人们的决策往往不是最优的。

四、压力应对方法

在日常工作中，工作压力的存在不可避免。人的个性、经历、对待工作压力的态度等不同，承受压力的能力和对较高工作压力的反应也不同。对工作压力的管理因人而异，管理者提高正确处理工作压力的能力，可从以下两方面着手。

1. 识别压力

正确处理工作压力首先要能识别工作压力，并指出它对组织和个人工作绩效的影响。当工作压力过大时，员工可能出现个性、工作习惯或行为方式等的改变，通常表现为工作拖拉，工作量减少，缺勤增加，很难做出决策，粗心出错的次数增加，遗忘职位的要求，难以与他人融洽相处，盯住个人的错误和失败不放等。

2. 正确处理工作压力

处理工作压力的方法有很多，只有个人和组织共同努力，才能有效应对工作中的压力。

（1）个人策略：个人面对较大的工作压力时，可以采取的措施有以下几点。① 明确任务：接到工作时，不是马上开始行动，首先应该明确工作目标、任务内容、工作程序以及自己的职权等，消除由于工作模糊不清造成的工作压力。② 授权：将工作进行详细分解，根据员工的能力把一些适合的任务交给下属去做。授权既能减轻管理者的工作压力，又能激发下属的工作潜力。③ 寻求帮助：根据工作需要寻求相关部门及专业人员的帮助，如专科指导、技术支持、心理安慰等，以缓解压力。④ 消除追求完美的思想：世界上没有绝对完美的事情，只需尽心尽力做好每件事，达到预期目标即可。正确对待现实，不追求过分完美才是科学的态度。⑤ 松弛技巧：工作间歇借助一些方法松弛一下过度紧张的神经，使自己保持冷静的头脑，更有效地应对工作压力。如伸展运动、闭目冥想或到安静的户外散步等。⑥ 调动工作：当压力确实超出了自己的应对能力时，最好的办法是调整工作，谋求更适合自己的岗位。

（2）组织策略：组织机构可以采取一系列措施帮助员工应对工作压力。常用的方法有以下3种。① 培训：培训的内容一方面是专业知识和技能，以帮助员工更好地完成任务，减少工作难度带来的压力；另一方面是心理调适技巧，教会员工采取有效的方法缓解压力。② 工作设计：为了改变工作和人员的不适应，除了进行人员调整外，还可以进行工作设计，重新划定任务范围或改变工作内容，通过工作职务分析来提高工作职务的明确性。③ 建立保健中心：其目的是让员工有一个适宜的环境来调整心理、生理的不平衡。

（吴　琼　王小鹏　邵　星）

战"疫"——堪称"伟大"的中国项目管理

2020 年是新中国历史上极不平凡的一年。一场突如其来的新冠肺炎疫情打乱了全国人民的生活和工作节奏,给本应欢喜热闹的春节画上了句号。2020 年 1 月 23 日农历大年三十前一天武汉封城。1 月 25 日农历大年初一,中共中央政治局常务委员会紧急召开会议,听取新冠疫情防控工作汇报,会上提出了对新冠疫情防控工作的总体要求、重要原则、策略方法和重点工作,并对领导干部提出严格要求。从国家最高领导层对新冠疫情项目作出周密部署,标志着新冠疫情战"疫"项目的正式启动,直到 2020 年 4 月 8 日武汉市解除离汉离鄂通道管控措施,全国开始复工复产,才意味着新冠疫情战"疫"项目的基本完成。

思 考 题

1. 简述项目管理的定义。
2. 简述工作压力的应对方法。

案例分析题

李主任是某三甲医院的护理部主任,一心想为病人提供专业、安全、优质、满意的护理服务。但最近半年,李主任经常接到投诉,被反映病房护士服务态度不好,更换输液不及时。李主任亲自到临床找护士长了解情况,护士长们也是一肚子苦水。原来,病房今年新推行了 PDA 扫码,护士们操作不熟练,PDA 专用网络又不稳定,每次输液扫码时容易掉线,需要重复联网扫描。但是医院规定每项操作都必须使用 PDA 扫码。病房护士原来的输液工作就很忙,现在这样额外增加了这么多的工作量,使得他们工作效率明显降低,很多工作堆在一起无法完成,加之病人不停地催促,导致护士态度不太好。李主任意识到这是由于护理信息化工作改进造成的问题,如何在现有条件下保证各方面的服务质量呢? 李主任打算成立护理信息系统推进小组,专门负责护理信息系统建设与推进工作。

【问题】

(1) 护理部的这个项目是如何提出的?

(2) 如果你是李主任,应如何推进这个项目?

参考文献

［1］吴欣娟，王艳梅．护理管理学［M］.4版．北京：人民卫生出版社，2017.

［2］李继平．护理管理学［M］.第3版．北京：人民卫生出版社，2012.

［3］李继平．护理管理学［M］.第2版．北京：人民卫生出版社.2006.

［4］柴世学，薛军霞，王正银．护理管理学［M］.北京：中国协和医科大学出版社，2013.

［5］叶文琴，朱建英．现代医院护理管理学［M］.上海：复旦大学出版社，2004.

［6］姜小鹰，吴欣娟．护理管理者高级研修丛书［M］.北京：人民卫生出版社，2015.

［7］李继平，刘义兰．护理管理黄金法则［M］.北京：人民卫生出版社.2015.

［8］科兹纳·哈罗德．项目管理［M］.杨爱华，译．北京：电子工业出版社，2016.

［9］李小妹，冯先琼．护理学导论［M］.4版．北京：人民卫生出版社，2017.

［10］张术松，汪雷．管理心理学概论［M］.合肥：合肥工业大学出版社，2008.

期末测试

243